TRAITÉ

DE

L'EXTÉRIEUR DU CHEVAL

ET DES

PRINCIPAUX ANIMAUX DOMESTIQUES

CORBEIL. — Typ. et ster. de CRETE FILS

TRAITÉ

973

DE

L'EXTÉRIEUR DU CHEVAL

ET DES

PRINCIPAUX ANIMAUX DOMESTIQUES

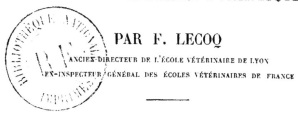

PAR F. LECOQ

ANCIEN DIRECTEUR DE L'ÉCOLE VÉTÉRINAIRE DE LYON
EX-INSPECTEUR GÉNÉRAL DES ÉCOLES VÉTÉRINAIRES DE FRANCE

CINQUIÈME ÉDITION
REVUE, CORRIGÉE

Et ornée de 153 figures intercalées dans le texte.

PARIS

P. ASSELIN, LIBRAIRE DE LA FACULTÉ DE MÉDECINE
Place de l'École-de-Médecine

—

1876

PRÉFACE[1]

Cette quatrième édition n'étant que la reproduction presque littérale de celle qui l'a précédée, peut-être aurais-je pu me dispenser de toute observation préliminaire, et la livrer au public avec la confiance que m'a inspirée l'accueil favorable qu'il a fait aux trois premières.

Mais, au moment même de commencer la réimpression de mon *Traité de l'extérieur*, j'ai appris l'existence d'un livre sur le même sujet, publié depuis peu par **M. Merche**, vétérinaire principal attaché à l'École de cavalerie de Saumur. J'ai dû me procurer cet ouvrage et l'étudier avec attention, pour profiter des progrès qu'il aurait fait faire à la science. Bien m'en a pris d'ailleurs, car j'y ai trouvé des attaques si multi-

[1] Je ne crois devoir rien changer, pour cette cinquième édition de l'*Extérieur*, à la préface de la quatrième, que je reproduis ici, en remerciant le public de l'accueil bienveillant qu'il a accordé à celles qui l'ont précédée.

Versailles, Octobre 1875.

pliées contre mon livre, que de nombreuses pages
suffiraient à peine pour les discuter et les réfuter, si
elles méritaient un sérieux examen. Quelques-unes,
j'en conviens, m'ont servi à corriger certaines inexac-
titudes ou omissions de peu d'importance ; mais j'ai
dû reconnaître avec peine que le plus grand nombre
de ces critiques étaient dictées par un esprit systéma-
tique de dénigrement, qui va même jusqu'à faire oublier à leur auteur, qu'en blâmant une de mes opinions, il contredit l'approbation qu'il lui avait donnée
quelques pages auparavant.

M. Merche adresse à mon livre le reproche d'être
« tellement élémentaire et succinct, qu'à peine peut-il
« convenir à des débutants dans la carrière hippique
(p. 9). » J'avoue humblement que je n'ai pas, comme
M. Merche, le mérite d'avoir fait un gros livre, et j'ac-
cepte volontiers, pour le mien, le titre d'*élémentaire*,
que lui reproche mon savant critique.

Peut-être aurais-je pu, en ajoutant comme lui, aux
études extérieures proprement dites, de longs détails
d'anatomie et de physiologie, que j'aurais, au moins,
tâché de rendre plus exacts et d'une utilité moins con-
testable qu'une partie des siens pour le but proposé.
augmenter de beaucoup mon modeste livre élémentaire.
Mais j'écrivais pour des élèves, et non pour ma gloire,
et je devais leur éviter la répétition de cours qu'ils
avaient suivis déjà, ou qu'ils devaient bientôt étudier ;
et aux personnes étrangères à nos écoles, qui vou-
draient bien me lire, des détails scientifiques difficiles

à comprendre pour qui n'en a pas fait une étude particulière.

Peut-être aurais-je pu encore gagner quelques pages
en comparant le genou du cheval à un paratonnerre
(Merche, p. 289) ; en apprenant à mes lecteurs que
« c'est à l'aide du sens de l'ouïe que le cheval se rend
compte de la nature des sons (p. 73) ; que l'on distingue
une barre gauche et une barre droite (p. 45), etc., etc. »
Et mon livre, devenu plus gros et moins succinct, aurait peut-être trouvé grâce devant mon sévère Aristar-
que.

Mais, je le répète ici, comme dans la préface de ma
seconde édition : « Mon but était de publier un livre
présentant, sous la forme la plus simple, les principes
de la science, et je n'en aurais pas dévié s'il eût été en
mon pouvoir d'y consacrer un style plus relevé. J'ai
voulu écrire pour des élèves. A d'autres il appartient
de présenter au public la science rendue doublement
attrayante par l'élégance du style et la profondeur de
la pensée… » J'avoue avec regret que M. Merche ne me
paraît pas être le Messie dont je me plaisais à espérer la
venue ; et je termine en lui donnant un conseil dont il
appréciera la sagesse :

« Quand on fait de l'analyse critique, on doit avoir
cent fois raison. Sans quoi on ne met pas le droit de
son côté (Merche, p. 365). »

TRAITÉ

DE

L'EXTÉRIEUR DU CHEVAL

ET DES

PRINCIPAUX ANIMAUX DOMESTIQUES

INTRODUCTION

On a donné le nom d'*extérieur* à cette partie des connaissances du vétérinaire qui le met à même de reconnaître, par l'examen d'un animal, sa beauté, ses bonnes ou mauvaises qualités, les maladies qui diminuent sa valeur, et les particularités de conformation qui le rendent plus ou moins apte à tel ou tel service.

Malgré le nom d'*extérieur* que l'usage a consacré pour cette partie de la science, il est facile de concevoir que la valeur des animaux ne peut être appréciée avec exactitude qu'au moyen de la connaissance préalable de la structure anatomique des parties, de leur jeu, et surtout des principes de statique et de dynamique applicables à la machine animale.

L'extérieur n'est donc qu'une application spéciale des principales branches des études vétérinaires ; il emprunte surtout ses principes à l'anatomie, à la physiologie, à la physique et à la pathologie. Quelques exemples suffiront pour le démontrer.

Lorsque nous trouvons que telle ou telle région est bien conformée, ce n'est pas sur une vaine élégance de formes que nous basons notre opinion, mais sur la disposition anatomique accusée par les formes extérieures ; si nous préférons un avant-bras bien développé à un avant-bras grêle, c'est parce que les muscles de ce dernier n'auront qu'une force proportionnée à leur moindre volume. Il en est de même pour toutes les régions recouvertes de muscles épais.

C'est par la connaissance de la structure anatomique du sabot, et du jeu de ses différentes parties, que nous pouvons apprécier l'importance des différentes lésions du pied.

L'étude des rapports de la lumière avec l'œil nous met seule à même de juger avec certitude du degré de gravité des maladies de cet organe.

C'est à la connaissance des lois de la physiologie, basées sur celles de la physique, que nous devons l'appréciation des différents actes locomoteurs des animaux. La physiologie nous explique pourquoi une ample poitrine est toujours une beauté, et pourquoi cette ampleur convient surtout pour certains services.

Enfin, la pathologie nous permet de reconnaître les maladies que peuvent présenter les diverses régions du

corps des animaux, et d'apprécier leur degré de gravité
en nous appuyant encore ici sur les données anatomi-
ques.

Nous bornerons là ces exemples, qu'il serait facile
de multiplier ; les autres se présenteront d'eux-mêmes à
chaque pas que nous ferons dans l'étude de l'extérieur.
Ceux que nous avons cités suffiront pour démontrer que
cette branche des connaissances vétérinaires doit occuper les élèves pendant toute la durée de leurs études,
et que si ce cours, dans nos écoles, est spécialement
destiné aux élèves de la première année, il ne peut être
considéré pour eux que comme une distribution de matières, un cadre, en quelque sorte, dans lequel ils
classeront successivement, à leur point d'application,
les connaissances qu'ils ont déjà acquises et celles
qu'ils acquerront plus tard (1).

L'extérieur semble, au premier abord, n'être qu'une
extension de la zoologie, puisque, comme elle, il comprend l'étude des formes du corps, la couleur du pelage, etc. Mais il existe entre les deux sciences cette
différence notable que, tandis que la zoologie procède
à cette étude pour distinguer un animal d'un autre animal d'espèce différente, l'extérieur part de ce point
déjà connu pour apprécier les qualités particulières des

(1) On a cru convenable, depuis l'époque où j'écrivais ces lignes,
de reporter le cours d'extérieur à la troisième année d'étude.
J'approuverais parfaitement ce changement, s'il ne laissait les élèves
trop longtemps étrangers à une partie de la science que tout le
monde connaît ou croit connaître, et s'il ne les amenait au cours
de pratique, ne sachant même pas faire un signalement.

animaux, non-seulement de la même espèce, mais aussi de la même race, non pas comme caractères différentiels, mais comme indices de valeur usuelle ou commerciale.

On emploie assez souvent en extérieur les mots *bonté* et *beauté*, que l'on regarde généralement comme synonymes. Ces deux mots le sont, en effet, lorsqu'on les applique à une région du corps considérée isolément. Ainsi le jarret, par exemple, sera beau s'il présente la structure la plus propre à permettre la force, l'étendue et la facilité des mouvements, par conséquent s'il est bon; il en sera de même du genou, du boulet et de toute autre partie du corps. Mais si nous considérons l'animal dans son ensemble et sous le rapport de ses actes de locomotion, la synonymie doit cesser. Il ne suffit pas, en effet, que toutes les parties soient conformées de manière à pouvoir remplir dans toute sa perfection le but auquel la nature les a destinées; il faut encore que le principe qui les anime soit dans une certaine proportion; que l'énergie vitale, en un mot, existe à un degré convenable. Si cette condition manque, le cheval le plus beau, le mieux conformé, peut être *mauvais*, tandis que la conformation la plus vicieuse est souvent compensée par l'énergie de la force qui en anime les ressorts.

La beauté, du reste, est toujours relative aux différents genres de service qu'on exige des animaux. La beauté du cheval de selle diffère essentiellement de celle du cheval de gros trait. La belle conformation du bœuf de travail est loin d'être la même que celle du bœuf uniquement destiné à la boucherie ; le poitrail énorme du chien bouledogue serait une difformité pour l'épagneul ou le lévrier, etc.

Parmi les défauts que présentent les régions du corps des animaux, les uns sont dus à une conformation naturelle, comme la tête grosse, la croupe avalée, la grossièreté des crins, etc. ; d'autres proviennent de la fatigue, de l'usure de l'animal, comme la forme arquée du genou, le redressement du boulet ; enfin, il en est qui sont dus à des maladies provenant soit de fatigue, soit d'accidents. On donne le nom de *tares* à la plupart de ces derniers défauts, en appliquant principalement cette dénomination à ceux qui consistent dans des cicatrices apparentes, comme les traces de la cautérisation, les callosités qui surviennent à la suite de blessures fréquentes du genou et des autres articulations, etc.

D'autres défauts se font aussi remarquer dans les mouvements de l'animal, et proviennent de même, ou d'une disposition naturelle, ou d'un état maladif des organes de la locomotion.

Pour faciliter l'étude de l'extérieur, nous diviserons ce cours en cinq parties, ainsi qu'il suit :

1° L'examen des différentes régions du corps de l'animal ;

2° L'examen de l'animal sous le rapport de la locomotion ;

3° L'étude des signalements ;

4° L'examen de l'aptitude des animaux aux différents services ;

5° L'examen de l'animal en vente, ou application des principes puisés dans les quatre premières parties.

PREMIÈRE PARTIE

Nous étudierons successivement, dans cette partie. les diverses régions du corps, en consacrant cependant. vu leur importance, des chapitres séparés à l'examen du sabot et de l'œil, ainsi qu'à l'étude des proportions.

CHAPITRE PREMIER

EXAMEN DES DIFFÉRENTES RÉGIONS DU CORPS.

La surface du corps de l'animal a été divisée, pour l'étude, en un grand nombre de régions, dont la figure ci-après (*fig.* 1) indique l'énumération, la position et l'étendue.

Quoique nous examinions ici chacune de ces régions considérées isolément, nous devons cependant établir un ordre, une division, pour faciliter cette étude.

Bourgelat a divisé le corps du cheval en trois parties : l'*avant-main*, le *corps* et l'*arrière-main*, subdivisées elles-mêmes en un grand nombre de régions. Cette division, qui suppose l'animal monté, convenait parfaitement pour son ouvrage, qui ne s'occupe

que du cheval, et principalement du cheval de selle;
mais elle ne peut être conservée lorsqu'on étudie les

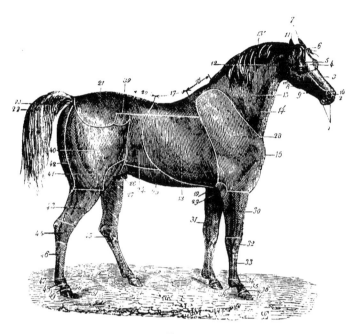

Fig. 1.

Cette figure est extraite du *Dictionnaire lexicographique de médecine*, etc.)

1. Lèvres.	13'. Crinière.	25. Ventre.	39. Hanche.
2. Bout du nez.	14. Gouttière de la	26. Fourreau.	40. Cuisse.
3. Chanfrein.	jugulaire.	27. Testicules.	41. Grasset.
4. Front.	15. Poitrail.	28. Épaule et bras.	42. Fesse.
5. Salières.	16. Garrot.	29. Coude.	43. Jambe.
6. Toupet.	17. Dos.	30. Avant-bras.	44. Jarret.
7. Oreilles.	18. Côtes.	31. Châtaigne.	45. Châtaigne.
8. Ganaches.	19. Passage des san-	32. Genou.	46. Canon.
9. Joue.	gles.	33. Canon.	47. Boulet.
10. Naseau	20. Reins.	34. Boulet.	48. Ergot et fanon.
11. Nuque.	21. Croupe.	35. Paturon.	49. Paturon.
11'. Gorge.	22. Queue.	36. Couronne.	50. Couronne.
12. Parotides.	23. Anus.	37. Pied.	51. Pied.
13. Encolure.	24. Flancs.	38. Ergot et fanon.	

régions du bœuf, que l'on ne monte pas, et elle deviendrait ridicule pour les petits animaux, comme le porc, le chien, etc.

Nous devons donc adopter une autre division, qui puisse s'appliquer à la fois à tous les animaux domestiques; la plus convenable est celle usitée en anatomie, et qui divise le corps en *tronc* et en *membres;* elle peut, aussi bien que celle admise par Bourgelat, faciliter l'intelligence des mouvements des animaux, et nous ne renonçons nullement, d'ailleurs, aux expressions d'*avant-main* et d'*arrière-main*, qui pourront nous être utiles quand nous étudierons les régions en masse et dans leurs rapports réciproques.

Si, pour les motifs que nous venons d'indiquer, nous n'admettons pas la division suivie par le fondateur de nos écoles, à plus forte raison rejetterons-nous les expressions de *côté du montoir* et *hors du montoir*, ou simplement *côté montoir* et *hors-montoir*, par lesquelles beaucoup de personnes désignent le côté gauche et le côté droit du cheval. Nous pensons que le cavalier n'a pas besoin de ces expressions pour se rappeler de quel côté il doit se placer pour monter à cheval. Il est beaucoup plus simple, selon nous, d'appeler les choses par leur nom, lorsqu'il rend bien la pensée, que de chercher à compliquer une science, déjà assez difficile, par des expressions inutiles, qui ne servent qu'à masquer le peu de connaissances de ceux qui les emploient.

§ 1. — **Du tronc.**

Le tronc est la partie centrale du corps, celle qui renferme les viscères essentiels à la vie. En *extérieur*, nous devons, en outre, le considérer comme unissant entre eux les membres antérieurs et postérieurs qui doivent le mouvoir, et dont il dirige les mouvements.

Le tronc se subdivise en un grand nombre de régions secondaires, que nous étudierons en commençant par la tête, et par celles qui suivent la colonne vertébrale.

TÊTE.

Placée à la partie antérieure du tronc et à l'extrémité du bras de levier formé par l'encolure, la tête mérite la plus grande attention, non-seulement à cause des nombreuses et importantes régions qu'elle renferme, mais aussi considérée comme une masse susceptible d'influer, tant par ses dimensions et son poids que par ses déplacements, sur la station et les mouvements de l'animal. En effet, une différence de poids peu sensible pour la tête considérée isolément, devient très-grande à l'extrémité de l'encolure, et influe singulièrement sur des parties plus éloignées. Un simple déplacement à droite, à gauche, en avant ou en arrière, suffit pour changer la position du centre de gravité, et surcharger, aux dépens de l'autre, tel ou tel membre, tel ou tel bipède de l'animal.

C'est donc d'abord sous le rapport de ses dimensions et de sa direction que nous devons étudier la tête;

nous passerons ensuite à l'étude de ses formes, qui n'ont pas toutes la même importance, et dont quelques-unes même sont appréciées différemment suivant le caprice de l'amateur ou la mode du moment.

Sous le rapport de ses dimensions, la tête peut être longue, courte, grosse, décharnée, etc.

La tête *longue* est, en général, pesante, surtout lorsqu'elle est *grosse* en même temps. Le cheval dont la tête est ainsi conformée *pèse à la main* et n'obéit pas à l'influence de la bride avec la promptitude nécessaire ; aussi doit-on éviter cette conformation pour le cheval destiné à la selle.

Lorsque la tête est longue et en même temps peu volumineuse ou *décharnée*, elle est moins pesante, il est vrai, mais elle donne à l'animal un aspect désagréable, que l'on exprime par le nom de *tête de vieille*.

La tête *grosse* présente, quoique à un moindre degré, les inconvénients de la tête longue, par son poids, qui est dû au développement de sa charpente osseuse.

La tête *grasse* ou empâtée est celle dans laquelle l'excès de volume est dû moins au développement des parties osseuses qu'à celui des parties molles ; elle indique, en général, un animal d'une race grossière, d'un tempérament mou, et prédisposé aux maladies des yeux.

Une tête *courte* et peu volumineuse est toujours une beauté pour le cheval de selle, qui la porte avec grâce et se trouve en état d'obéir promptement à l'impression du mors, si elle est supportée par une encolure de longueur suffisante.

La tête courte et grosse à la fois est ordinairement accompagnée d'une encolure également courte et épaisse, et convient peu au cheval de selle.

En résumé, pour le cheval de selle et pour le cheval de trait léger, on doit rechercher une tête peu volumineuse et sèche, qui indique presque toujours la vigueur et l'énergie. On ne peut tolérer la conformation opposée que pour le cheval de gros trait, surtout lorsqu'il est destiné à tirer principalement par son poids, sur un terrain peu accidenté.

La direction verticale (*fig.* 2), admise par Bourgelat comme position naturelle de la tête du cheval, ne se

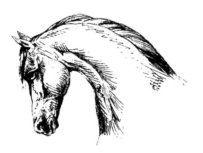

Fig. 2.

rencontre guère que dans les chevaux *à encolure de cygne*, et encore lorsqu'ils sont maintenus par la bride. Cette direction est forcée pour presque tous les chevaux ; la direction naturelle tient à peu près le milieu

entre la ligne verticale et la ligne horizontale (*fig.* 3),
et varie, du reste, suivant que l'animal est en repos
ou en exercice, le cheval portant le nez d'autant plus
en avant qu'il chemine avec plus de rapidité.

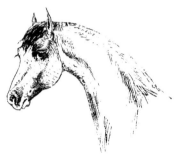

Fig. 3.

S'il outre cette position de la tête en la rapprochant
trop de l'horizontale, on dit qu'il *porte au vent* (*fig.* 4),
défaut assez grave, car cette direction nuit à l'effet du

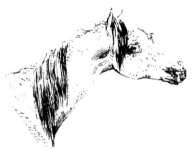

Fig. 4.

mors, dont le canon remonte et se rapproche des molaires contre lesquelles il appuie, perdant ainsi une
partie de son action sur les barres. Le cheval se soustrait, de cette manière, à l'action du cavalier, puis il

s'emporte, *prend*, comme on le dit, *le mors aux dents*. Le cheval portant au vent, ne pouvant reconnaître les accidents du terrain, pose les pieds au hasard, et s'expose ainsi à buter et à s'abattre. Il peut aussi, surtout s'il a la bouche sensible, *battre à la main*, c'est-à-dire agiter violemment l'encolure dans le sens vertical, et donner des coups de tête que n'évite pas toujours un cavalier peu expérimenté.

Les chevaux qui portent au vent ont, en général, des allures rapides, et cela doit être, cette disposition portant en avant le centre de gravité.

On peut, au moyen de la martingale, remédier jusqu'à un certain point à ce qu'aurait d'outré cette direction de la tête, et maintenir celle-ci dans une position plus favorable à l'action du mors en changeant la direction des rênes du bridon par un coulant, qui remplit l'office d'une poulie de renvoi.

Lorsque, au contraire, le cheval porte la tête en arrière de la verticale, on dit qu'il *s'encapuchonne* (fig. 5).

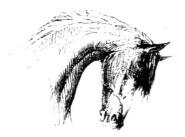

Fig. 5.

Cette direction de la tête, due principalement à la forme de l'encolure, lui permet de se soustraire à l'action du

mors en appuyant le bout des branches contre le poitrail. Le cheval qui s'emporte dans cette position peut
voir le terrain, mais sur le lieu même où s'appuient ses
membres antérieurs, et, s'il se présente un obstacle, il
ne peut l'apercevoir qu'au moment où il lui devient impossible d'arrêter sa course pour l'éviter.

La forme de la tête peut présenter plusieurs modifications, auxquelles on a donné des noms particuliers.

La plus belle forme de la tête est celle que, par une
analogie un peu forcée, on désigne sous le nom de
carrée (fig. 6). Dans cette tête, le front et le chanfrein

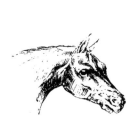 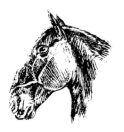

Fig. 6. Fig. 7.

sont droits et larges ; les ganaches écartées logent à
l'aise le larynx et le principe de la trachée ; les naseaux
surtout, par leur forme large et bien ouverte, rapprochent la tête de la forme carrée, et annoncent l'ampleur des cavités nasales et la perfection de l'appareil
respiratoire. Le véritable cheval arabe présente au plus
haut point cette conformation.

Sous le nom de *tête busquée, tête moutonnée (fig. 7)*,
on désigne celle dont la partie inférieure du front, et sur-

tout le chanfrein, font en avant une proéminence analogue à celle de certaines races de moutons ; on emploie
aussi le mot *tête de lièvre* pour désigner la tête dont le
front surtout est proéminent. La face antérieure de la
tête offre alors, de haut en bas, une ligne courbe plus
ou moins prononcée. On a remarqué que les chevaux
ainsi conformés étaient plus souvent que d'autres affectés de cornage. Il semblerait cependant, au premier
abord, que le chanfrein busqué dût augmenter l'ampleur des cavités nasales ; mais, par un examen attentif,
on reconnaît bientôt que ces cavités, fortement compri-
mées d'un côté à l'autre, perdent dans ce sens au moins
autant d'espace qu'elles en ont gagné en avant. Les
ganaches, en outre, sont toujours rapprochées, dans la
tête busquée, et logent à l'étroit le larynx, dans les
mouvements de flexion de la tête.

La tête busquée était autrefois très-commune chez
les chevaux danois, et c'est à l'introduction d'étalons de
cette race qu'était due cette conformation, devenue à la
mode pendant un temps, dans la race normande. La
tête busquée des chevaux danois n'est plus aujourd'hui
qu'un souvenir historique ; je l'ai cherchée en vain, il y
a quelques années, à Copenhague et dans une bonne
partie du Danemark. Mais les anciens écrits subsistent,
on continue à les copier servilement, et, dans une con-
férence assez récente, on attribuait encore à la race
danoise cette vicieuse conformation.

La forme opposée à celle de la tête busquée est
désignée sous le nom de *tête camuse* (*fig.* 8). Dans celle-

ci, la partie inférieure du front et le chanfrein sont déprimés, enfoncés, et semblent présenter entre eux une échancrure qui donne à la tête une apparence brisée dans sa longueur. On trouve souvent cette conforma-

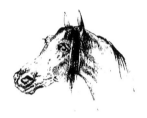

Fig. 8.

tion dans les chevaux de race bretonne, et beaucoup de personnes la regardent, quoique souvent à tort, comme un indice de méchanceté.

On a appelé *tête de rhinocéros* (*fig.* 9) celle qui pré-

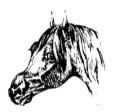

Fig. 9.

sente une dépression sur le chanfrein vers le point où la muserolle exerce sa pression. Cette conformation, due à l'action de cette pièce du licol, donne en effet à la tête l'aspect du nez du rhinocéros, renflé à l'endroit où prend naissance la corne dont il est pourvu. On

trouve quelquefois les os nasaux perforés par cette dépression purement mécanique.

Le mode d'union de la tête avec l'encolure doit aussi
fixer l'attention.

On dit la tête *plaquée* lorsqu'elle semble se continuer
sans interruption avec l'encolure. Ce défaut, qui se
remarque presque toujours sur les chevaux à encolure
courte et épaisse, rend le cheval incapable de céder
avec souplesse à l'action du mors.

D'autres fois la tête est *décousue :* c'est lorsqu'il existe
un sillon trop profond entre elle et une encolure longue
et grêle. Ce défaut, très-désagréable à l'œil, se lie ordinairement à une conformation générale indiquant
peu de force, et que l'on désigne aussi par la même
expression : *cheval décousu.*

Enfin, la tête est bien attachée quand son union avec
l'encolure présente un sillon peu profond, qui permet
un libre mouvement entre ces deux parties.

Dans l'espèce bovine , la tête, généralement forte,
varie beaucoup suivant le sexe.

Elle est belle dans le taureau quand elle est forte,
courte, et présente une grande largeur et beaucoup de
force, surtout vers la partie supérieure qui porte les
cornes.

Elle est forte aussi, mais plus allongée, dans le bœuf
qui a été châtré jeune. Elle offre, dans la vache, des
dimensions relatives moins considérables.

On recherche dans le bœuf de travail une tête forte et

large. Au contraire, dans les vaches laitières, la petitesse de la tête est préférée, et l'on doit aussi rechercher
cette conformation dans toutes les races bovines destinées exclusivement à la boucherie.

On doit également préférer une tête petite dans l'espèce ovine, où la forme, du reste, varie beaucoup avec
les races.

Dans le porc, la tête est longue et droite chez la plupart des races françaises; beaucoup plus courte et souvent camuse dans les races anglaises.

Enfin, dans les nombreuses races de chiens, la tête
varie beaucoup, soit en longueur, soit par la largeur du
crâne. Il existe, sous le premier rapport, une grande
différence entre la tête du bouledogue ou du doguin et
celle du lévrier, et le crâne est bien moins développé
dans le groupe des mâtins que dans celui des épagneuls.
Cependant la largeur de la tête est plus en rapport avec
la force des mâchoires et de leurs muscles qu'avec le
développement de la boîte crânienne (1).

NUQUE.

La nuque n'est, à proprement parler, que la partie
antérieure du bord supérieur de l'encolure et son point
d'union avec la tête (2); c'est sur elle que repose la

(1) «... C'est particulièrement la tête qui fournit les principales
différences caractéristiques de la race, surtout chez les animaux
supérieurs. » (Meckel, 1821, d'après Sturm, 1812).

(2) Je conserve cette définition malgré la critique de M. Merche
(*Nouveau traité des formes extérieures du cheval*, p. 3). Je crois savoir
comme cet auteur que la véritable nuque a pour base l'occipital.
Mais je sais aussi que l'on s'écarte souvent de la réalité anatomique

têtière de la bride ou du licol, et l'on y coupe, pour
cette raison, les crins qui unissent la crinière au toupet.

C'est sur la nuque que se développe, à la suite de
coups ou de frottements réitérés, une maladie que
l'on désigne sous le nom de *taupe*, consistant en une
tumeur phlegmoneuse dans laquelle s'établissent des
fistules difficiles à guérir, et qui peuvent devenir très-
dangereuses, à cause du voisinage de la moelle épinière.
La main passée sur la nuque suffit pour indiquer, par
la sensibilité de la région, si elle est affectée de cette
maladie.

La nuque est très-large dans l'espèce bovine, et située immédiatement derrière le chignon; c'est sur elle
que repose le joug; aussi doit-on s'assurer, pour les
bêtes de travail, de son état d'intégrité.

Dans le mouton, la nuque présente chez le mâle, au
temps du rut, une tumeur particulière que l'on regarde
comme un indice de l'aptitude du bélier à la génération. Les races anglaises importées en France ont la
nuque aplatie.

Le développement de la protubérance occipitale et
de la crête pariétale est pour les chasseurs, un indice
de la bonté du chien pour le service de la chasse.

dans le langage de l'extérieur, où, par exemple, on appelle *genou*
et *jarret* des régions qui, anatomiquement, ne devraient pas porter
ces noms. M. Merche revient d'ailleurs malgré lui vers ma définition, en admettant que la nuque supporte la têtière de la bride,
et peut devenir le siége de la *taupe*.

TOUPET.

Le toupet est un bouquet de crins situé sur la partie saillante de la nuque, entre les deux oreilles, et retombant sur le front et le chanfrein. Ce n'est absolument que la partie antérieure de la crinière ; aussi présente-t-il les mêmes considérations sous le rapport de la qualité et de la quantité des crins qui le forment.

FRONT.

Le front a pour base le frontal et le pariétal, ainsi que les muscles temporo-maxillaires ou crotaphites. Il fait suite à la nuque, et se trouve borné inférieurement par le chanfrein, et, sur les côtés, par les tempes, les yeux et les salières.

Sa forme participe de celle de la tête en général. Il doit, pour être beau, suivre une ligne parfaitement droite dans sa longueur, et présenter une grande largeur, indice de la capacité de la boîte crânienne et du développement de l'intelligence.

On remarque souvent sur le front des marques de couleur blanche, désignées sous les noms de pelotes, étoiles, etc., dont nous nous occuperons à l'article des signalements.

Dans l'espèce bovine, le front, que l'on recherche large et haut, surtout pour les bêtes de trait, se termine supérieurement par une grosse protubérance transversale désignée sous le nom de *chignon*, des deux côtés de laquelle se détachent les cornes.

Ces prolongements cornés, fixés sur une cheville osseuse appartenant au frontal, présentent de nombreuses différences dans leur grosseur, leur longueur, leur direction et même leur couleur, différences qui peuvent servir à caractériser certaines races. C'est ainsi que les bœufs de la Camargue ont les cornes de longueur médiocre et disposées en croissant ; les races d'Italie, des cornes très-grosses, longues, pointues, relevées en forme de lyre, etc.

Les sillons des cornes du bœuf peuvent servir à reconnaître son âge, ainsi que nous le verrons plus loin.

Quelquefois, à la suite d'un violent effort, l'étui corné est détaché de la cheville qui le supporte, et celui qui le remplace ne reprend jamais les mêmes dimensions. Cette inégalité dans les cornes est un défaut pour le coup d'œil et peut nuire, en outre, dans les races qui travaillent, en rendant moins exacte l'application du joug.

Dans quelques contrées, on a l'habitude, pour rendre plus facile l'attelage des bœufs, de raccourcir la corne du côté qui se trouve en dedans, quand l'animal est fixé au joug.

On regarde dans la vache, comme indiquant une bonne laitière, des cornes courtes, lisses et pointues, les cornes longues et raboteuses accusant toujours, d'ailleurs, un âge avancé. Aussi les marchands ont-ils soin de raccourcir les cornes et de les limer, pour donner à leurs vaches une apparence plus avantageuse. On doit se méfier de cette ruse, que l'on reconnaît souvent à ce que la corne manque de son vernis naturel, et sur laquelle, d'ailleurs, l'état de la mâchoire ne doit laisser aucun doute.

Dans le mouton, le front est généralement bombé, et porte aussi des cornes ridées transversalement, très-rapprochées à leur base, et contournées en spirale sur les côtés de la tête. Elles sont très-grosses dans les races mérine et roussillonnaise, très-petites et souvent nulles dans les races françaises septentrionales. Les brebis en sont souvent dépourvues ou n'en portent que des rudiments. Les races anglaises ont le front droit et sans cornes.

L'espèce de la chèvre offre, chez le mâle, des cornes anguleuses qui se relèvent en arc et deviennent quelquefois très-grandes. La femelle les porte moins fortes, et en est souvent dépourvue.

Le front du porc est étroit, droit, souvent même un peu camus, et couronné supérieurement par une forte protubérance occipitale, accusant la grande puissance des muscles extenseurs de la tête.

Celui du chien présente, en haut, une crête, prolongement de la protubérance occipitale, et, inférieurement, un sillon plus ou moins profond.

CHANFREIN.

Cette région a pour base les os sus-nasaux, lacrymaux, et la face externe des grands sus-maxillaires ; sa con-

formation est, comme celle du front, liée à la forme
générale de la tête.

Dans les jeunes chevaux, les côtés du chanfrein sont
plus prononcés, à cause du développement que présentent à cette époque les racines des dents molaires.
On voit même souvent quelques tumeurs produites par
l'allongement de ces parties; cette disposition fait paraître la tête plus lourde à cette époque. A mesure que
l'animal avance en âge, ce développement disparaît, et
la région s'évide même dans un âge avancé, les racines
des molaires étant progressivement chassées de leurs
alvéoles pour remplacer la partie détruite par l'usure,
et permettant le rapprochement des lames de l'os.

Le chanfrein peut présenter des traces de fracture,
et l'on doit s'en méfier d'autant plus que les blessures
de la pituitaire occasionnées lors de l'accident se terminent quelquefois par la morve.

On peut aussi rencontrer à la partie supérieure du
chanfrein une éminence produite par un boursoufle-
ment des sinus frontaux, qui survient quelquefois à la
suite de la morve déjà ancienne.

Des traces de feu sur le chanfrein indiquent aussi
que l'animal a été traité de la morve.

Dans le bœuf, le chanfrein est peu étendu; on appelle *larmier* la partie de cette région située en dessous
de l'œil. Cette dénomination n'est adoptée que par analogie, car le véritable larmier, ou sinus folliculeux sous-
oculaire, que l'on remarque chez plusieurs ruminants,
n'existe pas chez le bœuf.

Le chanfrein du mouton est convexe, suivant sa longueur dans la plupart des races. Celui du bélier mérinos porte souvent des rides presque transversales. Il est droit, comme le front, dans les races anglaises.

BOUT DU NEZ.

C'est l'espace compris entre les deux naseaux, et qui se prolonge en se confondant avec la lèvre supérieure.

Des muscles nombreux aboutissent à cette région qui reçoit aussi des branches nerveuses très-importantes; ces deux conditions, en lui donnant une grande sensibilité et une mobilité prononcée, en font le véritable organe du toucher des solipèdes. Des cicatrices circulaires sur cette région indiquent une application répétée du serre-nez, et par conséquent un animal ou difficile à ferrer ou ayant subi quelque opération très-douloureuse. D'autres cicatrices situées tout à fait à son extrémité proviennent souvent de chutes faites sur cette partie; elles doivent tenir l'acheteur en garde, et l'engager à redoubler d'attention dans l'examen des membres.

Dans le bœuf, le bout du nez est remplacé par le *mufle*, large surface dans laquelle sont percés les naseaux, et dont l'enveloppe tient le milieu entre la peau proprement dite et la membrane muqueuse. Des follicules nombreux versent à sa surface une rosée limpide dont l'abondance est regardée comme un indice de la santé de l'animal. Le mufle devient sec et ru-

gueux toutes les fois que la bête bovine est atteinte
d'une maladie un peu grave.

La couleur du mufle varie suivant les individus, et
surtout suivant les races. Tantôt il est rose, d'autres fois
noir ou gris, d'autres fois, enfin, marbré de ces deux
couleurs. Il fournit, sous ce rapport, des indices très-
utiles pour les signalements.

Le bout du nez du mouton n'offre point de mufle.

Celui du porc s'élargit, et porte le nom de *groin*.
C'est l'instrument de fouissage de cet animal ; aussi
est-il très-robuste, soutenu par un os particulier et mû
par des muscles très-puissants. On a l'habitude d'y placer un anneau de fil de fer, pour empêcher le porc de
fouir ou de détruire ses habitations.

Le nez du chien est un véritable mufle, arrondi, grenu,
de couleur variable, séparé en deux par un sillon médian vertical, quelquefois assez profond pour en faire
deux parties distinctes. Quelques chasseurs préfèrent
les chiens ainsi conformés, que l'on appelle chiens *à
deux nez*.

NASEAUX.

Les naseaux sont les ouvertures externes des narines
et l'unique passage par lequel, chez les solipèdes, l'air
se rend au poumon. Ils présentent deux ailes ou lèvres
réunies par deux commissures. Les ailes ont pour base
un fibro-cartilage fixé à l'extrémité de l'épine nasale,
et ressemblant, pour la forme, à une virgule dont la
partie large constitue la base de l'aile interne ou supé-

rieure, et la queue celle de la lèvre externe ou inférieure.

La commissure supérieure conduit dans la *fausse narine*, espèce de cul-de-sac membraneux, placé entre
l'épine nasale et le bord supérieur du petit sus-maxillaire, et dont la face interne sécrète une matière sébacée
grise ou noirâtre. Les véritables usages de cette cavité
sont inconnus.

La commissure inférieure présente, à quelque distance de son entrée, un trou quelquefois double, qui
semble percé à l'emporte-pièce, et qui n'est autre chose
que l'orifice inférieur du canal lacrymal.

Les ailes des naseaux se dilatent par l'action de plusieurs muscles, et toujours en raison de la vitesse de la
respiration. L'élasticité de leur fibro-cartilage les ramène à leur ouverture normale dès que cesse l'action de
ces muscles.

On doit considérer, dans les naseaux, leurs dimensions, l'état de la muqueuse qui en tapisse l'intérieur et
l'humeur qui s'échappe de leur cavité.

Les naseaux doivent être grands, pour donner un libre passage à l'air qui les traverse. Leur grande dimension, en élargissant la partie inférieure de la tête, la fait
paraître plus courte et plus carrée. Il ne faut pas cependant confondre avec leur grandeur l'espèce de dilatation
constante et forcée que l'on remarque dans certaines
maladies, et surtout dans la pousse. L'usage de fendre
la fausse narine pour agrandir le naseau est de toute
inutilité, puisque cette cavité se termine en cul-de-sac.

Lorsque le cheval est en repos, la pituitaire ou muqueuse nasale doit présenter une teinte d'un rose vif
uniforme; elle rougit par l'exercice d'autant plus qu'on
le rend plus violent. Elle est ordinairement pâle dans
la morve, et présente souvent des ulcères plus ou moins
étendus à bords irréguliers, désignés vulgairement sous
le nom de *chancres morveux*.

Quelquefois ces ulcères ont disparu, et l'on ne retrouve
plus à leur place que de petites cicatrices plus blanches
que la muqueuse, et dont la présence doit faire présumer l'existence de *chancres* dans la partie inexplorable
de la cavité.

Dans l'état de santé, les naseaux ne laissent échapper
que quelques gouttes de liquide limpide, provenant du
canal lacrymal, et une petite quantité de mucus glaireux et incolore. Si cet écoulement nasal devient plus
abondant et change de nature, il peut indiquer l'existence d'un état maladif, soit des bronches, soit de la
trachée, soit des cavités nasales.

En général, lorsque le jetage est abondant, sans odeur
marquée, peu consistant, et s'écoule par les deux naseaux, il provient d'une inflammation de la trachée ou
des bronches. Mais si la matière excrétée est plus con-
sistante, plus colorée en jaune ou en verdâtre, d'une
odeur forte et désagréable, si elle présente des stries
sanguines, si elle adhère aux ailes des naseaux, et si
surtout elle s'écoule par une seule narine, on doit craindre l'existence de la *morve*, maladie qui ôte toute valeur au cheval, et que l'on regarde avec raison comme

contagieuse. L'état de la pituitaire et des glandes de l'auge
devra être consulté pour plus de sûreté, et avec d'autant plus de soin que l'on peut quelquefois faire disparaître pour quelque temps le jetage.

Une maladie à laquelle sont sujets presque tous les
jeunes chevaux, la *gourme*, présente beaucoup d'analogie avec la morve pour le jetage et l'engorgement des
glandes de l'auge ; un peu de pratique amène bientôt à
distinguer cette affection, presque toujours bénigne.
L'âge de l'animal est déjà, du reste, une forte présomp-
tion, et les glandes sont toujours moins distinctes au
milieu de l'auge empâtée et souvent remplie du poulain
affecté de gourme.

Il peut se développer, dans l'intérieur de la narine,
une tumeur que l'on désigne sous le nom de *polype*.
Cette maladie, du reste très-rare, est annoncée par un
jetage particulier et par l'inégalité de la colonne d'air
sortant de chaque naseau.

Pour examiner l'intérieur des naseaux aussi profondément qu'il est possible, on s'y prend de la manière
suivante :

Si l'on examine le naseau gauche, on saisit de la main
droite la lèvre inférieure du cheval, on place le plat du
pouce de la main gauche à la face interne de l'aile supérieure de la narine que l'on relève, en même temps
que l'on écarte l'aile externe avec la face dorsale de l'index de la même main.

Si l'on soupçonne qu'un jetage a été dissimulé par
des soins de propreté, on peut le faire reparaître en pro-

voquant la toux par la compression du premier cerceau de la trachée, ou l'ébrouement par la compression des naseaux dans l'espace compris entre l'épine nasale et le petit sus-maxillaire.

L'âne et le mulet ont les naseaux moins dilatés que le cheval; aussi, malgré leur grande énergie, supportent-ils moins bien que lui les allures rapides et prolongées. Chez ces deux animaux, l'orifice du conduit lacrymal se trouve placé à l'aile externe, assez près de la commissure supérieure.

Le bœuf, pouvant respirer en partie par la bouche, présente des naseaux beaucoup plus petits que ceux du cheval, à lèvres moins mobiles, et percés dans l'épaisseur du mufle.

Ceux du porc, également étroits, sont percés dans le groin.

Dans le chien, les naseaux ont la forme de deux virgules opposées par leur partie convexe.

OREILLES.

Placées de chaque côté de la nuque, les oreilles ont pour base principale la conque, véritable cornet cartilagineux dont l'ouverture, dans la position ordinaire, est tournée en dehors et en avant. L'intérieur de l'oreille présente de longs poils, dont l'ensemble s'oppose à l'entrée des corps étrangers, tout en laissant pénétrer les sons.

Les oreilles ne servent pas seulement à l'audition;

elles sont encore l'un des moyens d'expression de l'animal.

On les dit *hardies* lorsqu'il les porte dirigées en avant pendant l'exercice. Cette disposition annonce toujours la vigueur.

Lorsque le cheval est méchant ou chatouilleux, lorsqu'il veut mordre ou ruer, il couche les oreilles en arrière.

Si, pendant la marche, il les porte alternativement en avant et en arrière, en variant à chaque instant la direction de l'ouverture de la conque, on peut être assuré que la vue est mauvaise et peut-être perdue, l'animal suppléant à l'imperfection de ce sens par un surcroît d'activité de celui de l'ouïe.

La longueur des oreilles est susceptible de varier.

Les oreilles courtes sont toujours une beauté ; l'animal les porte bien, et la tête en acquiert plus de grâce.

Les oreilles longues donnent à la tête un caractère désagréable et même stupide, si elles sont très-rapprochées à leur origine. Les oreilles longues sont quelquefois *pendantes* (*fig.* 10), c'est-à-dire tombant en dehors, et cette disposition devient encore plus défectueuse, en même temps qu'elle annonce peu d'énergie ; on les nomme alors *oreilles de cochon*.

Quelquefois une oreille a été brisée, soit par un coup, soit par toute autre cause ; non-seulement ce défaut est désagréable à la vue, mais il est souvent accompagné d'une carie du cartilage qui fait souffrir l'animal, le rend difficile à brider, et peut nécessiter l'amputation de la totalité de l'oreille.

Tous les moyens employés pour relever les oreilles pendantes ont échoué. Une seule opération peut pallier ce défaut : c'est le raccourcissement de l'o-

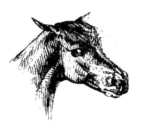

Fig. 10.

reille par l'amputation, que l'on pratiquait autrefois sans autre motif que la mode. On nommait cheval *moineau* celui qui avait subi cette mutilation inutile.

L'oreille fendue dans sa longueur indiquait autrefois un cheval réformé du service militaire. On a renoncé aujourd'hui à cette pratique barbare et inutile.

Dans l'âne et dans le mulet, les oreilles ont une grande longueur, et sont d'autant mieux portées que l'animal a plus de vigueur.

Dans l'espèce bovine, l'oreille est large et pendante. Les nourrisseurs aiment à la trouver très-velue dans la vache laitière.

Elle est aussi pendante dans le mouton, et placée dans les spires de la corne, lorsque celle-ci existe.

L'oreille de la chèvre pend aussi, surtout, dans la race du Thibet.

Dans le cochon, elle est quelquefois courte et re-dressée ; mais on la trouve plus souvent pendante et constamment agitée par les mouvements de la marche de l'animal. En général, l'oreille du porc est d'autant plus pendante qu'il s'éloigne davantage du type primitif de l'espèce.

Dans l'espèce canine, la forme et la position de l'o-reille varient beaucoup suivant les races. L'oreille longue, large et bien pendante est une beauté dans les chiens courants, les bassets, les épagneuls. Le chien de berger, au contraire, la porte relevée et pointue. L'o-reille du lévrier, de médiocre grandeur, est repliée en arrière.

On est dans l'habitude de couper les oreilles dans certaines races. C'est ainsi qu'on les retranche entièrement par arrachement dans les danois ; qu'on les coupe courtes aux dogues, aux bouledogues, aux mâtins, pour laisser moins de prise à leurs ennemis, et en pointe aux petits chiens dits anglais, pour qu'ils les portent redressées.

Les chiens à oreilles longues et larges présentent souvent une affection désignée sous le nom de *chancre*, qui consiste dans la carie d'un point du cartilage de l'oreille. Cette maladie incommode beaucoup l'animal, se guérit difficilement, à cause des mouvements continuels auxquels il se livre, et nécessite souvent le retranchement d'une partie de l'organe.

On doit visiter avec soin l'intérieur de l'oreille, pour s'assurer s'il n'existe pas un écoulement d'une odeur fétide, provenant d'une inflammation désignée sous le nom de *catarrhe auriculaire*. Cette affection, difficile à guérir dans les jeunes chiens, souvent incurable dans les vieux, les fait beaucoup souffrir.

Après l'arrachement des oreilles dans les jeunes chiens danois, il arrive souvent que la peau, n'étant plus retenue par la conque, se réunit par-dessus le conduit auditif, dont elle bouche l'ouverture. Le chien devient sourd, et le cérumen s'accumulant dans le conduit, on est obligé de déboucher l'oreille par une opération qui soulage immédiatement l'animal; mais il est difficile d'empêcher l'occlusion de se renouveler.

On trouve souvent des grains de plomb enkystés dans l'oreille des chiens de chasse, sans que leur présence offre le moindre inconvénient.

TEMPES.

Cette saillie osseuse est formée par l'arcade temporale et l'articulation de la mâchoire; elle présente quelquefois des cicatrices indiquant que l'animal a été affecté de maladies qui ont occasionné des mouvements désordonnés, comme cela arrive dans le vertige, les coliques violentes, ou qu'il a été longtemps couché sur le côté, par suite de paralysie ou de maladie grave des membres.

Les plaies qui ont occasionné ces cicatrices peuvent avoir intéressé l'articulation, et l'on doit s'assurer du libre jeu des mâchoires.

Lorsque les chevaux de robe foncée vieillissent, c'est

sur les tempes que l'on remarque les premiers poils
blancs (1).

SALIÈRES.

On désigne sous ce nom des cavités situées au-dessus
de l'apophyse orbitaire, dans la partie antérieure de la
fosse temporale.

Les salières sont plus ou moins profondes, suivant
que l'animal est plus vieux ou plus jeune, et surtout
suivant qu'il est plus maigre ou plus gras.

Les salières creuses étant regardées comme un indice
de vieillesse, des maquignons les remplissaient autrefois en insufflant par une petite incision le tissu cellulaire qu'elles contiennent. Cette ruse n'est plus employée aujourd'hui.

JOUES.

Les joues sont situées sur les côtés de la tête; elles
ont pour base les muscles masséter et alvéolo-labial,
et sont, par conséquent, divisées en deux parties, l'une
supérieure, l'autre inférieure.

La première, large et bornée par le bord circulaire
du maxillaire ou la ganache, est plate dans les chevaux
fins, arrondie et chargée dans les gros chevaux à tête
lourde.

(1) M. Merche, en parlant des tempes, critique l'opinion de
Bourgelat et de M. Richard, qui admettent la région des sourcils.
Selon lui, il n'y a point de sourcils chez le cheval. En apparence,
c'est très-vrai; mais, si M. Merche s'était donné la peine d'étudier
un fœtus un peu avant que le corps se couvre de poils, il aurait vu
l'arc des sourcils parfaitement apparent à cette époque.

Des cicatrices sur cette partie de la joue sont souvent l'indice de sétons ou de cautères appliqués dans le but de guérir quelque maladie des yeux ou du nez. L'opération a pu en outre léser le nerf facial, et paralyser le mouvement de la lèvre supérieure de ce côté; ce que l'on reconnaît au déplacement du bout du nez, qui se porte du côté opposé.

La portion inférieure de la joue est plus étroite et moins tendue que la première. Lorsqu'elle forme au dehors une saillie considérable, elle peut être déplacée, soit par des dents dont la direction vicieuse nuit à l'alimentation de l'animal, soit par un amas d'aliments entre les molaires et la joue; ce que l'on reconnaît à la mauvaise odeur qui s'exhale de la bouche au moment où on l'ouvre. On dit alors que le cheval *fait magasin*. Ce défaut s'observe surtout chez les vieux chevaux, dont les dents usées irrégulièrement blessent en même temps la langue et la joue, et ajoute à la difficulté de la mastication le dégoût qui résulte de la présence constante, dans la bouche, d'une certaine quantité d'aliments en putréfaction.

La joue du chien, saillante et arrondie, indique une très-grande force dans le mouvement de la mâchoire.

GANACHES.

On donne ce nom au bord postérieur et refoulé des deux branches de l'os de la mâchoire inférieure, qui circonscrivent la cavité de l'auge.

Les ganaches peuvent être plus ou moins *légères*. On dit qu'un cheval est *chargé de ganaches*, lorsque, à une tête lourde, il joint un grand développement du maxillaire ou des tissus mous qui le recouvrent; car le développement de la joue est souvent confondu avec celui de l'os de la mâchoire.

Il faut se garder de confondre avec cette conformation défectueuse l'écartement des ganaches que l'on remarque chez quelques chevaux, surtout chez les arabes, et qui est une beauté, parce qu'il laisse à la gorge un large espace qui facilite la respiration.

Le bord du maxillaire, dans sa partie droite, présente quelquefois, entre les deux tables de l'os, une fistule profonde, communiquant avec la racine d'une dent molaire. Cette maladie, qui détermine un assez fort gonflement du tissu osseux, est fréquemment incurable. Nous renvoyons à l'article de l'*âge* l'étude des changements que subissent dans leur forme les branches du maxillaire.

Le canal parotidien, à son passage sur le bord postérieur du maxillaire, peut aussi présenter une fistule, que l'on reconnaît à un écoulement de salive qu'il est facile de rendre plus apparent, en provoquant le mouvement des mâchoires par l'introduction du doigt entre les barres.

Les ganaches, dans l'espèce bovine, sont moins chargées que dans le cheval, et plus écartées ; elles contribuent à donner à la tête cette forme courte et carrée que l'on recherche surtout chez le taureau.

L'auge est circonscrite par les ganaches, et forme une cavité qui a pour fond la base de la langue.

L'auge doit être large et bien évidée : large, pour loger facilement la gorge dans la flexion de la tête ; bien évidée, car la disposition contraire est souvent un état maladif.

L'auge est *empâtée* dans la plupart des chevaux de race commune, et, dans toutes les races, chez les poulains qui n'ont pas encore jeté leur gourme ou achevé leur dentition.

Les ganglions lymphatiques situés dans l'auge méritent la plus grande attention lors de l'examen d'un cheval. Dans l'état de santé, ils sont petits, roulants et insensibles. Dans toutes les affections des cavités nasales, ils s'engorgent et prennent des caractères différents selon les maladies.

Dans la gourme, les glandes sont engorgées, quelquefois douloureuses et roulantes dans l'auge, qui est, dans toute son étendue, fortement empâtée. Souvent elles deviennent énormes, dépassent même le niveau des ganaches, et s'abcèdent.

Dans la morve, souvent une seule glande est engorgée ; le reste de l'auge est sans empâtement, et les glandes deviennent dures, douloureuses et adhérentes à la branche maxillaire.

L'âge de l'animal, l'état de la muqueuse nasale et la nature du mucus que fournissent les naseaux, doivent, du reste, être un guide plus sûr, pour distinguer la morve de la gourme, que l'état des ganglions de l'auge.

Il arrive quelquefois que des chevaux sont *glandés*, sans qu'il s'échappe de leurs narines aucun mucus morbide. Il n'en faut pas moins se méfier toujours de cet état. surtout si l'animal a passé l'âge où se manifeste la gourme. Quelques marchands dans ce cas, extirpent ces glandes, et l'on doit se tenir en garde contre tout cheval présentant des cicatrices dans l'auge.

L'auge du mouton présente quelquefois un engorgement qui dépasse les ganaches, et qui disparaît lorsque l'animal, rentré du pâturage, a mangé pendant quelque temps au râtelier. Cet engorgement œdémateux, désigné sous le nom de *bouteille* par les bergers, indique l'existence d'une maladie appelée *pourriture* ou *cachexie aqueuse*, affection dangereuse qui détruit quelquefois tout un troupeau.

Quelques bêtes bovines portent aussi dans l'auge une tumeur plus ou moins grosse, olivaire, dure, qui est souvent un indice d'affection tuberculeuse.

BARBE.

On a donné le nom de *barbe* au point de réunion des deux branches du maxillaire, situé en arrière de la houppe du menton, et recouvert seulement par la peau. C'est sur ce point que s'appuie la gourmette, et cette partie du mors doit être plus ou moins large, suivant que la barbe est plus ou moins sensible.

Le degré de sensibilité de la barbe est dû à la dispo-

sition de la branche maxillaire, contre laquelle la gourmette comprime la peau. On conçoit facilement que la
surface osseuse tranchante causera plus de douleur
pendant l'action du mors, que si elle était arrondie ;
on est quelquefois obligé d'ajouter à la gourmette,
même fortement élargie, un feutre qui en adoucisse
l'action.

BOUCHE.

Nous ne devons pas considérer la bouche seulement
comme l'ouverture circonscrite par les deux lèvres, mais
comme une cavité comprise entre les deux mâchoires,
et renfermant diverses parties dont l'étude présente
d'autant plus d'intérêt, en extérieur, que c'est d'après
la conformation de plusieurs d'entre elles qu'est disposé le mors, et que de leur plus ou moins de perfection
dépend le degré de facilité avec lequel on maîtrise et
conduit le cheval.

Nous décrirons donc successivement les lèvres, les
barres, la langue, le canal, les gencives, le palais et les
dents, que nous ne considérons ici que comme organes
de mastication, nous réservant de les étudier plus loin
comme servant à la connaissance de l'âge.

Avant d'entreprendre la description des régions de
la bouche sur lesquelles agit le mors, nous devons rappeler que cet instrument (*fig.* 11) est un véritable levier du deuxième genre, dont on peut raccourcir ou
allonger à volonté le bras de la puissance. Son point
d'appui est à la barbe où s'applique la gourmette, la

puissance au point où les rênes s'attachent à la branche, et la résistance aux barres, parties sensibles sur lesquelles agit le canon.

Suivant l'impression que produit le mors, on donne à la bouche différentes dénominations, qui devraient plutôt se rapporter aux barres.

On appelle *bonne bouche*, *belle bouche*, celle qui reçoit du mors une impression modérée, suffisante pour maîtriser et diriger l'animal.

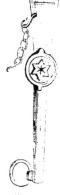

La bouche *tendre* ou *sensible* est celle qui reçoit une impression douloureuse un peu trop forte : lorsque ce défaut est porté à l'extrême, la bouche est dite *égarée.*

Fig. 11.

La bouche *dure* est celle qui présente peu de sensibilité.

Par bouche *fraîche*, on désigne celle qui se remplit d'écume lorsque l'animal est bridé. On dit alors qu'il *goûte* le mors.

LÈVRES.

Les lèvres ferment l'ouverture de la bouche ; on les distingue en supérieure et inférieure, la première se confondant en avant avec le bout du nez. Leur face externe, recouverte d'une peau fine, présente quelques poils durs (moustaches), qui sont de véritables organes de tact. La supérieure porte, dans quelques chevaux, de chaque côté du bout du nez, un assemblage de poils rudes et courts, ressemblant complétement à la moustache de l'homme ; l'inférieure porte une protubérance arrondie, que l'on désigne sous le nom de *houppe du menton*. A leur face interne commence la muqueuse de la bouche.

Le point de réunion des deux lèvres porte le nom de commissure. Cette commissure peut être plus ou moins portée en arrière, et sa position doit être consultée pour la disposition de la bride. La bouche trop fendue laisse remonter le mors trop près des molaires ; trop peu fendue, elle le rapproche des canines ; et la bride, pour peu qu'elle force, produit à la commissure un froncement désagréable à la vue, et qui occasionne des excoriations si l'animal reste longtemps bridé.

Les lèvres épaisses, qui appartiennent presque toujours aux bouches peu fendues, supportent une partie de l'action du mors, et diminuent son appui sur les barres. Trop minces, au contraire, elles le laissent porter en entier sur ces parties, à moins que, se glissant entre elles et le canon du mors, elles n'amortissent son action par leur interposition.

La lèvre inférieure est quelquefois pendante ; ce défaut se remarque surtout dans des chevaux vieux et usés. On le remarque cependant quelquefois sur des chevaux jeunes, et il paraît, dans ce cas, se transmettre par génération.

Les lèvres du bœuf sont épaisses, peu fendues et peu mobiles ; la supérieure se confond avec le mufle.

Dans le chien, les lèvres sont très-fendues ; l'inférieure est amincie, festonnée et engagée sous la supérieure. Dans quelques races, dans le dogue surtout, elle se renverse, et laisse échapper la salive.

La moustache du chat, très-développée, forme un organe de tact très-sensible, et en rapport avec le genre de vie nocturne de cet animal.

BARRES.

La barre a pour base la partie du bord du maxillaire située entre les incisives et l'arcade molaire. Elle porte la canine dans le mâle. Cette base osseuse est recouverte par une muqueuse épaisse et sensible, sur laquelle se fait l'appui du canon du mors.

La sensibilité de la barre varie beaucoup suivant la différence de conformation de sa base osseuse. Si celle-ci est arrondie, la compression du mors n'occasionnera qu'une douleur modérée, qui deviendra très-vive, au contraire, si le bord du maxillaire est tranchant. Aussi distingue-t-on la barre *arrondie* et la barre *tranchante*, et modifie-t-on l'embouchure suivant ces différences, en tenant compte toutefois de la conformation de la langue et des lèvres.

La barre, jouissant d'un degré moyen de sensibilité, peut devenir à peu près insensible par l'action répétée du mors, qui fait épaissir la muqueuse et la rend ce qu'on appelle *calleuse*.

Les barres peuvent être blessées par l'action d'un mors mal ajusté, ou par l'effet d'une main peu habile, et cette blessure amène même quelquefois l'exfoliation de l'os.

L'accident, peu grave en lui-même, peut le devenir en augmentant ou diminuant la sensibilité de la barre, suivant la forme que conservera le bord du maxillaire à la suite de l'exfoliation.

LANGUE.

La langue, organe du goût, est logée dans l'intérieur de la bouche, d'où elle peut s'étendre au dehors pour la préhension des aliments qu'elle pousse sous les molaires pendant la mastication; elle sert, en outre, à l'acte de la déglutition (1).

Elle peut être mince ou grosse, et ces deux conformations influent sur le choix de l'embouchure.

La langue grosse ou épaisse donne au canon du mors un point d'appui, qui diminue son impression sur les barres. La langue mince, au contraire, ne soutient que très-peu le mors, et rend les barres plus sensibles. Quelquefois aussi l'animal contracte l'habitude de la replier en dessous du mors, et diminue ainsi l'action du canon.

Quelques chevaux ont l'habitude de laisser sortir et rentrer à chaque instant leur langue. Ce défaut, assez désagréable à la vue, est désigné sous le nom de langue *serpentine*.

D'autres ont la langue toujours *pendante*, laissant ainsi écouler constamment la salive, et salissant de leur

(1) Dans ses longs détails sur l'anatomie de la langue, M. Merche attribue au nerf *hypo-glosse* la gustation, et regarde le *lingual* comme exclusivement moteur. S'il avait pris la peine de couper successivement l'un ou l'autre de ces nerfs, il aurait reconnu que le nerf hypo-glosse, au contraire, est exclusivement moteur, tandis que le lingual préside au goût et à la sensibilité.

bave tout ce qu'ils approchent. On doit toujours rejeter
un cheval affecté de ce défaut, après s'être assuré, toutefois, que celui-ci n'est pas dû à une disposition vicieuse de l'embouchure.

La langue est souvent coupée par l'action de la longe
qu'on a laissée imprudemment dans la bouche du cheval en l'attachant. Une coupure profonde, et surtout la
privation de la partie libre de la langue, rendent l'alimentation difficile et déprécient par conséquent l'animal. La langue de beaucoup de chevaux présente, sans
inconvénient notable, un sillon transversal produit par
l'appui constant du mors, et surtout du *billot* qui le
remplace pour les chevaux de gros trait.

La langue du bœuf, plus longue et plus rude que
celle du cheval, lui sert surtout pour saisir l'herbe des
pâturages ou le fourrage au râtelier. Elle est couverte,
à sa partie supérieure, de papilles dures, très-développées, dont la pointe, dirigée en arrière, favorise la préhension des aliments.

La langue du chien, douce et longue, lui sert pour
introduire les boissons dans la gueule, par l'action de
laper. Elle se recouvre souvent, ainsi que les gencives,
la face interne des joues et des lèvres, de nombreuses
verrues, quelquefois très-difficiles à faire disparaître.

La langue du chat est couverte de papilles très-rudes
et dirigées en arrière.

De la conformation des barres, des lèvres et de la

langue résultent des indications relatives à l'embouchure
du cheval. Il est facile de concevoir que le canon du
mors devra être d'autant plus mince que les barres seront plus arrondies, moins sensibles, et que l'épaisseur
de la langue et des lèvres les préservera davantage de
la pression. Le canon du mors, au contraire, sera
épais si les barres sont sensibles et peu protégées par
les parties qui les avoisinent. On se dirigera aussi d'a-
près les mêmes principes pour la longueur à donner aux
branches du mors, représentant le bras de la puissance.

CANAL.

On nomme *canal* l'espace situé entre les deux branches du maxillaire, et dans lequel se trouve logée la
langue.

Le canal, de chaque côté de cet organe, présente une
série de tubercules, qui sont les orifices des conduits
excréteurs de la glande salivaire sous-linguale.

Un peu en avant du bord libre du frein de la langue,
on observe deux petites plaques cartilagineuses, qui
protégent l'orifice des conduits des glandes maxillaires, et que l'on nomme vulgairement *barbillons*.

Le canal peut présenter, sous la langue, une tumeur
due à une fistule de l'un de ces conduits. La mauvaise
odeur exhalée par la bouche est un des premiers indices qui engagent à s'assurer de l'existence de cette maladie.

Dans le bœuf, le *barbillon* est beaucoup plus développé que dans le cheval, et souvent les guérisseurs coupent ce petit organe naturel, dans le but illusoire de rendre à l'animal l'appétit qu'il a perdu.

PALAIS.

Cette région a pour base principale la face palatine du grand sus-maxillaire, et se trouve formée par une portion de membrane buccale épaissie, présentant des sillons transversaux et une espèce de tubercule situé dans le plan médian, immédiatement en arrière des incisives.

Le palais est souvent engorgé dans les jeunes chevaux, où il est à peu près au niveau des incisives. Il devient moins saillant, *se dessèche*, à mesure que l'animal vieillit. Beaucoup de maréchaux, attribuant à l'engorgement du palais l'inappétence qu'occasionnent souvent aux jeunes chevaux les douleurs de la dentition, pratiquent une saignée avec la corne de chamois à cette région, qu'ils cautérisent même souvent avec le fer rouge : c'est ce qu'ils nomment *enlever* ou *brûler le lampas*. L'animal, mis à une diète forcée par la douleur que lui laisse cette opération, retrouve peu de temps après un appétit dont on fait honneur à l'opérateur. La saignée au palais, quelquefois utile dans le cas de forte inflammation de la bouche, exige quelques précautions. à cause du voisinage des artères palato-labiales. Elle doit être pratiquée dans la ligne médiane, et toujours à quelque distance en arrière du tubercule antérieur.

Dans le bœuf, le palais, formé de sillons très-prononcés et dentelés en arrière, favorise la préhension des fourrages.

Celui du mouton et du chien est plus lisse et souvent marbré de gris ou de noir. On a remarqué qu'un bélier bien blanc, mais à palais ou langue marbrés, donne souvent des agneaux tachetés.

GENCIVES.

Les gencives ne sont autre chose qu'une partie de la muqueuse buccale épaissie, embrassant les dents à leur base, et les affermissant dans les alvéoles.

Dans la jeunesse, la gencive est épaisse, rose, et garnit bien les dents ; mais à mesure que l'animal vieillit, elle diminue d'épaisseur, se dessèche, se retire vers la mâchoire, et laisse à nu les dents, qui se *déchaussent*. Elle perd en même temps sa couleur rosée, et devient blanchâtre.

DENTS.

Nous ne considérons ici les dents que comme organes de mastication.

Les incisives doivent former, à l'extrémité de chaque mâchoire, un demi-cercle complet, éprouvant, par l'effet de l'âge, divers changements, que nous examinerons dans un chapitre particulier. Lorsqu'on trouve ces dents brisées, ou simplement écaillées à leur bord on doit craindre que l'animal ne soit sujet à s'abattre, et redoubler d'attention dans l'examen des membres et des allures.

L'usure du bord antérieur des incisives, dans la partie où n'a pas lieu le frottement réciproque des mâchoi-

res, indique que le cheval est *liqueur*, défaut toujours
désagréable, et souvent dû à une maladie chronique
des organes digestifs. Le *tic* consiste dans l'habitude que
prend le cheval d'appuyer le bout de la mâchoire sur
un corps solide quelconque, et de faire entendre, dans
cette position, une éructation plus ou moins forte. Quelques chevaux tiquent sans appuyer leurs dents, ou en
saisissant leur longe entre les deux mâchoires, de telle
sorte qu'elles s'usent régulièrement. Cette espèce de
tic, qui ne se reconnaît pas à l'usure des dents, est la
seule qui entraîne la rédhibition.

Les dents molaires peuvent être affectées de carie.
Cette maladie est indiquée quelquefois par l'odeur
qu'exhale la bouche; elle est d'autant plus à redouter
qu'elle empêche l'animal de bien se nourrir, et que
parfois il s'établit à travers la dent cariée une fistule
qui pénètre même dans les sinus maxillaires, et devient
incurable.

Une usure irrégulière des molaires occasionne souvent, dans les vieux chevaux, le développement d'éminences aiguës, tranchantes, qui, suivant leur position,
blessent les joues ou la langue, et empêchent les animaux de manger.

Dans les ruminants, et surtout dans le mouton, l'intégrité de l'arcade incisive de la mâchoire inférieure, et
du bourrelet qui la remplace à la mâchoire opposée, est
une condition essentielle pour que l'animal ne souffre
pas de la faim au pâturage.

Le chien présente assez souvent la carie d'une ou de plusieurs dents. Souvent aussi ces organes se recouvrent de tartre en même temps que les gencives se gonflent et deviennent saignantes. Ce défaut est presque toujours incurable.

ENCOLURE.

L'encolure a pour base les vertèbres cervicales, des muscles très-développés, le ligament cervical qui sépare ceux de la partie supérieure, et la trachée, accompagnée, dans son trajet, par des vaisseaux et des nerfs importants.

Elle comprend l'encolure proprement dite, le gosier, la gorge et la crinière.

ENCOLURE PROPREMENT DITE.

L'encolure, prolongée en avant de la partie moyenne du tronc, forme un bras de levier qui supporte la tête, et dont la longueur, la direction et les mouvements influent beaucoup sur les aplombs et sur les allures de l'animal.

Une encolure *courte* est généralement *épaisse*, raide, et convient peu au cheval de selle, qui, ainsi conformé, n'obéit pas avec assez de souplesse à l'action du mors.

D'un autre côté, l'encolure *longue* rend le cheval pesant à la main et d'un aspect désagréable, si elle est en même temps *grêle*, et si elle supporte une tête lourde (1).

(1) « M. Lecoq prétend que l'encolure longue rend le cheval pe-

Une encolure moyenne convient donc pour les services de la selle et du carrosse, tandis que l'encolure
courte et épaisse est surtout recherchée pour les chevaux de gros trait, chez lesquels elle s'unit à un large
poitrail et à des épaules chargées de muscles. L'encolure longue, portant fortement en avant le centre de
gravité, appartient essentiellement au cheval de course.

La tête pèse d'autant plus à l'extrémité de l'encolure que celle-ci, abstraction faite de sa longueur, se
trouve dans une direction plus horizontale.

Il est des chevaux chez lesquels elle se trouve presque horizontale. Ces animaux portent la tête basse ; le
poids qui surcharge leurs membres antérieurs les fait
buter, les rend très-lourds et difficiles à conduire.
Cette conformation leur ôte en outre toute apparence
d'énergie, et les fait rejeter de tout service qui exige
un peu de légèreté.

La forme *droite* (*fig.* 12) et la direction oblique sont
les deux conditions à rechercher dans l'encolure ; elles
donnent au port de l'animal de la légèreté, de la grâce,
et le rendent apte à tous les services.

L'encolure est dite *rouée* (*fig.* 13) quand elle décrit
une courbe plus ou moins prononcée dans toute la
longueur de son bord supérieur. L'animal à encolure
rouée porte la tête encapuchonnée et se meut avec

sant à la main et d'un aspect désagréable. — Il préfère une encolure moyenne ! » (Merche, p. 159). M. Merche s'est bien gardé de
compléter la phrase dont il m'emprunte les premiers mots, car le
reste eût fait porter à faux sa critique.

une grâce qu'il possède aux dépens de la vitesse de
ses allures. En effet, chez l'animal ainsi conformé, le

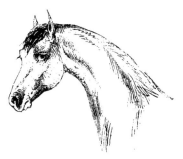

Fig. 12.

centre de gravité étant repoussé en arrière, la détente
du jarret tend plus à soulever la masse qu'à la pousser
en avant.

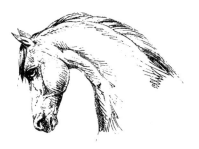

Fig. 13.

L'encolure de *cygne* (*fig.* 14), ordinairement longue
et un peu grêle, ne se trouve rouée qu'à son extrémité supérieure. Elle facilite pour la tête la position
verticale, prise pour type par Bourgelat, et qui est
sans contredit la plus avantageuse pour l'action de la

bride. On remarque l'encolure de cygne dans beaucoup de chevaux hollandais.

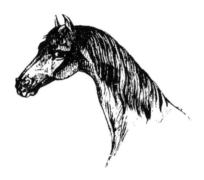

Fig. 14.

L'encolure de *cerf* ou encolure *renversée* (*fig.* 15)
est l'opposé de l'encolure rouée ; elle force l'animal
à porter au vent, et se rencontre dans des chevaux à

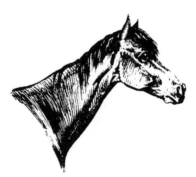

Fig. 15.

allures très-rapides. Elle présente, comme l'encolure
rouée, des inconvénients déjà indiqués à l'article de
la direction de la tête.

Quelquefois le bord supérieur de l'encolure prend
un développement anormal qui l'entraîne de côté ; cet
inconvénient se remarque surtout dans les chevaux à
crinière épaisse et qui ont eu la gale à cette partie.
L'encolure est alors dite *penchée* ou *penchante* (*fig*. 16) ;

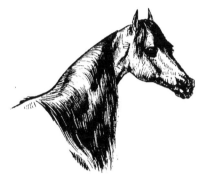

Fig. 16.

ce défaut, dû à l'accumulation d'une grande quantité
de tissu graisseux, surcharge l'animal d'un poids inutile.

L'extrémité supérieure de l'encolure, plus mince que
l'inférieure, doit s'unir avec la tête de manière à permettre une grande liberté de mouvement. Nous avons
traité ce point à l'article de l'attache de la tête.

L'extrémité inférieure doit s'unir insensiblement
avec le poitrail, les épaules et le garrot, dont elle est
séparée par une dépression plus ou moins profonde,
que l'on appelle *coup de hache*. L'encolure est dite
fausse, *mal sortie*, lorsqu'elle semble s'implanter brusquement dans le poitrail et les épaules. Dans le cas
contraire, on la dit *bien sortie*.

Chaque face de l'encolure présente une saillie arrondie, ayant pour base le muscle mastoïdo-huméral,
l'un des principaux muscles moteurs du membre antérieur, et dont le grand développement est toujours
une condition de force. Au-dessous de cette saillie se
trouve une gouttière bornée inférieurement par le gosier, et où l'on rencontre la veine jugulaire qui lui
donne son nom. Il est bon de s'assurer si cette veine
n'est pas oblitérée, et cet examen est surtout essentiel
si la gouttière présente quelque trace de cautérisation
ou quelque cicatrice. Il suffit, pour s'assurer de l'existence de la jugulaire, d'exercer une compression dans
la partie inférieure de la gouttière, sur le vaisseau,
qui se gonfle immédiatement et devient apparent.

GOSIER (1).

On appelle ainsi, quoique très-improprement, le
bord inférieur de l'encolure, qui a pour base principale la trachée et les muscles sterno-maxillaires, et
se trouve sépaaé de la masse principale par la gouttière de la jugulaire.

Le gosier bien développé accuse une grande largeur

(1) M. Merche trouve cette dénomination impropre (page 141).
S'il n'eût été poussé par le besoin de critiquer quand même, il
aurait pu voir, dès la première ligne de ce paragraphe, que, pour
mon compte, je la trouve *très-impropre*. J'ai cru cependant devoir
respecter l'idée du public, qui a l'habitude de donner à la trachée
le nom de *gosier*. Je réclame donc contre l'accusation d'erreur,
tout en remerciant mon savant contradicteur d'avoir pris la peine,
bien inutile, il en conviendra, de m'apprendre que « le gosier de
l'homme correspond à l'arrière-bouche ou pharynx. »

dans la trachée, et est par conséquent un indice de respiration étendue. On doit s'assurer s'il est partout bien arrondi ; car il présente quelquefois des rétrécissements occasionnés par le redressement de quelques cerceaux de la trachée.

GORGE.

On donne ce nom à la partie supérieure du gosier qui s'engage dans l'auge lors des mouvements de flexion de la tête. La gorge doit être bien développée, comme le gosier, et pour les mêmes raisons. Une compression sur ce point détermine la toux ; on en profite pour s'assurer de sa nature, et pour faire paraître le jetage, lorsqu'on l'a dissimulé en nettoyant les naseaux.

CRINIÈRE.

Le bord supérieur de l'encolure, beaucoup plus tranchant que l'inférieur, est garni d'une grande quantité de crins dont l'ensemble porte le nom de *crinière*. Celle-ci s'étend depuis le toupet, qui la termine en avant, jusque vers le milieu du garrot.

La crinière est en général d'autant plus fournie que le cheval est de race plus grossière ; aussi est-on dans l'habitude d'arracher une partie des crins à un cheval commun pour lui donner plus de distinction. Les chevaux entiers ont toujours les crins plus abondants et plus longs que les chevaux hongres. Lorsque les crins sont tellement abondants qu'ils retombent également des deux côtés de l'encolure, la crinière est dite *double*.

On coupe quelquefois la crinière à peu de distance du bord de l'encolure. Les crins sont alors dirigés en haut, et l'on dit que la crinière est *en brosse*, ou encore *à la hussarde*. On ne la dispose ainsi que chez des chevaux de très-petite taille, comme les chevaux corses, etc. (1).

MALADIES DE L'ENCOLURE.

Les principales maladies de l'encolure sont la *gale* ou *rouvieux* et le *thrumbus*.

La première de ces maladies intéresse surtout la crinière ; elle se développe à la base des crins, surtout dans les chevaux entiers qui ne saillissent pas, et qui, habitués à de rudes travaux, sont laissés tout à coup en repos. Elle est d'autant plus difficile à guérir que les crins, et souvent des plis profonds de la peau, opposent beaucoup d'obstacles à l'application des remèdes. C'est souvent le rouvieux qui donne au bord supérieur de l'encolure ce volume énorme qui l'entraîne de côté et constitue l'encolure penchante.

Le thrumbus ou mal de saignée consiste en une tumeur plus ou moins volumineuse et avec plaie sur un point du trajet de la jugulaire. Il survient à la suite de la saignée, lorsqu'elle a été mal faite, ou que l'animal s'est frotté après l'opération. Le thrumbus peut amener une fistule, des hémorrhagies difficiles à arrêter ;

(1) D'après M. Merche, la crinière « semble destinée à fournir un point d'appui au cavalier quand il veut enjamber sa monture (p. 151). » Qui osera soutenir maintenant que le cheval n'a pas été créé pour servir de monture à l'homme ?

il peut aussi, même en se guérissant, occasionner l'oblitération de la jugulaire.

Lorsque le farcin se développe à l'encolure, il forme ordinairement une espèce de chapelet le long de la gouttière de la jugulaire.

Des traces de séton sur les faces de l'encolure ou à son extrémité supérieure doivent mettre en garde contre les maladies des cavités nasales ou des yeux.

DIFFÉRENCES. — Dans le mulet, l'encolure est généralement droite; la crinière est peu abondante et très-courte. L'encolure est souvent grêle dans l'âne, excepté dans le mâle entier, presque toujours dépourvue de crinière, et mal unie avec le poitrail.

Dans l'espèce bovine, l'encolure, dépourvue de crinière, présente à son bord inférieur un repli de la peau se prolongeant jusque sous le poitrail, et que l'on nomme *fanon*. Ce repli, plus ou moins pendant, est le point que l'on préfère pour l'application des exutoires, dans les diverses maladies.

C'est à tort que l'on recherche souvent dans le bœuf un fanon très-développé; les meilleures races pour la boucherie en sont presque dépourvues.

L'encolure du taureau doit être courte et très-épaisse; celle du bœuf, d'autant plus grêle que l'animal a été châtré plus jeune, est cependant toujours beaucoup plus forte que celle de la vache. Elle varie, du reste, en longueur et en épaisseur, suivant les races. Dans toutes on estime l'encolure courte ; car, outre que cette conformation est toujours un indice de vigueur, le cou ne donne qu'une viande de peu de qualité.

Le cou du porc est très-court, et la disposition presque imbriquée des apophyses transverses de ses vertèbres lui donne une grande force, dont l'animal avait besoin pour fouir la terre avec son boutoir.

Le cou du chien indique d'autant plus de force qu'il est plus court. On en trouve la preuve dans le chien bouledogue.

GARROT.

Le garrot est une des régions dont la structure anatomique présente le plus de complication. Il a pour base osseuse les apophyses épineuses des cinq ou six vertèbres dorsales qui suivent la première, surmontées de la portion du ligament sus-épineux qui les réunit. Des plans musculaires nombreux, et dont les fibres affectent des directions variées, se groupent sur cette charpente et appartiennent aux muscles ilio-spinal, dorso-sous-scapulaire (rhomboïde), dorso-acromien et cervico-acromien (trapèze). Le cartilage de l'épaule concourt aussi par son bord supérieur à former cette région.

La condition essentielle à rechercher dans le garrot, surtout chez le cheval de selle, est son élévation, que nous devons considérer sous deux points de vue différents : sous celui de l'aptitude à la locomotion, et sous celui du harnachement.

Un garrot élevé (*fig.* 17), en donnant plus de hauteur à la partie antérieure du tronc, entraîne nécessaire-

ment une grande longueur de l'épaule; il donne aussi
plus de longueur au muscle rhomboïde, son principal
releveur. En éloignant le point de départ du ligament
cervical de la colonne vertébrale, il donne à cette corde
fibreuse une disposition plus favorable pour le soutien
de la tête, en même temps qu'il augmente l'étendue de
tous les muscles qui, du ligament, se portent soit à

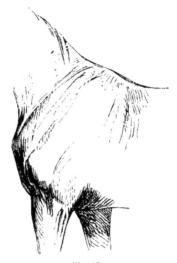

Fig. 17.

l'encolure, soit à l'épaule, et facilite ainsi la progression.

Dans le garrot bas (*fig.* 18), outre un moindre développement de toutes ces parties, il existe encore un
autre inconvénient, celui du report d'une portion du
poids de l'animal sur le bipède antérieur, par suite de
l'inclinaison du corps qui en résulte. On dit que le
cheval est *bas du devant* pour exprimer cette confor-

mation, qui se rencontre habituellement dans la jument.

Sous le rapport du harnachement, le garrot élevé présente de grands avantages. Il retient la selle et l'empêche d'avancer sur les épaules, dont elle gênerait les mouvements. Il peut dispenser de l'usage de la croupière, qui devient nécessaire pour le cheval bas du devant.

Le garrot doit non-seulement être élevé, mais en-

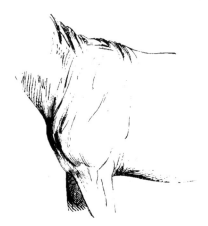

Fig. 18.

core *sec*, c'est-à-dire peu chargé de parties molles. L'expérience prouve qu'un garrot *gras* est plus facilement entamé par la selle que le garrot sec, et que les blessures qu'il reçoit se guérissent avec beaucoup plus de difficulté.

Du reste, comme le fait observer avec raison M. Richard (1), on ne voit pas de garrot élevé qui soit charnu et

(1) *Annales des haras*, etc., t. II, p. 162.

arrondi; car la hauteur de cette partie est due au développement des apophyses épineuses, qui ne sont recouvertes de muscles qu'à leur base, dans la région du garrot.

Le garrot, par suite de l'application de harnais mal ajustés ou de morsures d'autres chevaux, peut devenir le siége d'une contusion qui dégénère souvent en plaie contuse, et que l'on désigne sous le nom de *mal de garrot*.

La complication de structure de cette région, les mouvements musculaires en divers sens dont elle est constamment le siége, et surtout le voisinage des tissus osseux et ligamenteux, expliquent suffisamment la gravité des blessures qu'elle peut éprouver. On doit donc s'assurer avec soin de l'intégrité du garrot, et, s'il présente la moindre plaie, rechercher si celle-ci n'est pas l'orifice d'une fistule pénétrant profondément. La sensibilité témoignée par l'animal lorsqu'on passe la main sur le garrot est, en général, l'indice d'une contusion ou d'une plaie fistuleuse.

Dans le mulet, et surtout dans l'âne, le garrot est toujours bas, et cette conformation s'accorde avec le peu de développement des allures de ces animaux.

Dans le bœuf, le garrot est bas, large, et présente, dans quelques races des climats chauds, une bosse ou loupe graisseuse plus ou moins considérable, et très-développée dans le zébu. En Italie, où le bœuf est attelé au moyen d'un joug appuyé en avant du garrot, cette région présente, par suite de cet appui, une callosité qui augmente son volume.

Le garrot du chien ne présente de remarquable que le mouvement des épaules, qui dépassent son niveau à chaque appui du membre sur le sol pendant la marche.

DOS.

Cette région fait suite au garrot, et a pour base les douze dernières vertèbres dorsales, ainsi que la portion du muscle ilio-spinal qui les recouvre.

Le dos bien conformé (*fig*. 19) doit présenter dans

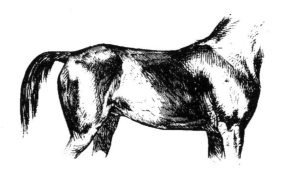

Fig. 19.

sa longueur une concavité très-légère. S'il est trop concave, le cheval est dit *ensellé* (*fig*. 20). Cette disposition donne à la région beaucoup de souplesse aux dépens de sa force; et, quoique le garrot du cheval ensellé paraisse toujours élevé, il ne faut pas s'en rapporter à cette apparence, car la hauteur du garrot, dans ce cas, n'est que relative à celle du dos, qui est trop abaissé. Le cheval ensellé a souvent le ventre avalé, cette région suivant l'abaissement du dos.

Lorsque, au lieu de présenter une légère concavité, le dos est droit ou même convexe, on le désigne sous

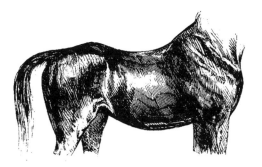

Fig. 20.

le nom de *dos de mulet* ou *dos de carpe* (*fig.* 21). Le cheval qui présente cette conformation a les réactions très-dures; mais il compense ce défaut par une plus

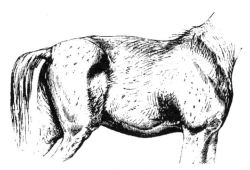

Fig. 21.

grande force de cette région, et surtout par une aptitude très-grande au service du *bât*, son dos remplissant absolument les mêmes fonctions qu'une voûte. Aussi emploie-t-on principalement à ce service l'âne et le

mulet, qui présentent habituellement cette conformation.

La longueur du dos est aussi susceptible de varier.

Le dos *long* est souvent ensellé, et dans tous les cas,
il donne beaucoup de douceur aux réactions, en même
temps qu'il diminue la force de l'animal, surtout pour
le service de la selle ou du bât.

Le dos *court*, au contraire, est peu souple, et par
conséquent plus fort pour le trait, comme pour les
autres services.

La *largeur* du dos est toujours une beauté, en ce
qu'elle accuse un fort développement des muscles ilio-
spinaux et une poitrine d'un large diamètre.

Le dos est sujet à des contusions analogues à celles
du garrot, et produites comme elles par la selle. Elles
sont aussi d'une guérison difficile, mais moins dangereuses, en raison du moins de complication anatomique de la région.

Quelquefois la contusion détermine, à l'extrémité
des apophyses épineuses des vertèbres, une tumeur
osseuse qui persiste, et ne devient préjudiciable au service de l'animal que lorsqu'elle est volumineuse.

REINS.

Les reins font suite au dos, et ont pour base les
mêmes muscles, soutenus par les vertèbres lombaires.

Ils participent à la direction du dos lorsqu'il est ensellé, de mulet, etc.

Lecoq, Extérieur, 5e édit.   5

Sous le rapport de leur longueur, nous ne pourrions que répéter ce que nous avons déjà dit du dos long et du dos court. On doit, pour le service de la selle, rechercher une longueur moyenne des reins, afin que le cheval réunisse la force à la souplesse des allures, et présente un espace suffisant pour le placement du porte-manteau.

Pour les reins, comme pour le dos, la largeur est un indice de force. Lorsque les muscles qui leur servent de base sont très-développés, et dépassent de chaque côté l'épine lombaire, les reins sont dits *doubles*. Cette conformation se présente chez les chevaux de gros trait, et se propage même à la région du dos.

La flexion des reins, provoquée par le pincement de l'épine lombaire, en indique la souplesse, et est regardée généralement comme un indice de la santé de l'animal.

Les maladies des reins sont les mêmes que celles du dos, et sont produites par le porte-manteau.

Dans l'âne, la région lombaire du rachis ne comptant que cinq vertèbres, les reins devaient naturellement être plus courts que ceux du cheval ; mais ils gagnent en force ce qu'ils perdent en souplesse.

Dans l'espèce bovine, la longueur des six vertèbres lombaires, et l'épaisseur des fibro-cartilages qui les réunissent, donnent aux reins une grande étendue, qui explique le peu d'aptitude du bœuf pour l'action de porter. D'un autre côté, le mode d'union de la dernière

vertèbre avec le sacrum permet des mouvements latéraux bien plus étendus que dans le cheval, et rend facilement raison de la vacillation qu'éprouve la croupe
pendant la marche. Les reins et le dos du bœuf doivent
être larges et garnis de muscles épais, la viande qui
occupe ces régions étant de première qualité.

Les reins doivent céder à la pression exercée à pleine
main sur l'épine. Mais si la flexion est très-forte et accompagnée d'un gémissement, c'est ordinairement un
signe d'affection de poitrine.

Dans le porc, le dos et les reins sont toujours fortement voûtés, surtout lorsque l'animal n'est pas encore
engraissé.

CROUPE.

La base de la croupe est fournie par les os coxaux,
le sacrum, les muscles ilio-trochantériens et les prolongements sacrés des ischio-tibiaux. Cette masse musculaire énorme laisse apercevoir, dans les chevaux
maigres, l'angle antérieur et interne de l'ilium, qui
forme l'angle de la croupe, et, dans tous, l'angle externe, que l'on désigne sous le nom de *hanche*.

La croupe forme réellement le premier rayon des
membres postérieurs et correspond anatomiquement
à l'épaule ; mais l'union réciproque des deux coxaux
et la fixité de leur attache à la colonne vertébrale font
comprendre cette région dans le tronc de l'animal.

Nous comprenons dans la croupe toutes les parties
postérieures du tronc jusqu'à la cuisse, sans en excepter

la partie latérale inférieure, que l'on étudie quelquefois sous le nom de hanche.

La croupe a reçu différents noms dépendant de l'é-
paisseur des muscles qui la forment, et de la direction
des os qui lui servent de base.

La croupe, lorsqu'elle est fortement charnue, forme
deux éminences latérales, entre lesquelles disparaît,
dans un sillon, l'épine sacrée. On la nomme alors
double (*fig*. 22), comme les reins offrant la même
structure.

La croupe double est toujours *large*, et ces deux con-

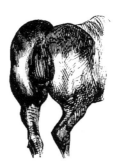

Fig. 22.

ditions sont à rechercher, surtout pour les chevaux de
gros trait. Elle donne, chez les chevaux destinés aux
allures rapides, un trop grand poids au train postérieur,
et leur fait perdre une partie de la force, qui est employée au mouvement latéral (bercement) résultant du
trop de largeur.

On recherche une croupe large pour les juments pou-
linières. Elle est chez elles toujours plus élevée que

dans les chevaux ; ce qui contribue à faire paraître leur
garrot plus bas.

On nomme croupe *tranchante*, *croupe de mulet*
(*fig*. 23), celle dans laquelle les masses musculaires peu
développées forment un plan incliné de chaque côté de
l'épine sacrée, qui s'élève dans le plan médian. Cette
forme de croupe, peu agréable à la vue, se rencontre

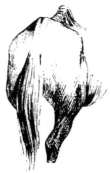

Fig. 23.

cependant dans des chevaux très-énergiques ; elle caractérise les races barbe et espagnole, où sans doute
le volume est remplacé par la force de leurs fibres.

La croupe *horizontale* (*fig*. 24) est celle qui suit à peu
près la même ligne que les reins. Elle est toujours une
beauté et ne se rencontre que dans des animaux de race
distinguée, comme les chevaux anglais; elle est toujours
accompagnée de hanches basses et peu saillantes.

Lorsque la croupe va en s'abaissant de la partie antérieure à la partie postérieure, elle est dite *avalée* (descendue) (*fig*. 25). On la dit *coupée*, lorsque ce défaut, poussé
à l'excès, la fait paraître plus courte.

En effet, le coxal variant peu en longueur, c'est surtout à sa direction qu'est dû le plus ou le moins de
longueur de la croupe. Ainsi, la croupe horizontale

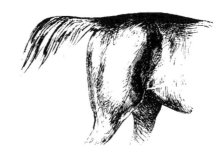

Fig. 24.

sera toujours longue; au contraire, la croupe sera
d'autant plus courte qu'elle sera plus avalée.

Ce n'est pas seulement sous le rapport du coup d'œil
que la croupe horizontale est préférable à la croupe

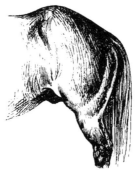

Fig. 25.

avalée; il est un autre motif fondé sur la conformation
anatomique du membre postérieur. Plus la croupe est
avalée, plus se trouve abaissé le point d'origine des

muscles ischio-tibiaux, et plus aussi ces muscles se trouvent raccourcis; d'où résulte une diminution de leur étendue de contraction.

Il ne faut pas croire cependant que cette diminution de longueur des muscles soit toujours en raison directe de l'abaissement de la croupe ; car le membre suit souvent en grande partie le déplacement du bassin, et s'engage d'autant plus sous le corps que la croupe est plus oblique ; et cet engagement sous le centre de gravité, surchargeant le jarret et déterminant sa détente principalement de bas en haut, amène la ruine de cette articulation importante beaucoup plus vite chez les chevaux à croupe avalée que chez ceux à croupe horizontale, dont le jarret est moins chargé et se détend surtout d'arrière en avant.

Dans l'espèce bovine, la croupe est très-relevée à sa partie médiane, ce qui la fait paraître tranchante tant que l'animal n'est pas arrivé au dernier degré de l'engraissement. On doit toujours rechercher un grand développement des muscles de la croupe, qui donnent à l'animal plus de force pour le travail, et à la boucherie une viande de qualité supérieure. Le développement de la croupe coïncide toujours avec celui des fesses et des cuisses, qui fournissent aussi une viande très-estimée.

HANCHE.

La hanche se confond presque tout entière avec la croupe, et forme avec elle le premier rayon du membre postérieur. Aussi ne distingue-t-on ordinairement sous le nom de hanche que la saillie qui borne ce rayon antérieurement, et qui a pour base l'angle externe et antérieur de l'ilium.

La hanche peut être plus ou moins saillante, et sa conformation dépend :

1° De la forme réelle du coxal ;

2° De la direction de cet os ;

3° De l'état d'embonpoint de l'animal.

La seconde de ces causes doit seule nous arrêter, car seule elle influe sur la puissance locomotive de l'animal.

La hanche sera toujours d'autant plus saillante et plus élevée que le coxal, et par conséquent la croupe, seront dans une direction plus oblique. Nous la voyons s'effacer et s'abaisser dans la croupe horizontale, et se montrer, avec son maximum de développement, dans la croupe coupée. Nous renvoyons à l'article *croupe* pour l'appréciation de ces différentes dispositions, établissant seulement ici que la hanche saillante n'est un défaut que pour l'œil, lorsque sa saillie n'est due qu'à la conformation de l'angle du coxal.

A quelque cause que soit due la proéminence de la hanche, on appelle *cornu* (*fig*. 26) le cheval qui la présente. On remarque surtout cette conformation dans les races allemandes.

La saillie que forme la hanche l'expose souvent à des contusions d'où résultent la fracture et le raccourcissement de l'ilium. Cet accident, qui fait désigner l'animal

sous le nom d'*épointé* ou *éhanché*, n'est le plus souvent
nuisible qu'au coup d'œil. Si cependant la fracture avait
eu lieu vers le col du coxal, la régularité de l'allure
serait détruite et le calus qui persiste après la réunion

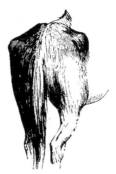

Fig. 26.

de l'os fracturé pourrait devenir un obstacle au part,
dans les femelles destinées à la reproduction.

Lorsque l'angle de l'os seulement a été fracturé, il
peut avoir été porté soit en avant, soit en bas, suivant
le point où existe la fracture, par l'action du muscle
ilio-abdominal dans le premier cas, de l'ilio-aponévro-
tique (muscle du fascia lata) dans le second.

La hanche est très-saillante dans l'espèce bovine, et
surtout dans la vache, à cause du peu d'épaisseur de
la croupe et de l'enfoncement du flanc.

QUEUE.

La queue termine la partie postérieure du tronc, et
influe beaucoup, par sa forme et sa position, sur l'élégance du cheval. Non-seulement elle est pour lui un

ornement, mais elle chasse par ses mouvements continuels les insectes nombreux qui l'incommodent de leurs
piqûres. Les chevaux souffrent souvent du séjour au
pâturage, lorsqu'on les a en partie privés de cette arme
naturelle, que l'on doit, autant que possible, conserver
intacte chez les juments destinées à la reproduction.

La queue présente à considérer : 1° le tronçon, formé
par les os et les muscles coccygiens ; 2° les crins qui le
garnissent.

La queue, pour être bien attachée, doit partir de la
croupe aussi haut que possible, et cette position ne peut
exister que lorsque la croupe elle-même est horizontale. La queue est toujours basse, mal attachée et sans
grâce, lorsque la croupe est avalée ou coupée.

Les crins qui recouvrent la queue doivent la garnir
dans toute son étendue. Dans certains chevaux ils sont
fins, soyeux et ondulés ; dans d'autres, dans ceux de
race barbe, par exemple, ils sont absolument droits,
sans la moindre ondulation.

Lorsque les crins sont entiers et le tronçon intact,
ou privé seulement de quelques coccygiens, le cheval
est dit *à tous crins*. L'amputation des derniers *nœuds*
de la queue en facilite le retroussement.

On dit le cheval *écourté*, *courte-queue*, lorsqu'on a
retranché une certaine longueur du tronçon et coupé
les crins à peu près au niveau du point de l'amputation.
Si l'on a laissé les crins après la section du tronçon, la
queue est dite en *balai*.

La queue coupée très-courte est dite *queue en cato-*

gan. On la trouve ainsi coupée dans les chevaux de halage, auxquels on laisse très-peu de crins, pour éviter
que la queue ne s'embarrasse dans les câbles auxquels
ils sont attelés.

Lorsque la queue, soit naturellement, soit par suite
de maladie, se trouve en grande partie dépourvue de
crins, on l'appelle *queue de rat*, à cause de l'analogie
qu'elle présente pour l'aspect avec la queue écailleuse
de cet animal.

Les chevaux doués d'un haut degré d'énergie portent
la queue *en trompe* pendant l'exercice, si elle est bien
attachée. On a cherché à donner cette apparence de vigueur à des chevaux moins énergiques, par une opération qui consiste à détruire l'action des muscles abaisseurs de la queue, et à augmenter ainsi la puissance relative des releveurs. Cette opération ayant été imaginée
en Angleterre, on la désigne sous le nom de *queue à
l'anglaise*, et l'on appelle *anglaisé* le cheval qui y a été
soumis. On appelle aussi *niqueté* celui chez lequel on a
détruit les muscles abaisseurs sans amputer une partie
de la queue. Dans tous les cas, la face inférieure de la
queue présente des cicatrices qui prouvent que l'opération a été pratiquée.

On doit, en examinant un cheval, soulever la queue,
non-seulement pour s'assurer de l'état des parties
qu'elle recouvre, mais pour reconnaître, par la résistance plus ou moins grande que l'on éprouve, le degré
de vigueur de l'animal (1). Un cheval mou se laisse tou-

(1) Cheval tenant à soy le tronc de sa queue estroict entre ses

jours soulever la queue sans résistance ; on en voit
même chez lesquels elle est si flasque qu'elle ballotte
pendant l'exercice.

La queue peut être blessée par le culeron de la croupière, lorsqu'il n'est pas assez épais, ou lorsque le garrot trop bas ne s'oppose pas au déplacement de la selle
en avant. Cette blessure, même lorsqu'elle n'est pas
profonde, empêche toujours, pour quelque temps, l'emploi de la croupière, et par conséquent celui de la selle,
si la croupière seule peut, à défaut d'un garrot assez
élevé, l'empêcher de se porter en avant.

Quelquefois, à la suite de l'opération de la queue à
l'anglaise, lorsqu'elle a été faite sans précaution, il y a
lésion des os coccygiens, ou des fibro-cartilages qui les
unissent, et il en résulte une ou plusieurs fistules qui
font beaucoup souffrir l'animal, et qui empêchent l'u-
sage de la croupière pendant le temps, souvent très-
long, qui s'écoule avant leur guérison.

La gale affecte souvent la queue, surtout à sa base, et
l'animal se frottant contre les corps à sa portée, y détermine des excoriations suivies de la chute des poils et
du développement des croûtes ou escarres d'un aspect
très-désagréable. Les soins de propreté préviennent
cette maladie, et contribuent beaucoup à sa guérison
lorsqu'elle s'est déclarée.

La queue de l'âne n'est couverte que de poils à son

cuysses est fort et portant peine de commun cours : mais il n'est
pas légier. (*Le Bon Mesnaiger*, par Pierre des Crescens. Édit. — de
1540, fº 115 verso, et 116 recto.)

origine, et l'extrémité seule porte quelques crins gros-
siers et droits.

Celle du mulet tient le milieu entre la queue de l'âne
et la queue du cheval ; mais les crins qui la garnissent
ne sont jamais ondulés.

Dans l'espèce bovine, la queue fortement relevée à
sa naissance, surtout dans certaines races, tombe ensuite
à peu près verticalement ; elle est couverte de poils ordinaires dans toute son étendue, excepté à son extrémité qui porte un bouquet de crins ondulés désigné sous
le nom de *toupillon*. Elle est généralement large à sa
base et mince à son extrémité, dans les races les plus
propres à l'engraissement. La base de la queue est un
des points de *maniement* explorés par les bouchers.

La queue, dans la bête ovine, porte la laine la moins
estimée. On la retranche dans la brebis pour faciliter
la copulation, et en général dans toute l'espèce, pour
éviter qu'elle ne ramasse la boue ou qu'elle ne se charge
d'excréments, et salisse la toison lorsque le troupeau
est atteint de diarrhée. Dans certaines races d'Afrique,
la queue se charge de loupes graisseuses, dont le volume est variable et souvent très-considérable.

La chèvre a la queue courte et relevée sur la
croupe.

La queue, dans le chien, varie beaucoup suivant les
races. Dans toutes, elle offre le caractère commun d'être
recourbée plus ou moins en arc et inclinant à gauche
(Linné), et, lorsqu'elle présente du blanc, d'en porter
toujours à l'extrémité (Desmarets). Elle est fortement

contournée dans le doguin, garnie de poils soyeux dans l'épagneul, le chien-loup, etc.

On la coupe à diverses longueurs dans certaines races. Quelques chiens naissent sans queue, ou avec une queue très-courte, comme tronquée.

La queue est un des principaux moyens d'expression du chien. Son agitation rapide est un signe de plaisir; le chien d'arrêt la tient immobile et horizontale dès qu'il fixe le gibier arrêté; le chien effrayé ou malade l'abaisse et la cache entre ses jambes, etc., etc.

POITRAIL.

Placé au-dessous du bord inférieur de l'encolure, et entre les deux angles des épaules, le poitrail a pour base la partie antérieure du sternum et les muscles volumineux qui, de cet os, se portent au membre antérieur.

Sa largeur est en raison directe de celle de la poitrine. Un poitrail large (*fig.* 27) indique une grande capacité de la cavité thoracique, et par conséquent une respiration étendue. Il en résulte pour l'animal plus de force, plus d'haleine; mais les membres écartés l'un de l'autre par cette ampleur de la poitrine le rendent moins propre aux allures vives et rapides, en rendant plus grand, pour le bipède antérieur, le déplacement horizontal du centre de gravité. Aussi ne doit-on rechercher un poitrail très-large que pour les chevaux destinés à traîner au pas de lourds fardeaux. Plus il faudra que l'allure s'accélère, plus aussi il faudra que le poitrail se rétrécisse, et dans certains chevaux, les anglais, par exemple, cette diminution de largeur, compensée par une augmentation de hauteur, laisse à l'animal toute sa force de respiration, en adaptant, autant que possible, sa conformation à la rapidité que l'on exige dans ses allures.

Pour tous les services, il faut toujours rejeter le cheval dont le poitrail, très-étroit (*fig.* 28), semble laisser

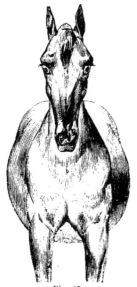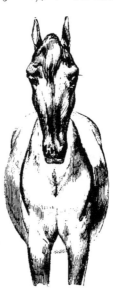

Fig. 27. Fig. 28.

se rejoindre les épaules. Un cheval ainsi conformé est toujours d'un très-mauvais service ; il ne peut supporter la fatigue ; les allures rapides l'essoufflent, et l'on a remarqué que les chevaux à poitrail étroit et à avant-bras grêle étaient, beaucoup plus que d'autres, sujets aux affections aiguës et chroniques des organes respiratoires.

Dans les chevaux qui ont souffert par suite de fati-
gues, de maladie ou de mauvaise alimentation, les muscles amaigris laissent paraître le sternum, qui rend le
poitrail tranchant.

Souvent aussi, dans de vieux chevaux dont les extrémités antérieures sont ruinées, le poitrail présente un
creux, dû au port en avant de l'angle de l'épaule, qui
est devenu plus aigu.

Le poitrail ne présente guère de maladies particulières. Les traces des sétons qu'il porte si souvent ne
doivent pas inquiéter dans l'achat d'un cheval, car ces
exutoires sont même souvent appliqués par simple mesure de précaution.

Le poitrail de l'âne et du mulet, naturellement étroit,
ne peut être regardé comme défectueux pour ces animaux, que l'étroitesse de leurs naseaux indique déjà
comme ne possédant pas une respiration aussi étendue
que celle du cheval.

On doit rechercher dans toutes les races de bœufs,
mais surtout dans celles destinées à la boucherie, une
poitrine bien développée et projetée en avant des
membres antérieurs. Le fanon qui garnit le bord inférieur de l'encolure se prolonge sur le milieu de cette
région. On rencontre aussi ce repli cutané dans certaines races de moutons. C'est à tort que l'on estime
généralement, chez le bœuf, un fanon très-développé.
Cet appendice disparaît presque complétement dans les
races essentiellement destinées à la boucherie.

Dans le chien bouledogue, le poitrail est très-développé, comme tout le reste de la partie antérieure du corps.

. Nous rattachons à la description du poitrail celle des deux régions suivantes.

ARS.

L'ars sépare le poitrail de l'avant-bras. C'est le point d'union du membre antérieur avec le tronc. La peau présente vers ce point des plis nombreux, à cause des mouvements fréquents et étendus qui ont lieu dans cette région.

Les chevaux gras, pendant les chaleurs et par un exercice prolongé, surtout lorsque la poussière est abondante, s'excorient quelquefois le pli de l'ars; on les dit alors *frayés aux ars*. Cette excoriation se guérit promptement par le repos.

INTER-ARS.

C'est dans l'espace situé entre les deux ars et que l'on comprend souvent avec le poitrail, dont il n'est que la continuation. Cette région n'offre à considérer que des traces de sétons à mèche ou à rouelle.

PASSAGE DES SANGLES.

Située à la suite de l'inter-ars et du coude, et en avant du ventre, cette région est quelquefois le siége d'une excoriation occasionnée par la sangle, et qui peut obliger de suspendre, pendant quelques jours, l'ap-

plication de la selle. Cette blessure se guérit promptement par la suppression de la cause qui l'avait occasionnée.

On appelle *sanglés* les bœufs qui présentent une
dépression vers cette région; on les regarde comme
peu disposés à l'engraissement.

COTE.

On donne le nom de côte à cette région qui a pour
base toutes les côtes qui ne sont pas cachées par l'é-
paule. Elle est bornée par l'épaule, le flanc, le dos et
le ventre.

La côte du cheval doit offrir une convexité assez
prononcée.

La côte *plate* (Voir *fig.* 28) annonce généralement
un cheval de peu d'haleine, la cavité de la poitrine
ayant, dans ce cas, peu d'étendue, à moins que son
étroitesse ne soit compensée par une grande hauteur,
comme cela se voit dans le cheval de course anglais,
qui a toujours la côte un peu plate. La côte plate et
courte est presque toujours accompagnée d'un ventre
volumineux.

La côte *ronde* (Voir *fig.* 27), au contraire, annonce
une poitrine large et la faculté de supporter un exercice violent; aussi est-elle toujours une beauté,
pourvu toutefois que la convexité ne soit pas portée
à l'excès.

Le mouvement qu'exécutent les côtes pendant l'acte

de la respiration démontre, en outre, que la côte plate
ne peut se dilater autant que la côte arrondie, pour
l'agrandissement de la poitrine. En effet, la poitrine
se dilatant par un mouvement qui porte en dehors la
convexité de la côte auparavant tournée en arrière, il
en résulte qu'une côte arrondie doit par ce déplacement, agrandir le diamètre de la poitrine beaucoup
plus que ne le ferait une côte ayant moins de convexité.

La côte présente assez souvent, sur les points où
posent la selle ou la sellette, des tumeurs dures plus
ou moins volumineuses, que l'on désigne sous le nom
de *cors*. Ces tumeurs, insensibles elles-mêmes, font
souffrir l'animal en transmettant aux tissus sensibles
la pression qu'elles éprouvent. On est toujours obligé
de les enlever, et la plaie qui résulte de cette opération empêche de seller l'animal pendant quelque
temps, et oblige quelquefois de modifier les panneaux
de la selle. Des cors volumineux négligés peuvent
amener des plaies graves et d'une guérison lente, surtout si elles se compliquent, comme cela se voit quelquefois, de la carie d'une côte.

Il ne faut pas confondre avec les cors d'autres tumeurs plus dures que l'on rencontre sur les côtes,
principalement sur les plus postérieures, et qui sont
la suite de fractures. Presque toujours la fracture
d'une côte occasionne une adhérence du poumon,
car l'accident ne peut avoir lieu sans que la portion
de plèvre qui recouvre l'os ne s'enflamme. Aussi doit-

on craindre, surtout lorsque plusieurs côtes ont été fracturées, qu'une affection de poitrine, qui peut survenir, ne s'aggrave par cette cause.

Un espace dénudé de poils sur les côtes, au voisinage du passage des sangles, indique qu'un vésicatoire a été appliqué sur ce point, pour combattre une maladie grave de poitrine.

Lorsque, par suite d'une maladie quelconque, un cheval encore jeune reste longtemps couché, le côté sur lequel il se repose s'affaisse, s'aplatit sensiblement, et cette déformation, qui reste apparente, est presque toujours un indice de faiblesse et de prédisposition à diverses affections.

Dans l'espèce bovine, la côte est généralement plate, mais très-évasée, pour encadrer le ventre volumineux qui lui fait suite. On estime, du reste, dans le taureau une côte aussi arrondie que possible. La dernière côte, pendant l'engraissement, se recouvre d'une grande quantité de graisse, et devient, pour les engraisseurs et les bouchers, un des meilleurs points de maniement.

VENTRE.

Situé entre le passage des sangles, les aines, les côtes et les flancs, le ventre a pour base les muscles des parois inférieures de l'abdomen.

Son développement doit être médiocre. Lorsqu'il est trop volumineux, on le dit *avalé* (*fig.* 29), ou *ventre de vache* si le défaut est outré. Les chevaux ensellés

ont en général le ventre avalé, par suite de la flexion
de la colonne dorso-lombaire. Il en est de même des
chevaux à côte plate, dont la poitrine resserrée rejette
en arrière les viscères abdominaux. Le ventre de vache indique un cheval mou, grand mangeur, et peu
propre aux allures rapides, à cause de sa masse et de

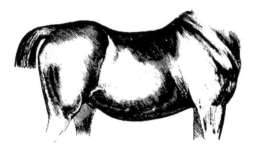

Fig. 29.

son peu d'haleine. En effet, les côtes, s'élevant à chaque mouvement respiratoire, doivent soulever la masse
intestinale qu'elles supportent par leurs extrémités,
et le mouvement d'élévation devient d'autant plus pénible à exécuter que le ventre, plus développé, oppose
une plus grande résistance (1). Le ventre de la jument
qui a porté reste toujours plus volumineux qu'avant
la gestation excepté cependant dans la jument de
course.

(1) Nous devons, d'après ce principe, regarder comme rationnelle, quant à ses résultats du moins, la pratique de l'entraînement
des chevaux de course.

Lorsqu'au contraire le cheval a le ventre trop peu
développé, on le dit vulgairement *étroit de boyaux*
(*fig.* 30). Si le ventre est surtout resserré vers les
flancs, on le dit *levretté*, *retroussé*. Ces deux défauts
indiquent le plus souvent que le cheval se nourrit mal

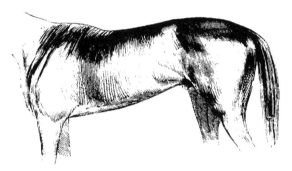

Fig. 30.

habituellement, ou qu'il a éprouvé pendant longtemps
de vives souffrances.

Le genre de nourriture, d'ailleurs, influe beaucoup
sur le développement du ventre, et d'autant plus que
le régime date d'une époque plus rapprochée de la
naissance. C'est ainsi que nous voyons le cheval de
trait, nourri de fourrage depuis son jeune âge, présenter un ventre volumineux; tandis que le poulain de
course, nourri presque exclusivement de grains, offre,
dans l'âge adulte, un ventre retroussé, qu'il faut bien
se garder de confondre avec un état semblable provenant de souffrances ou d'une alimentation insuffisante.

Vers la partie postérieure du ventre et sur la ligne
médiane, existe une cicatrice, résultat de l'oblitération

de l'ouverture ombilicale; c'est sur ce point que l'on rencontre la maladie la plus fréquente du ventre, la *hernie ombilicale*, tumeur molle, plus ou moins développée, produite par le passage d'une portion de l'intestin grêle ou de l'épiploon à travers l'anneau ombilical dont l'ouverture a persisté. Cette hernie, que l'on remarque dès le jeune âge, disparaît souvent d'elle-même, à mesure que l'animal se développe ; et, lorsqu'elle persiste, on peut la faire disparaître par une opération assez simple.

D'autres hernies, dites *éventrations*, peuvent exister sur différents points du ventre et surtout vers les flancs, où elles sont produites par des coups, des efforts. Leur gravité est en rapport avec leur volume ; mais, dans tous les cas, on doit toujours redouter leur accroissement dans les efforts, ou l'*étranglement* de la portion d'intestin qui les remplit.

L'*œdème*, infiltration séreuse de la partie la plus déclive du ventre, est souvent le résultat d'un repos prolongé, ou de l'approche du part dans la jument. On le rencontre aussi dans des chevaux faibles et épuisés. On doit donc s'assurer avec soin de sa cause. On le distingue facilement de toute autre tumeur, en ce qu'il conserve, pendant un certain temps, l'impression du doigt avec lequel on l'a comprimé.

Le ventre du mulet et de l'âne est naturellement peu volumineux ; mais il grossit souvent chez ces animaux, chez l'âne surtout, parce qu'on leur fait consommer des aliments de qualité inférieure, et contenant, sous un grand volume, peu de matériaux nutritifs.

Dans l'espèce bovine et dans les autres ruminants domestiques, le ventre est très-volumineux. C'est principalement dans la vache (*fig.* 31) qu'il acquiert de

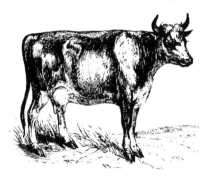

Fig. 31.

grandes dimensions, surtout après plusieurs vêlages. Les hernies ventrales ou éventrations sont beaucoup plus communes que chez le cheval, mais aussi bien moins à craindre, parce que la plupart renferment une portion du rumen, que sa large surface laisse moins engager dans l'ouverture des muscles abdominaux.

Sur la partie inférieure et latérale du ventre de la vache, se remarque un gros cordon, flexueux, formé par la veine mammaire abdominale, qui du pis se dirige vers le voisinage du sternum, pour aller s'anastomoser avec la veine susternale, en traversant un anneau particulier des parois de l'abdomen. Les habitants de la campagne, croyant que cette veine *amène le lait* au pis, estiment une vache d'autant meilleure laitière que ce vaisseau est chez elle plus volumineux. Nous devons

admettre leur jugement en rectifiant leur théorie. Cette
veine, ramenant de l'organe sécréteur la partie du sang
qui n'a pas été employée, en ramène d'autant plus qu'il
est arrivé plus de sang artériel dans la mamelle, et qu'il
y a eu, par conséquent, une sécrétion lactée plus abondante.

Le ventre du chien est en général peu volumineux,
à cause de la nourriture azotée de cet animal. Il est
fortement retroussé dans le lévrier, et prend un certain
volume dans les gros chiens de garde, que l'on nourrit
surtout avec des matières végétales.

FLANC (1).

Le flanc a pour base principale la portion charnue
du muscle ilio-abdominal. Il n'est qu'un prolongement du ventre, entre les côtes et la hanche, jusqu'aux
reins.

Il offre à considérer trois parties : l'une médiane,
oblique, formée par le muscle précité, et désignée sous
le nom de *corde du flanc ;* la seconde, au-dessus de la
corde, formant le *creux* du flanc; la troisième enfin,
au-dessous de la corde, se confond avec le ventre.

Le cheval en bonne santé, et en état moyen d'embonpoint, a la corde du flanc peu saillante et le creux peu
apparent; lorsqu'on l'a *engraissé* pour la vente, le flanc

---

(1) Confondant ici, comme dans tout le cours de son ouvrage,
l'*étymologie* avec la *synonymie*, M. Merche fait dériver le mot *flanc*
de *ilium* ou λαγών. Il faut un grand effort de bonne volonté pour
accepter l'analogie entre ces noms.

est parfaitement uni. Dans les chevaux maigres, dans ceux qui ont souffert une grande fatigue ou de longues maladies, le flanc est enfoncé, la corde saillante; on dit que l'animal a le flanc *creux*, le flanc *cordé*. Le flanc est creux naturellement dans les chevaux mous, à ventre avalé. Le flanc *retroussé* accompagne toujours la rétraction du ventre à laquelle nous avons donné un nom analogue.

La longueur du flanc se mesure de la dernière côte à l'angle de la hanche; elle est en raison de celle des reins et donne lieu aux mêmes considérations.

Les mouvements du flanc exigent l'examen le plus sérieux dans le choix d'un cheval. C'est par eux que l'on reconnaît l'état des organes de la respiration, sans l'intégrité desquels l'animal perd presque toute sa valeur.

Lorsque le cheval est en bonne santé et reposé depuis quelque temps, le flanc exécute des mouvements réguliers et égaux d'élévation et d'abaissement, correspondant aux mouvements d'inspiration et d'expiration, et séparés, de temps en temps, par des mouvements plus grands, qu'il faut se garder de prendre pour un état maladif.

Ce mouvement s'accélère en raison de la vitesse et de la longueur de l'exercice auquel on soumet l'animal, et la poitrine est d'autant meilleure que le flanc reprend plus promptement son mouvement naturel. Lorsque l'animal reste longtemps essoufflé, on le dit *souffleur* ou *court d'haleine*. Ce défaut se remarque surtout dans les chevaux à poitrine étroite et à flanc retroussé.

Les mouvements du flanc peuvent présenter beaucoup
d'altérations indiquant diverses maladies aiguës de la
poitrine, et qui sont d'un grand secours pour le diagnos-
tic; mais l'altération qu'il nous importe le plus d'examiner appartient à un état maladif dont le siége est encore
peu connu, et que l'on désigne sous le nom de pousse.

Dans le flanc du cheval *poussif*, le mouvement d'affaissement ou d'expiration se fait en deux temps; c'est-
à-dire qu'il est interrompu par un léger mouvement d'élévation qui constitue le *soubresaut*, le *coup de fouet*, regardé
comme le caractère de la pousse. Cet état du flanc est
difficile à reconnaître, même après une longue pratique,
lorsque le soubresaut n'est pas encore bien prononcé,
et l'on doit soumettre l'animal à un examen minutieux
et assez prolongé.

On examine d'abord le cheval reposé et sortant de l'é-
curie, en ayant soin d'éloigner de lui tout ce qui pourrait
l'inquiéter, et surtout les objets qu'il pourrait flairer.
On se place, non pas en face du flanc, mais en avant ou
en arrière, pour que le regard s'y porte obliquement et
en saisisse mieux les mouvements. Il est bon d'examiner attentivement les deux flancs, leurs mouvements
n'étant pas tout à fait semblables, à cause des viscères
différents qui les avoisinent.

Si le mouvement paraît régulier ou s'il y a incertitude,
on fait exercer l'animal pendant un certain temps, et
l'on procède à un nouvel examen. La respiration accélérée par l'exercice peut alors faire saisir plus facilement le soubresaut.

On peut encore, pour être plus certain que l'attention de l'animal est complétement détournée de tout objet qui pourrait l'agiter, l'examiner pendant qu'il mange l'avoine, soit avant, soit après l'exercice.

Les chevaux poussifs, outre l'altération du flanc, sont souvent affectés d'une toux fréquente et sèche. Quelquefois, aussi, il s'écoule de leurs naseaux un mucus glaireux, limpide et peu abondant. Lorsque la pousse est arrivée à un certain degré, les ailes des naseaux sont constamment écartées, comme si l'animal venait de fournir une course rapide.

L'expulsion fréquente de gaz par l'anus, occasionnée chez les chevaux poussifs par les efforts de la toux, a fait imaginer à des maréchaux ignorants le *rossignol* ou *sifflet*, fistule artificielle à l'anus, par laquelle ils prétendaient débarrasser le cheval de la grande quantité d'air qu'il avait dans le corps. On a complétement abandonné aujourd'hui cette opération ridicule, qui annulait autrefois l'action rédhibitoire à l'égard des chevaux sur lesquels on l'avait pratiquée.

La pousse est admise par l'art. 1er de la loi du 20 mai 1838 au nombre des vices rédhibitoires.

Le flanc du bœuf est long, comme ses reins, et toujours un peu creux lorsque l'animal n'est pas engraissé. Le gauche est souvent rempli par la saillie que forme le rumen. On peut, dans la vache, lorsque la gestation est à mi-terme environ, reconnaître la présence du veau par la compression du flanc droit. On doit appuyer le poing graduellement sur sa partie inférieure, de manière à repousser l'utérus, le retirer brusquement et, de suite, le réappliquer. Le fœtus, s'il est assez volumineux, vient le heurter en reprenant sa position.

ANUS.

L'examen de l'anus est beaucoup plus important qu'on ne le croirait au premier abord. Dans le cheval jeune et en bonne santé, il est saillant, bordé d'une espèce de bourrelet résistant, formé par le sphincter. Lorsque l'animal est vieux, lorsqu'il est épuisé par le travail ou la maladie, l'anus s'enfonce, devient flasque, et quelquefois même *béant*, défaut très-grave en lui-même, et surtout par les causes qui l'occasionnent.

L'anus peut être affecté d'une fistule qui suit quelquefois l'opération de la queue à l'anglaise, et dont la cure est toujours difficile. Dans les chevaux de robe très-claire, il s'y développe souvent des tumeurs noires, désignées sous le nom de *mélanoses*, qui deviennent quelquefois très-volumineuses, et dont l'ablation est suivie d'ulcères fétides, que l'on ne peut guérir qu'imparfaitement.

Dans le bœuf, l'anus n'est pas saillant, ni bordé du bourrelet qu'on observe dans le cheval.

L'anus du chien, au lieu de devenir rentrant, comme celui du cheval, est, au contraire, d'autant plus saillant que l'animal est plus vieux.

PÉRINÉE ET RAPHÉ.

On distingue sous le nom de *périnée* l'espace compris entre les deux cuisses, depuis l'anus jusqu'aux organes génitaux, et sur lequel la peau très-fine ne porte, au lieu de poils, qu'un léger duvet.

Le périnée du cheval recouvre une partie de l'urètre. Une cicatrice sur ce point peut être un indice de blessure et une cause de rétrécissement de ce canal. Dans la jument, le périnée ne forme pour ainsi dire qu'une cloison entre l'anus et la commissure supérieure de la vulve. Quelques personnes donnent également ce nom à l'espace compris entre la commissure inférieure et les mamelles.

Le *raphé* n'est autre chose que la petite ligne saillante qui divise verticalement le périnée, et qui, dans le mâle, se prolonge sans interruption jusqu'au fourreau.

ORGANES GÉNITAUX DU MALE.

TESTICULES.

Les testicules, au nombre de deux, sont placés à la région inguinale, en avant du pubis, où ils sont renfermés dans une poche membraneuse que l'on appelle *bourses*. Celles-ci restent vides pendant la première jeunesse des poulains, les testicules ne descendant guère que vers la fin de la première année.

Ce n'est pas seulement pour les animaux destinés à la reproduction qu'il importe de s'assurer de l'intégrité des testicules. On doit également apporter le plus

grand soin dans l'examen de ces organes chez les chevaux entiers qui ne sont pas destinés à la monte; car le
cheval n'est réellement *entier* et ne jouit, à ce titre,
de toute sa force, que lorsque ses testicules ont leur
développement normal et sont dans un état parfait de
santé.

Les testicules bien développés annoncent la force;
aussi les trouve-t-on volumineux dans les chevaux arabes, barbes. Ils ne doivent pas être trop pendants;
cette disposition dans les races ordinaires indique la
faiblesse. Leur rétraction constante vers l'anneau inguinal est un indice de douleurs abdominales; mais
il ne faut pas confondre cette rétraction avec celle
opérée par le froid, qui ride en même temps les
bourses.

Dans tous les cas, les testicules doivent être libres
dans leur enveloppe et fuir sous la pression de la
main.

Les bourses doivent aussi être souples, sans engorgement.

Les testicules ou leurs enveloppes sont sujets à un
assez grand nombre de maladies.

On appelle *sarcocèle* un développement plus ou
moins considérable de l'organe, qui peut devenir très-
volumineux. Dans cet état, il gêne la marche de l'animal par son poids et ses mouvements, et lui cause en
même temps de vives douleurs, par le tiraillement du
cordon.

D'autres fois, au contraire, les testicules sont atro-

phiés, mous, et dans cet état ils adhèrent à leurs enveloppes. On doit rejeter un cheval affecté de cette infir-
mité, non-seulement pour les haras, mais pour tout
service où l'on a besoin d'un cheval entier, l'atrophie
des testicules privant l'animal d'une partie de sa force.

On trouve quelques chevaux entiers chez lesquels il
n'existe qu'un seul testicule (1), et même qui en paraissent privés complétement. Cette conformation est due
à un arrêt dans la descente de l'organe, qui n'a pas
franchi l'anneau inguinal. Ces animaux sont ordinairement très-vifs, très-portés à l'acte de la génération,
et presque toujours méchants ou indociles.

Les bourses peuvent renfermer une collection de
sérosité que l'on désigne sous le nom d'*hydrocèle*. On
en reconnaît la présence au développement des enveloppes, à leur aspect luisant et tendu, et à l'impossibilité de saisir le testicule rétracté vers l'anneau. L'hydropisie des bourses est un défaut grave, et d'autant
plus à redouter que cette affection coïncide avec un
commencement d'hydropisie abdominale.

Les bourses, au lieu de sérosité, peuvent renfermer
une anse d'intestin grêle, qui a traversé l'anneau testiculaire. Cette affection, désignée sous le nom de *hernie
inguinale*, *hernie testiculaire*, doit faire rejeter l'animal,
car la hernie peut, d'un moment à l'autre, *s'étrangler*
et faire périr le cheval. Elle peut être *intermittente*, et
devient alors un vice rédhibitoire (2).

(1) Monorchides.
(1) Loi du 20 mai 1838, art. 1.

On désigne sous le nom de *hongre* le cheval privé de ses testicules par la castration.

On doit examiner attentivement la région des bourses dans le cheval hongre, surtout s'il est jeune, et par conséquent à l'âge où se pratique l'opération.

Il survient quelquefois à l'extrémité du cordon un engorgement fongueux, qui s'élargit et constitue ce qu'on appelle un *champignon*. Cette maladie exige une opération qui ne réussit pas toujours; le champignon est alors remplacé par un engorgement inflammatoire du cordon testiculaire, dans lequel il se développe une fistule profonde, qui donne une grande quantité de pus. L'animal souffre beaucoup, maigrit et finit souvent par périr.

D'autres fois, on rencontre aux bourses une fistule étroite d'où suinte un pus plus ou moins abondant. Cette fistule, bien moins dangereuse que la précédente, est souvent due à une ligature qui est restée attachée au cordon, et que l'on enlève facilement après avoir dilaté l'ouverture.

Dans tous ces cas, il est facile d'absterger le pus des fistules, au moment d'exposer l'animal en vente et de tromper ainsi un acheteur peu attentif.

Dans le mulet, et surtout dans l'âne, les testicules sont très-volumineux.

Dans le taureau, ils sont oblongs, pyriformes et pendants. La région des bourses, chez le bœuf, varie suivant l'époque de la castration et le mode opératoire

mis en usage. Si l'animal a été bistourné, on retrouve
les testicules atrophiés. En général, le bœuf s'engraisse
d'autant plus facilement qu'il a été châtré plus jeune
et par ablation complète des testicules.

La région des bourses est un des points de maniement que les bouchers consultent pour s'assurer du
degré de graisse de l'animal. On trouve en avant de
cette région quatre petits mamelons, qui sont les repré-
sentants de ceux de la vache.

Dans le bouc et le bélier, les testicules ressemblent
beaucoup à ceux du taureau ; seulement ils sont séparés
inférieurement, dans le bouc surtout, par un sillon
assez profond.

Ceux du porc, de forme sphéroïde, sont situés presque immédiatement en dessous de l'anus et peu pendants.

Les testicules du chien, assez semblables à ceux
du porc pour la forme et la situation, deviennent un
peu pendants dans la vieillesse. Ils sont assez sujets
au sarcocèle et à une dartre rongeante qui perfore quelquefois le scrotum.

FOURREAU.

On appelle *fourreau* le repli de la peau dans lequel
se trouve logée la verge dans son état de relâchement.
Outre la peau fine et sans poils qui le constitue,
il est encore soutenu par des productions fibreuses
jaunes, unies à la tunique abdominale. Sa cavité est
enduite d'une humeur sébacée de couleur gris noi-

râtre, que l'on désigne, à cause de son aspect, sous le nom de *cambouis*. Le fourreau, dans le cheval, et surtout dans l'âne, porte de chaque côté un mamelon, qui est le représentant du même organe dans la femelle.

Le fourreau, pour être bien conformé, doit être ample, et il l'est toujours dans les chevaux entiers. Mais, dans les chevaux hongres, il est quelquefois rétréci au point que l'animal ne peut faire sortir la verge pour uriner. Il en résulte une sécrétion plus ou moins abondante des glandes sébacées, irritées par l'urine, et la production d'ulcérations difficiles à guérir, et qui peuvent se propager à la verge.

Le fourreau resserré accompagne presque toujours le ventre levretté. Dans les animaux à ventre avalé, il présente quelquefois le défaut opposé (1).

L'âne et le mulet portent souvent au fourreau des fics ou poireaux plus ou moins volumineux, qui se reproduisent presque toujours après l'amputation et même après la cautérisation. On retrouve aussi ces productions sur beaucoup d'autres régions de ces animaux.

Le fourreau des ruminants, plus étroit et plus allongé que celui du cheval, se termine sous le ventre par un petit prolongement obtus, à ouverture étroite que la verge ne franchit que dans l'état d'érection. Il porte dans le

(1) D'après M. Merche, « c'est à l'entrée brusque de l'air dans le fourreau qu'est dû ce bruit particulier auquel on a donné le nom de *bruit de grenouilles* (p. 236). »

bœuf, et surtout dans le taureau, un bouquet de poils longs et rudes.

Lorsqu'il s'ulcère, l'engorgement qui en résulte gêne l'évacuation de l'urine, et, le séjour de ce liquide irritant de plus en plus la face interne, le fourreau augmente de volume, et la rétention d'urine fait souffrir et maigrir l'animal, que l'on ne peut soulager qu'en débridant largement l'ouverture. Pour le mouton, les bergers se contentent quelquefois de pratiquer une incision en arrière et de tirer au dehors la verge, qui conserve ensuite cette position.

Le fourreau du chien est souvent le siége d'un écoulement purulent ou sanguinolent, contagieux, difficile à guérir radicalement, et entretenu par des végétations morbides développées vers son fond. Une opération chirurgicale devient nécessaire dans ce cas.

VERGE.

C'est surtout dans le choix des chevaux destinés à la reproduction que l'on doit s'assurer de l'état de la verge. Elle peut, chez ces animaux et chez les chevaux hongres, être le siége de verrues ou d'ulcères, qui nuisent à ses fonctions, et que l'étalon transmet à la jument.

Quelquefois elle est frappée d'une espèce de paralysie et pend hors du fourreau, agitée par les mouvements de la marche de l'animal. La verge *pendante*, outre qu'elle est un défaut très-désagréable à l'œil, gêne beaucoup le cheval dans ses allures.

La verge doit toujours paraître à l'entrée du fourreau, et en sortir en partie lors de l'émission de
l'urine.

La verge du bœuf, grêle, longue et peu extensible,
décrit dans le fourreau, au niveau des bourses, un
double coude, où s'arrêtent souvent des calculs uri-
naires.

Celle du chien a pour base un os particulier, et porte
à sa naissance un renflement érectile, qui prolonge la
durée de l'accouplement. Elle porte souvent des végétations analogues à celles dont nous avons parlé à l'article du *Fourreau*.

ORGANES GÉNITAUX DE LA FEMELLE.

VULVE.

La vulve est l'orifice externe de l'appareil génital et
urinaire de la femelle. Elle constitue une fente verticale, située au-dessous de l'anus, dont elle est séparée par le périnée.

Elle présente à considérer deux lèvres et deux commissures.

Les lèvres sont arrondies, ridées transversalement,
couvertes d'une peau fine et dépourvue de poils. Elles
doivent fermer exactement l'ouverture de la vulve.
Des plis à leur côté externe indiquent que la jument a
pouliné. Leur nombre et leur étendue augmentent avec
les parturitions.

La commissure supérieure se termine à angle aigu,
et ne présente rien de remarquable.

L'inférieure est arrondie ; et si l'on écarte un peu les lèvres qui la forment, on aperçoit le clitoris, gros tubercule, situé dans un enfoncement.

La vulve peut présenter des verrues ou poireaux, qui font exclure la jument des haras, parce qu'on regarde généralement ce vice comme héréditaire.

Dans la vache, les lèvres de la vulve sont plus flasques que dans la jument ; la commissure inférieure forme une espèce de bec, garni d'un pinceau de poils ; le clitoris est plus développé.

Des cicatrices ou déchirures aux lèvres de la vulve doivent mettre en garde contre la chute du vagin, que l'on maintient souvent par une suture après la réduction.

La vulve de la chienne a une forme triangulaire. Elle présente souvent un écoulement morbide ou un grand développement, occasionnés soit par des condylomes, ou végétations polypeuses, dont la cure radicale est difficile à obtenir, soit par des tumeurs de nature squirrheuse, arrondies, qui se développent dans les parois du vagin.

MAMELLES.

Les mamelles sont situées à la région inguinale. Elles sont à peine apercevables dans la jument qui n'a pas encore pouliné. Ce n'est que pendant la lactation qu'elles prennent du développement ; elles forment alors deux éminences, séparées l'une de l'autre par un sillon, et terminées chacune par un mamelon légèrement

aplati ; chacun de ces mamelons est percé de deux ouvertures correspondant, l'une à la partie antérieure de
la mamelle, l'autre à la partie postérieure.

La jument présente rarement l'induration et le squirrhe des mamelles. Mais l'abondance des lymphatiques
dans ces glandes fait que, lorsque le farcin se développe,
elles en sont fréquemment attaquées.

Les mamelles, dans les ruminants, ont reçu le nom
de *pis*. Elles forment dans la vache une masse volumineuse, surtout quand la bête a fait plusieurs veaux.
Chacune des deux mamelles porte deux mamelons ou
trayons, souvent suivis en arrière d'un troisième, qui
n'est que rudimentaire. Un pis volumineux ou *charnu*
n'est pas toujours l'indice d'une sécrétion lactée abondante. On préfère, en général, un pis modérément développé et dur. Les marchands, pour donner cette
apparence au pis des vaches mauvaises laitières, ont
soin de les exposer en vente après les avoir laissées
longtemps sans les traire. On s'aperçoit facilement de
cette ruse à l'inquiétude et au piétinement de la vache,
à la douleur qu'elle éprouve lorsqu'on lui presse le pis, et
souvent au lait qui s'échappe de lui-même des trayons.

Le pis de la vache présente souvent des verrues peu
volumineuses, qui ne deviennent incommodes que par
leur grand nombre. Les crevasses présentent beaucoup
plus d'inconvénients, surtout lorsqu'elles sont profondes, car la douleur qu'elles occasionnent rend la vache
difficile à traire.

Il est des vaches qui, sans cause apparente, fatiguent beaucoup la trayeuse; mais ce défaut ne peut être reconnu au moment de l'achat.

Quelquefois, par suite d'une inflammation prolongée, une portion de la mamelle s'est endurcie, est devenue impropre à la sécrétion, et le trayon qui lui correspond ne donne plus de lait, ou donne seulement un lait de mauvaise nature, mêlé de pus et même de sang. Cet accident, diminuant toujours la quantité de lait, doit empêcher l'acquisition de la vache comme laitière.

Les mamelles de la brebis, plus volumineuses que celles de la jument, portent comme elles chacune un seul mamelon. Elles sont sujettes, comme le pis de la vache, à l'induration. Celles de la chèvre, grosses et pendantes, sont exposées à la même affection.

Dans la truie et la chienne, les mamelles, multiples, sont disposées de chaque côté du ventre, sur une ligne s'étendant de l'inter-ars à l'aine.

Les mamelles de la chienne sont très-sujettes à l'induration squirrheuse, et atteignent quelquefois un volume considérable, qui rend nécessaire leur retranchement; mais souvent, cette opération ayant réussi sur une mamelle, le squirrhe se développe sur une autre.

Nous devons à un agriculteur de Libourne, M. François Guénon, un ouvrage sur les signes propres à faire reconnaître les qualités des vaches considérées comme laitières. Une observation constante, pendant vingt-cinq années, l'a amené à reconnaître que l'on peut

« juger et classer, à la simple inspection, les diverses
« espèces de vaches laitières, reconnaître la quantité
« et la qualité du lait qu'elles peuvent donner par jour,
« ainsi que le temps plus ou moins prolongé qu'elles
« le maintiennent. » (*Rapport de la Société centrale
d'agriculture du Cantal.*)

Les signes sur lesquels se base M. Guénon « sont vi-
« sibles sur chaque vache, à la partie postérieure,
« entre le pis et la vulve. Ce sont des espèces d'écus-
« sons, de différentes formes et grandeurs, et formés
« par des lignes de contre-poil, tantôt verticales, tan-
« tôt transversales, dont les variétés indiquent la classe
« et l'ordre auxquels appartient l'individu. »

D'après la forme et les dimensions de cet écusson,
M. Guénon a établi différentes classes, divisées en ordres, et dans lesquelles il faut encore établir des divisions relatives à la taille grande, moyenne ou petite
des vaches. Selon cette taille, il assigne à chaque ordre
de chaque classe une quantité donnée de lait, et, selon
les mêmes indices, il détermine le temps pendant lequel les vaches conserveront leur lait après la parturi-
tion. Aux différentes classes établies sur la forme de
l'écusson, il a donné des noms qui, loin d'être trop
scientifiques, pèchent peut-être par l'excès opposé.

Nous ne pouvons entrer ici dans tous les détails
qu'exigerait la description de la méthode Guénon, et
nous sommes forcé de renvoyer à son ouvrage (1) les

(1) *Traité des vaches laitières et de l'espèce bovine en général*, 3ᵉ édition, in-8, 1851.

personnes que cette étude peut et doit intéresser. Nous
nous contenterons d'exposer que, dans toutes les divisions qu'il établit, l'appréciation de la quantité de lait
est toujours relative à l'étendue de l'écusson, qui doit
être regardé comme indiquant l'étendue de ce que
l'auteur appelle le *réservoir du lait*.

Notons, en outre, que, d'après M. Guénon, « les
« vaches dont la gravure ou écusson est formée du poil
« le plus fin sont les meilleures, surtout si elles ont,
« depuis le dedans des cuisses jusqu'à la vulve, la peau
« de couleur jaunâtre, et si le *son* qui se détache de
« cette peau est de la même couleur. » Tandis qu'au
contraire, « toutes les vaches dont la peau est unie et
« blanche, le pis couvert d'un poil clair, et le contre-
« poil des épis de la gravure ou écusson allongé don-
« neront toujours un lait séreux et maigre. Celles dont
« le pis est couvert d'un poil court et fourré qui se
« retrouve dans les épis du contre-poil de l'écusson.
« donneront un lait gras et bon. »

Cette méthode, qui est restée longtemps le secret de
son auteur, a été mise en pratique par lui-même sous
les yeux d'une commission de l'Académie de Bordeaux,
devant le Comice agricole de la même ville, devant
celui d'Aurillac ; et les seules différences trouvées
entre les appréciations de M. Guénon et les indications
données par les propriétaires des vaches examinées,
différences du reste très-légères, ont été attribuées au
genre de nourriture auquel étaient soumis ces animaux.

Depuis que la méthode Guénon est devenue publique, plusieurs agriculteurs l'ont mise en pratique, et jusqu'à présent presque tous les résultats publiés sont en sa faveur. Nous n'hésitons pas à présenter nos propres observations, comme appuyant aussi la bonté de la méthode dont nous admettons le principe, tout en regardant comme très-difficile l'application exacte de ses détails.

Les signes indiqués par M. Guénon, quoique moins marqués dans la jeunesse, sont facilement apercevables dans les veaux des deux sexes. Cette circonstance permettra de conserver entiers les taureaux qui appartiennent aux meilleures classes, et, lorsqu'on sacrifiera des génisses à la boucherie, de ne se défaire que de celles dont l'écusson accuserait la qualité inférieure.

§ 2. — Membres.

Les membres constituent quatre appendices destinés à soutenir le tronc dans la station, et à le transporter dans les différentes allures. On les distingue en membres antérieurs ou thoraciques, et postérieurs ou abdominaux ; les premiers, destinés principalement à soutenir le tronc, et les autres étant, en outre, les principaux agents de l'impulsion du corps en avant.

Chaque membre est formé d'une série de rayons qui s'étendent et se fléchissent les uns sur les autres, prespre tous en sens inverse, et dont nous étudierons les rapports à l'article de la *Locomotion*.

On désigne sous le nom de *bipède* la réunion de

deux membres, considérés simultanément. On appelle *bipède antérieur*, *bipède postérieur*, la réunion des deux membres thoraciques, des deux membres abdominaux. Le *bipède latéral* est formé par deux pieds, antérieur et postérieur, du même côté : bipède latéral droit, bipède latéral gauche. Le *bipède diagonal* se compose d'un membre antérieur et d'un membre postérieur, opposés en diagonale, le côté auquel appartient le membre antérieur servant à désigner le bipède. Ainsi, le bipède diagonal droit se compose du membre antérieur de ce côté et du membre postérieur gauche, etc.

Nous aurons souvent à nous servir de ces expressions lorsque nous étudierons, plus loin, les différents modes de progression et les signalements.

SECTION 1re. — Membres antérieurs.

ÉPAULE ET BRAS (1).

Ces deux régions, ordinairement confondues ensemble, font masse avec le tronc, et ont pour base le scapulum et l'humérus, formant à leur articulation un angle à peu près droit, dont le sommet apparent au dehors porte le nom d'*angle* ou *pointe de l'épaule*. Ces deux os, entourés de muscles puissants, laissent entre

(1) Dans cette édition, comme dans les quatre qui l'ont précédée, j'étudie en masse et comme n'en formant qu'une seule, les deux régions de l'épaule et du bras. Et, cependant, M. Merche, oubliant qu'il m'a approuvé (p. 249) de les avoir réunies, m'accuse (p. 388) de n'avoir pas « hésité à diviser deux régions pour ainsi dire inséparables dans l'action, l'épaule et le bras. » Le lecteur appréciera.

eux, en arrière, un espace triangulaire occupé par une masse musculaire considérable, plus saillante inférieurement, destinée à exécuter, par le déplacement de l'olécrane, l'extension de l'avant-bras.

Dans le cheval de selle, l'épaule offrira la conformation la plus favorable lorsqu'elle sera longue, oblique et sèche.

La longueur et l'obliquité de l'épaule (*fig.* 32) don-

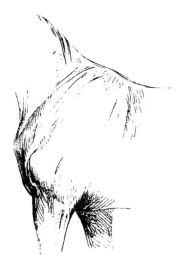

Fig. 32.

nent aux muscles, qui de cette région se portent au bras, une plus grande étendue de contraction, en nécessitant une longueur plus grande de leurs fibres, et un effet utile plus considérable, en rendant plus perpendiculaire à l'humérus l'insertion des muscles fléchisseurs du bras, venant de l'os de l'épaule.

L'obliquité de l'épaule ajoute aussi à la facilité du

déplacement de l'animal, surtout pour les allures rapides, en permettant au membre de se porter plus en avant, et d'embrasser ainsi un plus grand espace de terrain. Elle rend en outre les réactions sur le sol moins dures, et prévient ainsi la ruine du membre, en même temps que l'allure est plus douce pour le cavalier.

Quant à la sécheresse de l'épaule, cette condition est essentielle pour le cheval de selle, qui ne doit, dans aucune des régions de son corps, présenter des masses musculaires trop pesantes.

C'est surtout dans le cheval de course anglais que l'on rencontre ces trois conditions essentielles de la beauté de l'épaule, la hauteur de la poitrine permettant chez lui un grand développement de cette région.

Dans les chevaux de gros trait, on attache à tort moins d'importance à la longueur de l'épaule, pour laquelle le développement des muscles devient une beauté, puisqu'il indique une grande force dans un animal qui, n'étant soumis qu'à des allures lentes, n'a pas besoin de légèreté. On nomme alors l'épaule *charnue*, *épaisse* ou *plaquée* (*fig.* 33).

Nous nous occuperons des mouvements de l'épaule en traitant de l'examen du cheval en action.

Les maladies de l'épaule consistent surtout en contusions occasionnées par le collier ou la bricole. Celles qui se montrent au bord antérieur de cette région sont en général de peu d'importance. Il n'en est pas de même de celles de l'angle de l'épaule. Il se développe

assez fréquemment sur ce point une tumeur très-dure,
quelquefois très-volumineuse, sans chaleur bien sensible, et qui renferme presque toujours un petit foyer
purulent dans son centre. Cette tumeur est toujours
d'une guérison lente; elle empêche de faire tirer l'a-
nimal, et se renouvelle si on le remet trop tôt au ser-

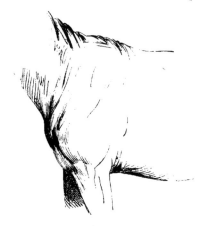

Fig. 34.

vice après la guérison. On doit donc se tenir en garde
contre tout noyau d'induration situé sur cette région.

Dans les vieux chevaux dont les membres antérieurs sont ruinés, l'angle de l'épaule se porte en
avant, et, dépassant le poitrail, le fait paraître creux.

L'épaule du bœuf, plus mobile que celle du cheval, est
longue et saillante, surtout à sa partie inférieure, à
cause du grand développement de l'acromion vers ce
point. On doit la rechercher, autant que possible,
large et charnue. Le bord postérieur de l'épaule est un
des points de maniement des engraisseurs.

Dans le chien et le chat, le bras est en grande partie distinct de l'épaule et détaché du tronc.

AVANT-BRAS.

L'avant-bras est formé, dans le cheval, par le radius recouvert, en arrière et en dehors, par les fléchisseurs et les extenseurs du canon et du pied. Sa face interne, dépourvue de muscles, laisse apercevoir une veine sous-cutanée, sur laquelle on pratique quelquefois la saignée.

On doit considérer surtout dans l'avant-bras sa longueur et le développement des muscles qui concourent à le former.

La longueur de l'avant-bras est toujours en raison inverse de celle du canon. Si l'avant-bras est court, le cheval embrasse peu de terrain ; mais comme alors la longueur du canon remplace celle de cette région, il s'ensuit que l'animal emploiera beaucoup de force pour soulever convenablement le canon, et se fatiguera, par conséquent, beaucoup pour faire peu de chemin.

Si, au contraire, l'avant-bras est long, il est facile de concevoir que, l'articulation du genou étant à chaque flexion portée plus en avant, l'espace embrassé sera plus considérable, et tout l'effort musculaire employé à la progression.

L'avant-bras long est donc à rechercher pour les chevaux qu'on destine aux allures rapides, à la course ; et l'on doit préférer la conformation opposée lorsqu'on recherche plutôt le brillant que la rapidité des allures, pour le service du manége, par exemple.

Mais, du moment que la longueur de l'avant-bras favorise la vitesse, en augmentant l'étendue de l'enjambée, nous ne voyons pas pourquoi un avant-bras long ne conviendrait pas pour le service du trait au pas, comme le croit M. Merche (p. 278 et 283).

Quelle que soit la longueur de l'avant-bras, cette région doit toujours présenter à sa partie supérieure, antérieure et externe, une forte saillie formée par les extenseurs du canon et du pied, et, en arrière, une grande épaisseur, due aux fléchisseurs. On dit alors que l'avant-bras est *musculeux*, ou *bien musclé*, et non nerveux. On le dit *grêle* lorsque les muscles sont peu développés : cette dernière conformation annonce peu de force, et se trouve presque toujours associée à l'étroitesse du poitrail.

Dans le mulet, et surtout dans l'âne, l'avant-bras est grêle, comparativement à celui du cheval.

L'avant-bras du bœuf, plus court que celui du cheval, est aussi plus volumineux.

Dans le chien, et surtout dans le chat, l'avant-bras, très-long, formé de deux os distincts, le radius et le cubitus, est susceptible de mouvements peu développés de pronation et de supination. Il est tordu dans la race de chien courant désignée sous le nom de *basset à jambes torses*.

CHATAIGNE.

A la face interne de l'avant-bras des solipèdes, et

LECOQ, *Extérieur*, 5e édit. N

sur son tiers inférieur, se trouve une plaque cornée,
irrégulière, rugueuse, peu développée dans les races
fines, et formant dans quelques races communes une
espèce d'ergot allongé. Cette production a reçu le nom
de *châtaigne*, et se montre aussi, mais toujours plus
petite, aux membres postérieurs, à la face interne du
canon. On a l'habitude de rogner la châtaigne avec
l'instrument tranchant dans les chevaux de race peu
distinguée.

L'âne ne présente de châtaigne qu'au membre
antérieur. Celle du membre postérieur du mulet est
généralement plus petite que dans le cheval et souvent
si exiguë qu'elle a échappé à l'œil de plusieurs obser-
vateurs.

COUDE.

Le coude a pour base l'olécrane, seule partie développée du cubitus du cheval : il forme en avant du
passage des sangles une saillie peu marquée, lorsque
le pied repose sur le sol, mais très-apparente dans les
mouvements de flexion.

Le coude peut être porté en dedans ou en dehors.
et de ces différentes positions dépend la direction de
la partie inférieure de l'extrémité, ainsi que nous le
verrons à l'article des aplombs.

L'intégrité de l'éminence osseuse qui forme la base
du coude est d'autant plus essentielle, que c'est par elle
seule que se transmet à l'avant-bras l'action des muscles extenseurs.

Cette région est quelquefois affectée d'une tumeur
indolente, désignée sous le nom d'*éponge*, soit à cause
de sa structure, soit parce qu'elle est occasionnée par
l'*éponge* du fer dans les chevaux qui se couchent *en
vache*, c'est-à-dire en faisant supporter le poids du
corps au canon et à l'avant-bras, fléchis l'un sur l'autre. Cette tumeur, qui peut acquérir un certain volume, est surtout désagréable à l'œil ; aussi n'y fait-on
guère attention que pour les chevaux de luxe.

Le coude du bœuf est plus saillant et plus écarté du
thorax que celui du cheval.

Dans les carnivores, il est peu saillant, mais complètement détaché du tronc. Le coude du chien présente
assez souvent une tumeur analogue à celle que l'on
nomme *éponge* chez le cheval.

GENOU.

Centre de réunion entre l'avant-bras et le canon, le
genou a pour base, outre les extrémités des os de ces
deux régions, une série d'osselets, désignés sous le nom
d'*os carpiens*, formant deux rangées distinctes qui peuvent s'écarter l'une de l'autre, par leur partie antérieure seulement ; aussi le genou est-il susceptible
d'une flexion considérable, tandis que, retenu par un
ligament postérieur très-fort, il ne peut s'étendre sur
l'avant-bras que jusqu'à ce qu'il se trouve sur la même
ligne que lui. La présence de plusieurs capsules et
gaînes synoviales, le passage des tendons des muscles
fléchisseurs et extenseurs du canon et du pied, font

du genou l'une des régions les plus compliquées du
membre antérieur, et qu'il importe d'examiner avec
attention.

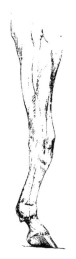

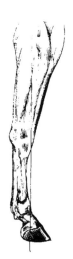

Fig. 34.   Fig. 35.

Le genou offre à considérer deux faces principales :
l'une antérieure à peu près plane ; l'autre postérieure, ou le *pli* du genou, où l'on remarque au côté
externe une saillie formée par l'os crochu ou suscar-
pien.

Le genou, comme toutes les articulations des membres, doit être large pour fournir une surface d'appui
suffisante au poids de la partie antérieure du corps qui
repose sur lui. Il doit être, autant que possible, en
ligne droite avec l'avant-bras et le canon, et peut être
dévié de cette position dans quatre directions différentes :

1° *En avant (fig. 34)*. Le cheval peut avoir le genou dans cette position, soit par suite de conformation naturelle, soit, et bien plus souvent, par suite d'usure. On dit le genou *arqué* dans ce dernier cas. Dans le premier, l'animal est dit *brassicourt*.

2° *En arrière*. Cette conformation est rare dans le cheval et n'est jamais due à l'usure : on appelle le genou ainsi disposé, *genou effacé* ou *genou de mouton*, *genou creux (fig. 35)*.

3° *En dehors*. Cette déviation très-rare dans le cheval, est désignée sous le nom de *genou cambré (fig. 36)*.

4° *En dedans*. Ce défaut naturel de conformation, appelé *genou de bœuf (fig. 37)*, se remarque fort sou-

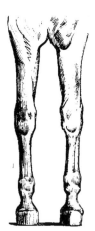
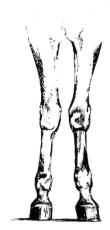

Fig. 36.   Fig. 37.

vent sur des chevaux très-communs, et se trouve toujours accompagné d'une déviation en dehors du reste de l'extrémité (*cheval panard*).

Tous ces défauts de conformation nuisent plus ou moins à la solidité du membre, et nous en étudierons les inconvénients à l'article des aplombs.

Les maladies du genou sont en rapport, pour leur nombre et leur gravité, avec la complication et les mouvements étendus de cette articulation.

Les tumeurs osseuses ou exostoses, quoique bien moins fréquentes au genou qu'au jarret, se montrent cependant quelquefois à la région qui nous occupe. On les nomme *osselets*, si elles sont séparées et circonscrites. Le genou est dit *cerclé* lorsqu'il en est entouré. Toutes ces exostoses indiquent de violents tiraillements de l'articulation, et nuisent à la liberté de ses mouvements ainsi qu'à l'action des tendons qui passent sur les points où elles se montrent.

La fatigue fait quelquefois développer à la partie supérieure et externe du genou une tumeur synoviale ou *vessigon*, qui peut devenir considérable, et qui résiste presque toujours aux moyens de guérison les plus énergiques.

Lorsque le cheval s'abat, le genou principalement porte sur le sol, et se blesse, si la chute est rapide. La plaie qui en résulte, ordinairement ronde, fait dire que le cheval ou le genou est *couronné*. Si le choc a été très-fort, ou s'il est souvent répété, la plaie se termine par une cicatrice apparente et conserve des callosités ; le poil ne revient pas, ou quelquefois il repousse blanc, et cette tare fait perdre au cheval une grande partie de sa valeur, le genou couronné attestant la faiblesse de ses membres antérieurs.

Le genou peut cependant se couronner par accident, sans qu'il y ait faiblesse ou usure, et quelquefois même il peut se blesser à l'écurie contre le bord
de la mangeoire. Un cheval très-solide peut aussi se
couronner par une seule chute dans une course précipitée ou sur un chemin difficile. On doit donc toujours rechercher avec soin si la plaie présente des
callosités, et consulter le bout du nez et le bord des
incisives, qui sont rarement intacts lorsque les chutes
sont fréquentes. C'est surtout dans ces cas que l'on
doit apporter la plus scrupuleuse attention dans
l'examen du cheval en exercice.

Les marchands, pour masquer la trace du genou
couronné, l'enduisent de corps gras noirs, qui la dissimulent assez bien sur les chevaux de robe foncée.

Il faut bien se garder de porter un pronostic trop
grave sur la plaie d'un genou récemment couronné.
Quelquefois l'animal paraît tellement blessé que l'on
peut croire, au premier abord, qu'il y a ouverture de
l'articulation. Presque toujours, cependant, le dom-
mage se borne à l'ouverture de la bourse muqueuse
que recouvre la peau très-épaisse de la face antérieure
du genou, ou tout au plus à celle des gaines tendineuses situées au-devant de l'articulation.

On trouve encore sur le pli du genou des crevasses
qui sont incurables chez quelques chevaux, et dont
l'inconvénient principal consiste dans la raideur
qu'elles donnent aux membres pendant les premiers

moments de l'exercice. Ces gerçures, désagréables à
la vue, disparaissent quelquefois en été pour se re-
montrer en hiver.

Dans le bœuf, le genou large et développé est fortement porté en dedans, et cette disposition nous a servi
de type de comparaison pour une conformation vicieuse de celui du cheval.

Le genou du mouton et de la chèvre, sec et porté
en arrière, donne au membre antérieur une apparence brisée.

———

Les régions situées au-dessous du genou présentent une grande ressemblance avec celles situées au-
dessous du jarret ; nous les étudierons pour les deux
membres, après la description des régions supérieures
de chacun d'eux.

SECTION II. — Membres postérieurs.

La croupe et la hanche forment en réalité le premier rayon du membre postérieur. Nous avons indiqué plus haut (page 66) les raisons qui nous ont engagé
à les classer parmi les régions du tronc.

CUISSE.

Cette région, dans nos grands animaux domestiques, est peu circonscrite, et en quelque sorte réunie
au tronc. On la distingue à peine en dessous de la
croupe, entre la fesse, d'un côté, le flanc et le grasset,

de l'autre. Elle a pour base le fémur et les muscles qui l'entourent en avant et du côté interne.

Sa face externe, peu développée dans les chevaux fins, est arrondie et séparée des régions voisines par des interstices musculaires apparents, qu'il ne faut pas confondre avec ceux qui résultent de la maigreur. Chez quelques chevaux elle est *plate*, et c'est un défaut, à moins que cette conformation ne se rattache à une disposition tranchante de la croupe.

Dans les chevaux de gros trait, la cuisse est garnie de muscles épais et ne présente pas de limites tranchées du côté de la fesse, avec laquelle elle forme une seule masse.

La face interne, ou le *plat* de la cuisse, commence supérieurement au pli de l'aine, et est coupée dans sa largeur par la veine saphène. C'est souvent sur ce point que commence le développement du farcin.

La cuisse est plate dans l'âne et dans le mulet, chez lesquels elle présente toujours peu de développement ; elle est plate aussi chez le bœuf, où l'on doit la rechercher aussi volumineuse que possible.

Dans le chien, elle se détache du tronc et forme, à cause de sa grande longueur, un rayon distinct que l'on aime à rencontrer bien garni de muscles dans les chiens destinés à soutenir des courses rapides et prolongées.

FESSE.

La fesse a pour base principale les muscles ischio-

tibiaux (1). Vers sa partie moyenne on aperçoit, surtout dans les chevaux un peu maigres, une éminence
osseuse formée par la tubérosité de l'ischium, et qui
porte le nom d'*angle de la fesse*. C'est de ce point à l'angle de l'épaule que se mesure la longueur de l'animal.

La fesse doit être bien fournie, même dans les
chevaux fins, destinés aux allures rapides. Chez ceux-
ci, elle est séparée de la cuisse par un sillon assez
bien marqué. Les marchands ont toujours le soin
de trousser la queue aux chevaux qu'ils exposent en
vente, afin de donner plus d'apparence aux fesses.

La fesse peut descendre plus ou moins bas. Elle est
courte (*fig.* 38) dans la plupart des chevaux espagnols.
Lorsqu'elle est bien descendue (*fig.* 39) sur la jambe,
elle indique beaucoup de force dans le train postérieur,
en accusant une grande longueur dans les muscles qui
la forment.

Des traces de séton sur les fesses doivent mettre en
garde contre les suites de quelque maladie interne, ou
de quelque affection du membre sur lequel les sétons
ont été placés.

La fesse est longue et très-développée dans le bœuf
bien conformé. Elle présente surtout cette confor-

---

(1) M. Merche regrette que l'on ait donné le nom de *fessiers* aux
trois muscles qui forment la croupe, et non à ceux qui constituent la
base de la fesse chez les animaux; les premiers, selon lui, devraient
être appelés *croupiens*. M. Merche oublie qu'en anatomie comparée, les muscles doivent conserver leur nom dans toute la série
animale, et que c'est au langage de l'extérieur qu'il devrait s'en
prendre, l'usage ayant fait donner à la fesse véritable du cheval le
nom de *croupe*, et celui de *fesse* à la partie postérieure de la cuisse.

mation dans les races perfectionnées pour la bou-

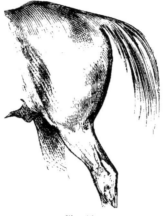

Fig. 38.

cherie, telles que celle de Durham, où elle descend

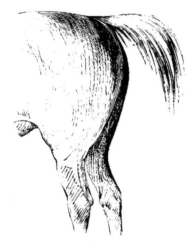

Fig. 39.

très-près du jarret. C'est cette partie que le bou-

cher désigne sous le nom de *culotte*, et qui constitue une viande de choix. La réunion de la fesse à
la croupe, à la base de la queue, est un des points
de *maniement* que l'on consulte pour s'assurer de
l'état d'embonpoint des animaux de boucherie.

GRASSET.

Cette région a pour base la rotule, recouverte par le
repli de la peau qui semble unir le membre postérieur
à l'abdomen, et que l'on désigne sous le nom de *pli
du grasset.*

Les mouvements d'extension de la jambe ne pouvant
s'exécuter que par l'intermédiaire de la rotule, l'examen
du grasset mérite la plus sérieuse attention. Un coup
sur cette région peut déterminer un engorgement qui
se guérit toujours lentement, fait boiter fortement l'a-
nimal, et est assez souvent suivi de l'émaciation du
membre, surtout s'il y a plaie, et s'il se développe des
fistules.

Lorsque l'engorgement persiste après une apparente
guérison, il est rare que le membre ne reste pas plus
faible que l'autre ; on doit donc examiner avec le plus
grand soin les allures d'un cheval portant au grasset des
traces d'incisions ou de cautérisations.

La luxation de la rotule ne doit pas nous occuper
ici, puisqu'elle occasionne une boiterie trop grave
pour qu'on puisse exposer en vente l'animal qui en est
affecté.

Dans l'espèce bovine, le pli du grasset est un des meilleurs points de maniement.

JAMBE.

La jambe est le premier rayon du membre postérieur qui se détache complétement du tronc. Aussi lui donne-t-on vulgairement le nom de cuisse. Elle est formée par le tibia et le péroné, entourés en arrière et du côté externe par les muscles fléchisseurs et extenseurs du canon et du pied. Sa face interne ne porte entre l'os et la peau que quelques aponévroses.

La jambe est recouverte en grande partie, à sa face postérieure, par les muscles qui forment la fesse, et qui descendent jusqu'à la naissance de la corde du jarret. Elle n'est donc bien apparente qu'en avant, où elle doit présenter, dans toutes les races, une saillie bien prononcée, analogue à celle de l'avant-bras, et formée par les muscles correspondants. Lorsqu'elle est ainsi conformée, on dit vulgairement que le cheval est *bien gigotté*. On dit la jambe *grêle* lorsque ces muscles sont peu développés.

A la face interne rampe obliquement la veine saphène, qui se continue sur le plat de la cuisse.

La longueur de la jambe peut varier, et influe beaucoup sur les qualités du cheval. Sa brièveté, unie à un grand développement des muscles, indique beaucoup de force et peu d'aptitude aux allures rapides ; aussi doit-on de préférence affecter au service du gros trait les chevaux qui la présentent ainsi conformée.

La jambe longue est à rechercher pour les chevaux de course, mais il faut qu'elle soit en même temps bien musclée ; car une jambe longue et grêle annonce un animal dont l'allure, rapide en commençant, ne pourra être soutenue faute d'une force musculaire convenable.

Nous renvoyons à l'article du jarret l'examen de la corde tendineuse située à la partie postérieure de la jambe.

Les coups de pied à la face interne de cette région sont toujours dangereux, en ce qu'ils agissent presque directement sur l'os, qu'ils peuvent fêler, et qu'ils brisent quelquefois.

Le thrombus de la saphène, quoique bien moins à redouter que celui de la jugulaire, est quelquefois d'une guérison difficile.

La jambe est courte et forte dans le bœuf; elle est plus longue dans le mouton et surtout dans la chèvre, où elle se rapproche pour ses dimensions de celle des ruminants coureurs, comme le chevreuil, la gazelle, etc.; elle est très-longue dans le chien et le chat, et présente son maximum du développement dans la race du lévrier.

JARRET.

Cette région, l'une des plus importantes à considérer, à cause des mouvements étendus et répétés dont elle est le siége, a pour base les os tarsiens, l'extrémité inférieure du tibia, l'extrémité supérieure des os métatarsiens et les fortes cordes tendineuses des muscles extenseurs et fléchisseurs du canon et du pied.

L'articulation compliquée qui forme le jarret constitue une charnière parfaite, dont le mouvement de détente est l'agent essentiel de la progression.

On distingue au jarret un *pli* ou partie antérieure, une *pointe* ou partie postérieure, qui a pour base la tête du calcanéum, et deux faces latérales bornées postérieurement par la *corde du jarret*, résultant de l'union des tendons des muscles bifémoro-calcanéen (extenseur du canon) et fémoro-phalangien (perforé). Entre la corde et l'extrémité inférieure du tibia existe un évidement que l'on appelle le *creux du jarret*.

Nous devons considérer dans le jarret sa netteté, son épaisseur, sa largeur et sa direction.

1° *Sa netteté*. Indépendamment de l'absence de tares ou maladies, la netteté du jarret consiste dans la finesse de la peau et la rareté du tissu cellulaire, qui laissent apercevoir toutes les parties qui le forment. Dans un jarret net et bien évidé, les éminences osseuses sont fortement accusées, la corde bien distincte, et le creux bien profond. Lorsque, au contraire, l'épaisseur de la peau et surtout l'abondance du tissu cellulaire rendent le jarret informe, on le dit *empâté*. Cette conformation se rencontre sur les gros chevaux de race commune, et surtout provenant de pays humides. Le jarret *net* est l'apanage des chevaux de race noble et d'origine méridionale.

2° *Son épaisseur*. Elle se mesure d'un côté à l'autre de l'articulation. Elle doit toujours être grande, comme pour toutes les articulations des membres auxquelles la largeur des surfaces donne toujours beaucoup de force.

3° *Sa largeur*. On la mesure du pli à la pointe. La largeur du jarret est une condition de sa beauté ; mais elle doit être considérée indépendamment de celle que donne à cette région la flexion naturelle de son articulation. En effet, si nous considérons le même jarret dans l'état d'extension et dans celui de flexion, nous le trouverons beaucoup plus large dans le second cas, parce que le calcanéum, d'oblique qu'il était, sera devenu perpendiculaire au tibia. C'est donc la largeur, considérée d'une manière absolue, que l'on doit rechercher dans le jarret.

4° *Sa direction*. L'angle que forme le jarret peut être plus ou moins ouvert : dans le premier cas, le jarret est *droit ;* il est *coudé* dans le dernier.

Le jarret *coudé* (*fig.* 40) est toujours large, et sa force est très-grande, car son tendon extenseur s'insère au calcanéum dans une direction presque perpendiculaire à ce bras de levier ; mais la *coudure* de l'articulation, en rapprochant du centre de gravité le pied postérieur, fait que la détente du membre est employée en grande partie à projeter le corps en l'air, le ressort formé par l'ensemble des rayons opérant sa détente dans une direction verticale. L'effort employé à produire cet effet est donc perdu pour l'impulsion

en avant, qui se trouve ainsi fortement diminuée.
Aussi les chevaux à jarrets coudés sont-ils peu propres
à la course, et recherchés surtout pour le manége et
la promenade, à cause du brillant et de la douceur
de leurs allures, qui sont encore augmentés par la longueur du paturon accompagnant ordinairement le jarret coudé. Le cheval andalous est un de ceux qui pré-

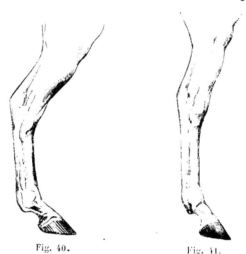

Fig. 40.   Fig. 41.

sentent au plus haut degré cette conformation. Le
jarret fortement coudé, portant le pied trop en avant,
expose le membre aux glissades, et par conséquent aux
efforts des articulations.

Le jarret *droit* (*fig.* 41) est toujours relativement
moins large que le jarret coudé, et possède moins de
force d'action, puisque le redressement de l'angle rapproche la corde tendineuse du parallélisme à son bras
de levier; mais ici la détente, au lieu de se faire dans

le sens vertical, a lieu dans une direction oblique, et
se trouve employée presque en totalité à pousser le
corps en avant. Le jarret droit, mais sans excès, indiquera toujours un cheval propre à la course, lorsqu'il
présentera une certaine largeur. Le cheval de course

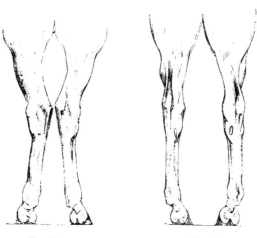

Fig. 42.   Fig. 43.

anglais nous offre le plus bel exemple de cette conformation. Mais si le jarret droit est en même temps très-
étroit, le cheval ne pourra résister à la fatigue.

La direction du jarret peut aussi varier relativement à l'axe du corps. La pointe du jarret peut se porter fortement en dedans, en se rapprochant de celle du
jarret opposé ; le cheval est dit alors *crochu, clos du
derrière (fig.* 42).

Il est dit, au contraire, *ouvert du derrière (fig.* 43),
lorsque les deux pointes s'écartent l'une de l'autre

pour se porter en dehors. Nous reviendrons, en parlant des aplombs, sur ces deux modes de conformation, qui influent sur la direction du reste de l'extrémité.

Le jarret, étant le centre principal des mouvements
du membre postérieur, doit éprouver, par suite du service souvent outré que fournissent les chevaux, des
altérations graves et nombreuses.

Il est souvent le siége d'exostoses plus ou moins
volumineuses, qui, bien qu'elles soient de même nature
sur tous les points, ont reçu des noms différents suivant leur position.

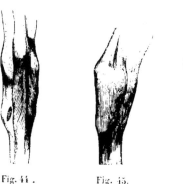

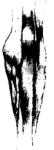

Fig. 44 .   Fig. 45.   Fig. 46.

On nomme *éparvin* (*fig.* 44) l'exostose qui survient
à la partie supérieure et interne de l'os du canon.
Cette tumeur, quelquefois très-volumineuse, n'a rien
de commun avec le défaut désigné sous le nom d'*é-
parvin sec*, dont nous nous occuperons à l'article des
allures. On ajoute souvent l'épithète de *calleux* à l'é-

parvin, pour le distinguer d'une tumeur moins dure, située au même lieu, et que l'on appelle *éparvin de bœuf*.

La *jarde* ou le *jardon* (*fig.* 45) est une exostose située à la face externe du canon, à l'opposé de l'éparvin.

Le développement anormal de la tubérosité inférieure et interne du tibia constitue la *courbe* (*fig.* 46), qui se trouve située au-dessus de l'éparvin.

Enfin, le jarret est dit *cerclé* lorsque les exostoses l'entourent à peu près en entier, bornant ou annulant ses mouvements par une fausse ankylose.

Toutes les exostoses du jarret indiquent l'usure de l'articulation ; elles gênent le jeu des tendons, et déprécient d'autant plus le cheval qu'elles sont plus nombreuses et plus développées. Plusieurs (et ce sont surtout celles qui n'ont pas reçu de noms particuliers) n'adhèrent nullement aux os, se développent dans les parties fibreuses, et se séparent d'elles-mêmes lorsqu'on soumet à la macération ou à l'ébullition le jarret qui les porte.

Les tumeurs synoviales du jarret sont plus fréquentes que les exostoses, et reçoivent le nom de *vessigons*.

Le vessigon qui se développe dans le creux du jarret, soit à sa face externe, soit à sa face interne, est dû à une dilatation de la gaîne synoviale de la coulisse calcanéenne. Il peut devenir très-volumineux et apparent à la fois des deux côtés du jarret, dont il fait disparaître le creux. C'est ce double vessigon que l'on

a désigné par l'expression impropre de *vessigon chevillé*, par analogie avec le *suros chevillé*.

D'autres fois, mais beaucoup plus rarement, le
vessigon existe au pli du jarret, un peu du côté interne. Il est dû alors à la dilatation de la membrane
synoviale de l'articulation du tibia avec l'astragale,
cette membrane n'étant soutenue dans ce point que
par le ligament capsulaire. Il est à peu près impossible
de faire disparaître ce vessigon, tandis qu'on parvient
quelquefois à guérir les autres dans les jeunes chevaux.
Les tumeurs synoviales, comme les exostoses, indiquent toujours la fatigue et l'usure du jarret.

La saphène peut être, à son passage au pli du jarret,
le siége d'une *varice*. Pour distinguer cette dilatation
de celle de la capsule synoviale auprès de laquelle
passe la veine, il suffit de comprimer un instant celle-
ci au-dessous de la tumeur, qui disparaît si elle est
due à une varice, et qui persiste quand elle provient
d'un vessigon. Du reste, la varice est une maladie
extrêmement rare et peu nuisible au service de l'a-
nimal.

La pointe du jarret présente quelquefois une tumeur
que l'on a désignée sous le nom de *capelet* ou *passe-
campane* (*fig.* 47). Cette tumeur, de grosseur variable,
très-désagréable à la vue et d'une cure toujours difficile, consiste le plus souvent dans un engorgement du
tissu cellulaire sous-cutané, et peut-être dans le développement de la bourse muqueuse qui facilite le
mouvement de la peau sur la pointe du jarret. Elle

est ordinairement due à des coups ou à des frottements. Il faut éviter de confondre ce capelet avec celui qui se montre dans les membres engorgés, et qui disparaît facilement par l'exercice.

Le jarret peut être aussi le siége de crevasses transversales qui se développent à son pli comme à celui

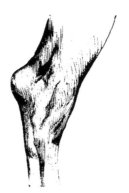

Fig. 47.

du genou, et qui, malgré leur identité, ont reçu le nom de *solandres*, tandis qu'on appelle *malandres* celles du membre antérieur. Il se développe aussi quelquefois, sur le même point, une tumeur de nature cancéreuse, qui résiste à tous les traitements, et se reforme même souvent avec promptitude lorsqu'elle a été enlevée par l'instrument tranchant. En admettant, dans l'hypothèse la plus favorable, que l'opération réussisse, il reste toujours une cicatrice difforme et un peu de gêne dans l'articulation.

Dans le bœuf, le jarret est très-large, par suite du développement du calcanéum et de la forme coudée de

l'articulation. Il fallait, en effet, que ce développement du jarret donnât à cet animal la force de soutenir une masse proportionnellement plus lourde que
celle du cheval.

Le jarret du chien est, en général, assez droit, et se
redresse, à mesure que l'animal s'use par l'âge ou par
la fatigue, au point d'arriver à continuer la ligne
droite formée par la jambe. Il est large surtout dans
le lévrier et dans le chien courant.

CANON.

Les trois os métacarpiens, au membre antérieur, et
métatarsiens, au membre postérieur (1), forment la
base du canon, sur lequel glissent, à la face antérieure,
le tendon extenseur du pied, et postérieurement la
corde tendineuse des fléchisseurs, qui sera décrite
sous le nom de *tendon* dans un article particulier.

CANON PROPREMENT DIT.

Le canon peut présenter plus ou moins de longueur,
et se trouve toujours, sous ce rapport, en raison inverse de l'avant-bras. Il doit avoir une épaisseur en
rapport avec la corpulence de l'animal; un cheval
étoffé, porté sur des canons *grêles*, n'offre aucune
garantie de solidité.

(1) Faisant peu de cas de l'anatomie comparée, M. Merche continue l'erreur de Bourgelat, de Girard et de Rigot, en conservant
aux métacarpiens et métatarsiens latéraux le nom impropre de
péronés. En telle bonne compagnie que l'on se trompe, une erreur
est toujours une erreur, et il est bon de ne pas la perpétuer.

On rencontre quelquefois, sur le canon, des tumeurs dures, dues à des exostoses, et que l'on désigne sous le nom de *suros*. Les suros peuvent être simples, lorsqu'il n'en existe qu'un seul; ou *chevillés*, lorsque deux suros, placés un de chaque côté, se correspondent, comme le feraient les deux bouts d'une cheville. On les dit encore *en fusée*, lorsque plusieurs se suivent sur le même point.

Les suros sont toujours d'autant plus dangereux qu'ils sont plus développés et qu'ils se rapprochent davantage soit du genou ou du boulet, dont ils gênent les mouvements, soit des tendons, qu'ils irritent en s'opposant à la liberté de leur glissement. Ils sont dus le plus souvent à des coups sur le canon ; mais, chez quelques chevaux, on les voit se développer, comme aussi les exostoses des autres régions, par suite d'une disposition particulière de l'animal. Ils affectent alors fréquemment une disposition symétrique sur les deux canons de la même paire de membres.

Il faut se garder de confondre avec un suros la petite saillie formée en bas et en arrière du canon par le bouton du métacarpien latéral.

L'épaississement du canon en avant annonce l'engorgement du tendon extenseur du pied, dont les mouvements deviennent libres.

Le canon du membre postérieur est plus long et plus cylindrique que celui du membre antérieur, et présente, à sa face interne et supérieure, la châtaigne, toujours plus petite que celle de l'avant-bras.

La canon du bœuf, très-court et plus fort, en proportion, que celui du cheval, s'élargit vers le boulet.
où le membre se divise en deux doigts.

Celui du chien et du chat, formé de plusieurs os, est
aplati d'arrière en avant et très-court, en raison de la
grande longueur des rayons supérieurs des membres.

TENDON.

Cette corde épaisse et solide, située en arrière du
canon, est formée par la réunion des deux tendons
fléchisseurs du pied, entourés de leurs gaines synoviales.

Agent essentiel des mouvements du pied, le tendon.
par sa conformation, donne la mesure de la force du
membre, et mérite l'examen le plus attentif.

Il doit être sec, ferme et bien distinct du canon.

Le tendon sec et ferme est toujours un indice de
vigueur : aussi est-ce dans les races fines, et surtout
dans les chevaux arabes et barbes, qu'on lui trouve
le plus de dureté. Le tendon *mou*, au contraire, indique peu de force et surtout peu de vivacité dans les
mouvements.

Le tendon bien séparé du canon, bien *détaché*
(*fig.* 48), comme on l'appelle, est toujours un indice
de force, en ce sens que plus il s'éloigne de l'os, plus
il s'écarte du parallélisme avec le bras du levier qu'il
doit mouvoir. C'est surtout à sa partie supérieure, au
point où il semble se détacher de l'os sus-carpien. que
l'écartement du tendon est à désirer. On l'appelle *ten-*

don failli (*fig.* 49), c'est-à-dire manqué, lorsque vers
ce point il est appliqué contre le canon. Outre que
le tendon failli annonce moins de force, l'espèce de
creux qui en résulte vers le genou fait paraître ce dernier arqué.

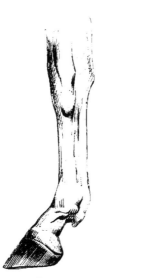
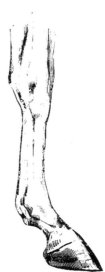

Fig. 48.   Fig. 49.

Toutes les fois que le tendon est bien détaché et
ferme, il laisse entre lui et le canon un espace creux,
bien évidé, et dans lequel on aperçoit à travers la peau
le ligament suspenseur du boulet.

Dans les chevaux communs, le tendon n'est que
médiocrement détaché, et l'abondance du tissu cellulaire fait disparaître la gouttière qui le sépare du
canon.

Le tendon, étant le moyen principal d'action et de

soutien du corps sur les extrémités, au point de flexion
du paturon, pendant les allures, continue encore à
agir pendant la station, malgré le secours des ligaments
auxiliaires ; il n'est donc pas étonnant qu'il éprouve
souvent des altérations d'autant plus graves, que la
plupart sont rarement suivies de guérison complète.

L'engorgement, qu'il ne faut pas confondre avec
l'empâtement, est une des maladies les plus fréquentes
du tendon, et peut se présenter dans deux états, avec
ou sans douleur. Il est rare qu'on expose en vente le
cheval lorsque le tendon engorgé est douloureux; il
suffit, pour le reconnaître, de passer les doigts sur la
corde tendineuse ; l'animal témoigne de la douleur, et
d'ailleurs il boite toujours. La boiterie peut être moins
sensible lorsque l'engorgement est chronique. On trouve
alors le tendon plus gros qu'il ne doit l'être, et souvent *noueux* ; presque toujours il y a un peu de rétraction, et le boulet est porté en avant. Cet état est d'autant plus grave, que l'on n'a pas, comme dans le premier cas, l'espoir de voir cesser l'engorgement avec la
douleur.

Le *ganglion* est aussi une maladie grave ; c'est un
engorgement partiel situé à la partie supérieure, et dû
le plus souvent à un état maladif de l'espèce de ligament qui descend de l'articulation carpienne ou tarsienne, pour rejoindre le tendon perforant. Cette maladie, presque toujours incurable et due, comme la
précédente, à la fatigue ou à un effort, occasionne
pour l'ordinaire une boiterie plus ou moins intense.

On trouve aussi, sur les côtés du tendon, de petites tumeurs molles, provenant d'une dilatation des gaines synoviales et que l'on doit regarder comme un indice de fatigue.

Le tendon du membre postérieur, plus long, comme le canon qu'il accompagne, devient apparent en dessous du calcanéum et se trouve moins éloigné de l'os que celui du membre antérieur.

Le tendon du bœuf, court et fort, s'élargit inférieurement comme le canon. Son écartement de l'os n'est pas aussi grand que dans le cheval ; aussi ce dernier présente un aplatissement latéral du membre au-dessous du genou, tandis que chez le bœuf cette même partie est à peu près carrée.

Dans le chien et le chat, le tendon, divisé suivant le nombre des doigts, est appliqué contre le canon sans écartement notable.

BOULET.

Cette région est formée par l'articulation de l'os principal du métacarpe ou du métatarse avec le premier phalangien et les deux grands sésamoïdes. C'est à partir du boulet que le poids du corps cesse de tendre verticalement vers le sol, et se trouve reporté en avant par l'obliquité du paturon. Cette disposition, en amortissant le choc, doit nécessairement reporter toute l'action perdue sur l'articulation du boulet. Celui-ci ne peut résister à un tel effort que par une grande solidité, et par l'action élastique du ligament suspenseur, jointe à l'action des muscles fléchisseurs du pied, dont les tendons glissent dans la coulisse sésamoïdienne, et sont affermis dans leur action par la bride carpienne ou tarsienne qui permet un certain repos à la partie charnue du muscle.

Le boulet, qui tire son nom de sa forme renflée, doit présenter un grand développement. Un boulet petit, mince, annonce toujours peu de force et surtout peu de résistance à une fatigue prolongée.

Le boulet peut être placé plus ou moins en avant ou en arrière, soit par la conformation naturelle de l'animal, soit par suite d'usure. Nous renvoyons au *Paturon* (page 144) pour ce qui dépend de la structure du membre, et nous ne nous occuperons ici que des défauts causés par la fatigue.

Le tiraillement exercé sur les tendons par un travail pénible détermine souvent le raccourcissement de ces cordes ligamenteuses, et redresse l'angle formé par le canon et le paturon; le boulet se porte alors en avant, et le cheval est dit *droit sur ses boulets, bouté, bouleté*, suivant les différents degrés de redressement. Le cheval droit sur ses boulets a perdu la souplesse de ses allures; le choc du membre sur le sol réagit sans aucun affaiblissement sur tous ses rayons, et l'animal est promptement ruiné. Si le boulet se porte plus en avant, si l'animal est bouleté, le membre perd tout à fait sa solidité et la chute est sans cesse imminente. Ce qui

rend ces défauts très-graves, c'est qu'au lieu de pouvoir
se guérir, ils ne peuvent qu'augmenter.

Le boulet peut être aussi le siége de plusieurs maladies.

Il peut, comme le genou, mais plus rarement, être
couronné, et ce défaut doit appeler un examen plus attentif du membre dans le repos et dans l'action.

Une plaie, une cicatrice ou une simple usure du
poil à la face interne du boulet, indique que le cheval
se coupe, c'est-à-dire que dans la marche il s'attrape
fréquemment avec le pied du membre opposé. Ce défaut est d'autant plus grave, qu'il augmente presque
toujours lorsque le cheval est fatigué, qu'il peut le
faire boiter pendant quelque temps, et souvent lui
faire faire des faux pas. On doit rechercher par un examen attentif, au repos et pendant l'exercice, si le cheval se coupe par défaut d'aplomb ou par suite d'un
défaut dans la ferrure. La largeur de la plaie ou de la
cicatrice, et la présence de callosités, sont toujours un
indice de la gravité du défaut.

Il est de jeunes chevaux qui se coupent par faiblesse
ou par maladresse. Chez eux l'âge peut faire disparaître
le défaut.

Le boulet est exposé, comme le genou, au développement d'exostoses et de tumeurs synoviales. Les premières portent, comme au genou, le nom d'*osselets*,
et sont toujours très-nuisibles, en gênant le jeu des
tendons.

Les tumeurs synoviales portent le nom de *molettes*.

On les remarque quelquefois à la partie inférieure du boulet, mais le plus souvent en haut, entre l'extrémité inférieure du canon et du tendon. Dues à la fatigue ou à des efforts, comme toutes les dilatations synoviales, elles offrent un volume variable, et n'occasionnent ordinairement la boiterie que lorsqu'elles sont très-développées; on les trouve aux deux faces du boulet. Elles ne cèdent que difficilement aux moyens curatifs, même les plus énergiques, et sont toujours d'autant plus rebelles que l'animal est plus vieux et plus fatigué.

Le boulet du bœuf est épais et moins distinct que celui du cheval, à cause de la largeur du paturon.

FANON ET ERGOT.

En arrière du boulet, se trouve un bouquet de gros poils, dont l'abondance et la longueur sont toujours en raison inverse de la finesse de l'animal, et que l'on nomme *fanon*.

Cet appendice est à peine marqué dans le cheval de race noble, tandis que, dans celui de race commune, il n'est que la terminaison d'une collection de longs poils qui garnit toute la partie postérieure du tendon.

L'*ergot*, petit tubercule corné que recouvre le fanon, est, comme celui-ci et comme la châtaigne, très-petit dans les animaux de race fine, tandis qu'il s'élargit et s'allonge dans les chevaux communs.

Dans le bœuf, le fanon manque entièrement; mais

l'ergot, double et plus développé que dans les solipèdes, a pour base deux petits osselets. Dans les uns
comme dans les autres, l'ergot n'est autre chose que
le représentant des doigts qui manquent au pied peu
divisé de l'animal. On en trouve la preuve dans le pied
antérieur du chevreuil, où l'ergot est supporté par des
phalanges, fixées elles-mêmes à un métacarpien rudimentaire, qui s'attache à la partie inférieure du métacarpien principal. Dans le pied postérieur du même
animal, dans les quatre pieds du daim, l'ergot a pour
base trois phalanges rudimentaires fixées par des ligaments à la partie inférieure du canon.

PATURON.

Cette région a pour base le premier phalangien,
recouvert en avant par l'expansion du tendon extenseur, et postérieurement par la double corde des tendons fléchisseurs, séparée de l'os par un très-fort
ligament, qui va se terminer à la partie supérieure et
postérieure du deuxième phalangien.

Le paturon doit présenter une certaine force; mais
c'est surtout sa direction et son plus ou moins de longueur qu'il importe de considérer dans le choix d'un
cheval.

Sa direction doit, autant que possible, tenir le milieu entre la ligne verticale et la ligne horizontale.
Trop rapproché de la première, il n'amortit pas assez
la secousse résultant des allures, et les réactions très-
dures occasionnent une ruine précoce du membre.

Si le paturon, au contraire, est trop rapproché de la ligne horizontale, les réactions deviennent plus douces, à la vérité, mais le boulet éprouve une flexion beaucoup plus grande, se fatigue plus par conséquent, et devient très-sujet aux entorses.

La direction du paturon est presque toujours en rapport avec sa longueur. Le paturon court se rapproche davantage de la verticale, tandis que le paturon long laisse descendre le boulet beaucoup plus. On appelle *court-jointés* (*fig*. 50) les chevaux qui présentent la première de ces conformations, et *long-jointés* (*fig*. 51) ceux dans lesquels la longueur du pa-

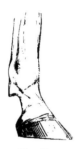

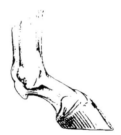

Fig. 50.   Fig. 51.

turon vient augmenter l'inconvénient produit par sa trop grande inclinaison.

Il est cependant des chevaux, et surtout des mulets et des ânes, chez lesquels le paturon, quoique très-court, se rapproche beaucoup de la ligne horizontale. On dit dans ce cas qu'ils sont *bas-jointés*; et cette conformation ôte toujours au membre une partie de sa force.

Le cheval long-jointé pourra convenir pour le service du manége, où l'on exige plus de brillant que de force réelle; mais pour un service fatigant, et surtout pour le trait, il vaut toujours mieux que le paturon soit plus court. Le paturon du membre postérieur est toujours plus rapproché de la verticale que celui du membre antérieur, qui supporte un poids plus considérable, et concourt beaucoup moins à l'impulsion du corps en avant.

Le paturon, comme les rayons précédents, présente quelquefois des exostoses plus ou moins volumineuses, qui sont produites par la fatigue, et peuvent gêner les tendons ou les ligaments articulaires.

Le fort ligament qui occupe toute la face postérieure du premier phalangien, et se termine au second, peut avoir éprouvé des tiraillements, et être même le siége d'un engorgement qui fait boiter l'animal. Beaucoup de boiteries, dont le siége paraît obscur, sont dues à cette altération, qui est toujours difficile à reconnaître.

Le pli du paturon est fréquemment le siége de crevasses, qui ne sont quelquefois que le principe des *eaux aux jambes*. Celles-ci, outre le paturon et la couronne, peuvent occuper le boulet et même la totalité du canon. C'est toujours une affection grave, très-difficile à guérir, et qui diminue beaucoup la valeur de l'animal; car les *eaux* sont souvent accompagnées de furoncles, de javarts, et influent d'une manière défavorable sur le sabot, dont elles ramollissent la

corne. Quelquefois les *eaux* disparaissent pendant la
belle saison; mais la surface qu'elles ont occupée conserve une disposition hérissée des poils, qui décèle
leur existence.

Dans le bœuf, le paturon est très-large, à cause de
la division de la région en deux doigts; il est plus
court que dans le cheval.

Dans les tétradactyles, cette région forme les doigts
avec les deux autres phalanges.

COURONNE.

La couronne n'est, à proprement parler, que la
partie inférieure du paturon, ou la bordure qui sur-
monte, qui *couronne* le bord supérieur du sabot. Elle
a pour base la partie de la seconde phalange située en
dehors de cette boîte cornée, et la partie supérieure
des deux fibro-cartilages latéraux de l'os du pied.

La couronne ne doit déborder que de très-peu le
bord supérieur du pied, sur lequel doivent être régulièrement rabattus les poils qui la couvrent. Si ces
poils sont redressés, rassemblés en mèches, sans que
cependant on aperçoive le suintement des eaux aux
jambes, c'est une preuve que cette maladie a existé,
et se remontrera plus tard. On donne le nom de
peigne à cet état de redressement des poils de la
couronne.

On appelle *formes* des tumeurs dures, qui se développent dans le pourtour de la couronne, et qui
proviennent, soit d'une exostose du deuxième pha-

langien, soit de l'ossification des cartilages latéraux
du pied. Les formes sont toujours une maladie grave;
car l'os de la couronne ne peut augmenter en volume
sans gêner les tendons ou les ligaments de l'articulation, et déterminer une boiterie le plus souvent
incurable. L'ossification des cartilages est moins dangereuse, lorsqu'elle ne s'accompagne pas d'épaississement; mais elle nuit toujours beaucoup à l'élasticité du pied.

Les plaies contuses de la couronne, provenant de
coups que l'animal se donne lui-même ou qu'il reçoit de ses voisins, ont reçu le nom d'*atteintes*. La
gravité de ces blessures est très-variable. Lorsqu'elles
sont profondes et qu'on les néglige, elles peuvent
dégénérer en javarts cartilagineux, et nécessiter une
opération grave, dont la guérison peut se faire attendre longtemps. On reconnaît l'existence du javart à la
forme fistuleuse de la plaie, à la couleur verdâtre et à
l'odeur infecte particulière du pus qui s'en écoule,
signes de la carie du cartilage; et, quoique souvent
l'animal ne boite pas au moment où on l'examine,
il est rare qu'il ne faille pas en venir à l'opération.

On nomme *crapaudine* un ulcère qui se développe
à la partie antérieure de la couronne, et dont la persistance nuit à la régularité du développement du
sabot.

En général, toutes les plaies avec perte de substance, ou altération de forme à la couronne, déterminent une altération dans l'accroissement de la

corne de la paroi, et amènent une déformation de l'ongle.

La couronne du bœuf est divisée en deux parties par le sillon qui sépare les deux doigts. Ce point est quelquefois le siége d'un furoncle dont le bourbillon s'étend entre les deux doigts, au-dessus du ligament interdigité, jusque vers les talons.

Dans le mouton, la couronne, de même forme que celle du bœuf, présente, au-dessus du sillon interdigité, un orifice rond, par lequel s'échappe une matière sébacée entremêlée de poils. Ce trou est l'orifice d'un petit cul-de-sac recourbé sur lui-même, et qui porte le nom de *canal biflexe*. On ne le trouve que très-rarement dans l'espèce de la chèvre. Ce sinus folliculeux s'enflamme quelquefois, et devient le siége d'une maladie désignée sous le nom de *fourchet*, qu'il ne faut pas confondre avec le *piétin*.

CHAPITRE II

PIED.

Le pied (*fig*. 52), bien plus borné *en extérieur* qu'en histoire naturelle, ne comprend que le sabot ou l'enveloppe cornée qui entoure toute la troisième phalange et une partie de la deuxième.

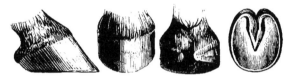

Fig. 52.

L'examen du pied est de la plus grande importance, puisque de la bonne conformation de cette partie résulte la véritable aptitude au service. Aussi devons-nous, pour apprécier à leur juste valeur ses qualités, ses défauts et la gravité des maladies qui peuvent l'affecter, étudier d'abord la structure de l'ongle, son mode de reproduction et les fonctions auxquelles il est destiné.

§ 1. Anatomie du Sabot.

Le sabot se présente, au premier abord, comme une boîte solide, de forme conique, ayant sa base appuyée sur le sol, et son sommet tronqué, incliné en arrière et couronné par la peau du membre. Mais, comme l'a fait observer Bracy-Clark (1), il suffit d'apporter un peu plus d'attention dans l'examen de cette partie, pour s'assurer que la disposition conoïde est très-légère, et que le sabot représente plutôt un segment de cylindre coupé obliquement. En effet, si la partie antérieure est oblique de haut en bas et d'arrière en avant, la partie postérieure est oblique dans le même sens, et presque parallèle avec la première, dont elle se distingue par une étendue beaucoup moindre.

Le sabot entoure toute l'extrémité du membre, et cette boîte cornée, qui paraît former une seule pièce, et constituer une enveloppe inflexible, jouit cependant d'une grande élasticité, et se trouve composée de trois pièces distinctes, dont la séparation n'a lieu, même très-imparfaitement, que par une macération ou une ébullition très-prolongée. Ces trois pièces sont la *paroi*, la *sole* et la *fourchette*.

PAROI OU MURAILLE.

La paroi (*fig.* 53) forme le pourtour du sabot, constitue toute la portion visible lorsque le pied est appuyé sur le sol, et se replie en outre en dedans pour former une partie à laquelle on donne un nom différent, quoiqu'elle soit bien évidemment une portion de la muraille.

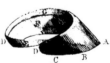

Fig. 53.

(1) *Recherches sur la construction du sabot du cheval*, etc.

Les divers points de cette portion du sabot ont reçu
des noms particuliers. On appelle *pince*, A, la partie
médiane, antérieure; *mamelles*, B, les deux côtés de la
pince, *quartiers*, C, les deux parties latérales ou les
ailes de la muraille; enfin, on nomme *talons*, D, D, les
deux extrémités postérieures, où la paroi se replie en
dedans du cercle extérieur pour aller former les *arcs-
boutants*, E, des maréchaux français ou les *barres*
de Bracy-Clark.

La paroi présente à considérer : deux faces, l'une
externe, l'autre interne, qui vont en diminuant de
largeur depuis la pince jusqu'à l'extrémité des barres;
deux bords, l'un supérieur, l'autre inférieur.

La face externe, lisse, polie, luisante, doit cet aspect
à la lame épidermique qui la recouvre, et que tendent
sans cesse à détruire le choc et le frottement des corps
étrangers, et la râpe du maréchal. Elle présente en
pince son plus grand degré d'obliquité, et se rapproche d'autant plus de la verticale qu'on recule
davantage vers les talons. Il y a, sous ce rapport, une
légère différence entre le quartier interne et le quartier externe, celui-ci conservant un peu plus d'obliquité, en même temps qu'il décrit une courbe plus prononcée.

La face interne, F, présente, dans toute son étendue,
ses bords exceptés, une série de feuillets de couleur
blanche, placés de champ les uns à côté des autres,
qui se dirigent du bord supérieur au bord inférieur,
et s'engrènent avec des feuillets correspondants, de

couleur rouge, appartenant à la face externe de la phalange. Ces tissus feuilletés du sabot (kéraphylleux) et
du pied (podophylleux) (1), établissent l'union de ce
dernier avec son enveloppe protectrice, tout en permettant des mouvements dans le sens des feuillets (de
haut en bas), et même transversalement à leur direction.

Le bord supérieur, en rapport avec la couronne,
présente, du côté de sa face interne, une cavité peu
profonde et arrondie, G, espèce de gouttière qui rè-
gne dans tout son pourtour, et reçoit le renflement
formé par la terminaison apparente de la peau, et que
l'on appelle le *bourrelet* (*cutidure* de Bracy-Clark).
Cette gouttière porte le nom de *biseau* (*cavité cutigérale* B.-C.).

Le bord inférieur, plus étendu que le précédent, se
trouve en rapport avec le sol dans l'état de nature, et
avec la face supérieure du fer dans le cheval soumis à
la ferrure. Son épaisseur va en diminuant de chaque
côté, de la pince au talon, et il se renforce avant de
se replier pour former la barre ou arc-boutant; celui-ci n'est, comme nous l'avons déjà dit, qu'une portion rentrée de la paroi, qui se prolonge, en se rétré-
cissant, entre la sole et la fourchette, jusque vers la
pointe de cette dernière. Toute la partie interne du
bord inférieur est unie d'une manière intime avec le
bord de la sole.

Des deux faces de l'arc-boutant, l'une, qui est la con-

(1) Improprement appelé *chair cannelée.*

tinuation de la face externe de la paroi, est unie à la fourchette; l'autre, correspondant à la face interne de la muraille, se trouve en regard avec elle, et comme elle, revêtue d'un tissu feuilleté. De ses bords, le supérieur se confond d'un côté avec la fourchette, de l'autre, avec la sole, auxquelles il est uni; l'inférieur apparaît entre ces deux parties, à la face inférieure du sabot, et ne disparaît qu'en approchant de la pointe de la fourchette. La cavité cutigérale a disparu aussitôt que s'est formé l'angle rentrant.

La corne qui forme la paroi est disposée de la manière la plus favorable pour donner au sabot un grand degré d'élasticité, qui est loin cependant d'être le même pour toutes les parties de la muraille. Sa hauteur et son épaisseur ayant leur maximum en pince, et leur minimum près des talons, il doit naturellement s'ensuivre que, si un effort, agissant sur le sabot, de l'intérieur à l'extérieur, tend à redresser l'arc formé par la paroi, celle-ci ne cédera en pince que d'une manière imperceptible, et l'écartement deviendra d'autant plus sensible qu'on l'examinera plus près de l'extrémité postérieure. Il y a donc, dans la dilatation du sabot, écartement des quartiers et surtout des talons, tandis que la pince reste immobile. Nous verrons plus tard que cette disposition s'accorde parfaitement avec le jeu des parties contenues dans le sabot.

Quant à la structure intime de la corne qui compose la paroi, tout s'accorde pour démontrer qu'elle est formée d'un assemblage de poils, naissant de l'assem-

blage de follicules pileux que l'on désigne sous le nom
de *bourrelet*, suivant la direction des parois du cylindre
dont le sabot représente un segment, et agglutinés
entre eux par la matière cornée, sans organisation manifeste, que sécrète le tissu podophylleux.

Cette disposition est rendue sensible par la désunion
de ces poils, qui s'opère à la suite d'une exposition
prolongée aux intempéries atmosphériques, ou par le
simple effet du frottement du bord inférieur sur le
sol, dans les chevaux qui ne sont pas ferrés. Le mode
d'accroissement de la paroi vient encore appuyer cette
théorie (1).

La corne présente, du reste, des degrés de dureté
très-différents, suivant qu'on l'examine à sa face externe
et à son bord inférieur, où elle est dure, ou à son
origine et à sa face interne, où elle se ramollit pour
former le tissu kéraphylleux. C'est ce qui constitue
la corne *morte*, la corne *demi-vive*, et la corne *vive*, de
Bourgelat.

L'accroissement de la corne de la muraille a lieu du
bord supérieur au bord inférieur, en suivant la direction de ses fibres. C'est donc au bourrelet que la corne
se produit, et de ce point elle descend, chassée par
celle qui se sécrète après elle, jusqu'à ce que, arrivée

---

(1) Cette théorie a vieilli, je le sais, et le microscope a amené de
nombreux travaux, tous du plus grand intérêt, sur la structure de
la corne. J'ai cru, cependant, devoir la conserver, car, d'une part,
les micrographes sont loin d'être d'accord entre eux, et, de l'autre,
elle suffit pour l'explication du mode d'accroissement du sabot, et
pour les conséquences pratiques qui en découlent.

à la partie inférieure de l'ongle, elle se trouve usée par
le frottement du sol, ou retranchée par le boutoir du
maréchal. La rapidité de cet accroissement est en
raison directe de la longueur des fibres ; aussi la paroi
croît beaucoup plus vite en pince qu'en talon ; ce qui
était nécessaire dans l'état de nature, la partie antérieure du sabot étant beaucoup plus exposée au frottement que la partie postérieure. ·

En admettant la structure pileuse de la corne, il est
facile de concevoir, ainsi que le fait observer Girard,
comment la paroi ne dépasse pas un degré donné
d'épaisseur, tandis qu'elle s'accroît constamment en
longueur.

SOLE.

La sole (*fig.* 54) est située à la partie inférieure du

Fig. 54.

sabot, où elle constitue une plaque
cornée, qui remplit l'intervalle compris entre le bord inférieur de la paroi
proprement dite, et son prolongement
intérieur ou l'arc-boutant.

Cette partie du sabot présente deux faces, l'une inférieure, l'autre supérieure, et deux bords.

La face inférieure ou externe, concave, représente
une espèce de voûte plus ou moins éloignée du sol,
suivant la conformation générale du sabot.

La face interne convexe est en rapport avec le tissu
réticulaire qui recouvre la face inférieure du troisième
phalangien, et contracte avec ce tissu une adhérence
remarquable, au moyen de nombreuses porosités dont

la sole est criblée, et dans lesquelles pénètrent les papilles du tissu réticulaire.

Le bord externe ou la grande circonférence adhère,
dans toute son étendue, avec la face interne du bord
inférieur de la paroi, dont il ne se détache, que par une
macération prolongée.

L'interne, beaucoup moins étendue et en forme
de V, adhère à l'arc-boutant, qui le sépare de la fourchette.

La sole est formée d'une corne beaucoup moins
fibreuse, en apparence, que celle de la paroi, et dont
les fibres sont dirigées dans le même sens, c'est-à-
dire de haut en bas ; disposition qui ne leur donnerait
d'autre longueur que celle de l'épaisseur de la plaque
qu'elles concourent à former, si leur obliquité d'arrière en avant n'augmentait un peu cette longueur. Le
tissu réticulaire de la face plantaire de l'os du pied
remplace, pour la sole, les papilles du bourrelet, de
telle sorte que la production a lieu à la face interne et
l'usure à la face inférieure ou externe, non par un véritable frottement comme pour la paroi, mais par une
espèce d'exfoliation.

Dans sa disposition en voûte, la sole éprouve dans
la marche un mouvement continuel, qui a lieu de haut
en bas, pendant l'appui du pied, par un aplatissement
de la voûte, et de bas en haut dès que le pied est dé-
barrassé du poids qu'il supportait. Par ces mouvements successifs, elle concourt pendant l'appui, comme
nous le verrons plus loin, à faire dilater le cercle formé

par la paroi, et permet à cette partie de se resserrer pendant le soutien du membre.

FOURCHETTE.

La fourchette (*fig.* 55) offre la forme d'un coin de corne placé horizontalement à la face inférieure du

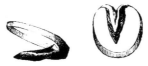

Fig. 55.

pied, dans l'espace triangulaire que circonscrivent les deux portions rentrantes de la paroi.

Nous devons étudier dans cette partie : deux faces, une externe et une interne, deux bords, et deux extrémités, l'une postérieure, l'autre antérieure.

La face externe présente postérieurement, dans son milieu, une cavité peu profonde dans les pieds bien conformés, divisant la fourchette en deux branches, qui vont se confondre avec les talons, et qui sont séparées du reste du pied, de chaque côté, par une excavation longitudinale. Cette disposition donne à l'organe la forme d'une fourche, dont on a tiré son nom.

La face interne, moulée sur le coussinet plantaire improprement appelé *fourchette de chair*, offre une disposition entièrement inverse de celle de la face externe. Deux cavités longitudinales correspondent aux éminences de cette dernière, et à l'opposé du creux médian, s'élève une éminence assez prononcée, en

forme de dent, désignée par Bracy-Clark sous le nom
d'*arrête-fourchette*, et qui s'enfonce dans le coussinet
plantaire, avec lequel toute cette face est en rapport
immédiat. Comme la face interne de la sole, celle de
la fourchette offre une multitude de petites porosités,
dans lesquelles s'introduisent les villosités du tissu réticulaire qui recouvre le coussinet plantaire.

Les deux bords de la fourchette sont intimement
unis avec les bords supérieurs des arcs-boutants.

Son extrémité postérieure forme deux éminences
arrondies, molles, élastiques, séparées l'une de l'autre
par une dépression, recouvrant les talons de la paroi,
et se continuant à tout le pourtour du bord supérieur
de cette dernière, par une bande épidermique que
Bracy-Clark désigne sous le nom de *périople* (*fig.* 55).
L'immersion du pied, pendant un certain temps, dans
l'eau tiède, ou même à la température ordinaire, rend
très-apparente cette bande périoplique, dont la couleur
est toujours blanc grisâtre, quelque foncée que soit
celle du sabot.

L'extrémité antérieure de la fourchette se termine
en pointe, à peu près vers le milieu de la surface inférieure du pied.

La fourchette forme donc une plaque de corne peu
épaisse, plus molle, plus souple que celle de la sole,
exactement moulée sur le coussinet plantaire. Elle est
produite à la fois par le tissu réticulaire qui recouvre
ce corps, et par la peau qui se termine aux talons.
L'épiderme, en quittant la peau à son point de réunion

avec la corne, fournit à la fourchette les deux renflements déjà indiqués, et que Bracy–Clark désigne sous
le nom de *glômes* de la fourchette. La bande périoplique de la paroi n'est autre chose que la même continuation de l'épiderme sur le sabot, et n'a d'autres rapports avec la fourchette que son adhérence aux glômes.

La fourchette éprouve, dans la marche, des mouvements d'abaissement et d'élévation subordonnés à
ceux du coussinet plantaire dont elle est l'enveloppe
protectrice.

PARTIES CONTENUES DANS LE SABOT.

La boîte cornée, formée par les trois pièces que nous
venons de décrire, renferme des parties que nous ne
devons qu'énumérer, savoir :

L'os du pied troisième phalangien et son sésamoïde
(os naviculaire) réunis par leurs ligaments.

Les deux fibro-cartilages latéraux de l'os du pied,
complètent le troisième phalangien.

L'expansion tendineuse du muscle perforant, qui
vient s'attacher à la face inférieure de cet os.

Le coussinet plantaire, qui recouvre le tendon et
se trouve lui-même compris entre les deux fibro-cartilages.

Enfin, le tissu vasculo-nerveux, feuilleté au pourtour de la face externe de l'os du pied et de la base des
cartilages, et villeux à la face inférieure de l'os et du
coussinet plantaire.

§ 2. — Mécanisme du Pied.

Lorsque le pied pose sur le sol, il éprouve un choc en rapport avec la rapidité de l'allure du cheval, et le poids que supporte le membre pendant l'appui ; cette percussion, dans les allures rapides surtout, serait plus que suffisante pour ébranler le pied de l'animal, contondre les parties molles, et même briser l'os de la dernière phalange, si le choc n'était amorti par l'admirable appareil dont nous venons d'étudier les parties composantes.

Aussitôt que le sabot touche le sol, les os, recouverts de leurs parties molles, tendent à descendre dans la boîte cornée qui leur sert d'enveloppe, et ce mouvement de descente est facilité par l'appareil, qui le maintient en même temps dans une juste mesure, en amortissant d'abord l'impulsion, et en déterminant ensuite une réaction en sens inverse qui favorise le déplacement de l'animal. Le sabot ne concourt pas seul à amener ce résultat ; son action est précédée par celle de plusieurs autres parties, qui sont le tissu feuilleté, le coussinet plantaire et les cartilages latéraux. D'autres moyens d'amortissement existent en dessus du sabot, mais ils nous occuperont plus loin.

Le tissu feuilleté, par la disposition de ses lames dirigées de haut en bas, permet un léger glissement non par le changement de rapport des feuillets engrenés, ce qui supposerait un décollement, mais par suite de l'élasticité de ces lamelles, qui cèdent pour reprendre bien-

tôt leur première position. L'énorme étendue de surface fournie par ces lames nombreuses unit, en effet,
le pied à son enveloppe par trop de points de contact,
pour que l'adhésion puisse cesser aussi facilement. L'é-
lasticité du tissu feuilleté ayant lieu dans tous les sens,
il s'ensuit aussi que l'os du pied peut éprouver, dans la
boîte qui le renferme, de légers mouvements de torsion :
ce qui ne peut manquer de se produire pendant les
allures, et surtout lors des changements de direction.

Le pied, ainsi sollicité à descendre en totalité dans
le sabot, trouve inférieurement un obstacle formé par
la sole, dans tous les points correspondant à l'os du
pied et à une partie des fibro-cartilages, et par la fourchette, dans ceux qui correspondent au coussinet plantaire. Cependant l'impulsion a été telle que la voûte
formée par la sole est obligée de s'aplatir, par l'abaissement de son bord interne qui tend alors à comprimer
latéralement la fourchette. Cette dernière, en même
temps qu'elle est resserrée sur ses côtés, éprouve par
sa partie supérieure une autre pression, qui l'empêche
de céder entièrement à la première ; de telle sorte que
l'aplatissement de la voûte formée par la sole ne peut
s'opérer que par l'écartement de la paroi, que la sole
repousse en dehors, et qui cède d'autant plus facilement
qu'elle se trouve plus mince et plus étroite. La muraille
élargit donc son arc de plus en plus, depuis la pince,
où l'on peut la considérer comme immobile, jusqu'aux
talons, où l'écartement est le plus marqué.

La voûte de la sole, en cédant momentanément au

mouvement d'abaissement, l'arc de la paroi, en obéis-
sant à celui d'écartement, réagissent bientôt, par leur
élasticité propre, et arrêtent insensiblement l'impulsion
à laquelle ils impriment à leur tour une direction en
sens inverse ; mais l'appareil ne serait pas encore complet, la secousse ne serait pas suffisamment amortie, s'il
n'existait, en outre, vers les points les plus comprimés
ou les plus sensibles, de nouveaux appareils élastiques.

L'inclinaison du paturon, en détournant du pied
une partie de la secousse et du poids du corps, détermine l'appui principal de la portion restante sur la partie postérieure du pied, au niveau du petit sésamoïde,
et par conséquent sur les talons, qui se trouvent, en
outre, d'autant plus exposés à la pression que le membre est toujours porté en avant, au moment où le pied
regagne le sol. Aussi l'os phalangien ne se prolonge-t-
il vers cette partie postérieure qu'au moyen de ses fibro-
cartilages, dont l'élasticité amortit la secousse avant de
la transmettre au point de la sole qui lui correspond.
De même, l'expansion tendineuse du muscle fléchisseur,
qu'un choc trop brusque exposerait à être blessée, se
trouve appuyée sur le coussinet plantaire ; et ce mate-
las élastique, par son épaisseur et par son adhérence à
la face interne des fibro-cartilages, supporte une partie de la pression avant de solliciter l'abaissement de la
fourchette, qui, dans un pied livré à l'état de nature,
et sur un terrain solide, doit à peine toucher le sol.

Ainsi donc, la partie la plus sensible de l'extrémité,
recouverte dans tous ses points par un prolongement

modifié du derme, se trouve comme suspendue dans son enveloppe protectrice, par une série de ressorts élastiques, qui cèdent d'autant plus qu'ils se rapprochent davantage des parties sensibles, et réagissent ensuite avec une force d'autant plus grande qu'ils ont cédé davantage et plus difficilement à la pression qui les a sollicités ; remplissant ici un usage absolument analogue à celui des ressorts feuilletés employés, en mécanique, pour amortir les secousses des voitures.

§ 3. — Qualités et défectuosités du Pied.

L'étude que nous venons de faire des parties constituantes du pied nous aidera à reconnaître les beautés et les défectuosités de cet organe.

CARACTÈRES D'UN BON PIED.

Dans un pied bien conformé (*fig.* 56), le volume du sabot est plutôt grand que petit. La paroi est lisse,

Fig. 56.

unie, sans enfoncements ni fissures, luisante, et laissant apercevoir la direction des fibres qui la composent. Son inclinaison en pince se rapproche autant que possible de 45°, et diminue graduellement jusque vers les talons. Le quartier externe, un peu plus saillant que l'interne, présente aussi plus d'obliquité.

La sole, à partir de son bord externe qui l'unit à la paroi, s'élève en regagnant la fourchette, de manière à laisser à la surface inférieure du pied un creux assez prononcé.

La fourchette doit offrir un volume assez considérable, s'élargir autant que possible à sa partie postérieure, et se trouver à quelque distance du sol lorsque le pied est posé à terre. La fente qui la sépare en deux vers sa base ne doit pas se prolonger entre les deux talons, comme on le voit assez souvent.

La corne noire ou grise, de consistance moyenne, est celle qui présente le plus d'avantages pour la solidité du pied, et pour supporter l'action de la ferrure. La corne blanche est généralement peu solide, porte moins longtemps le fer, et s'use très-promptement si le cheval est obligé de marcher quelque temps déferré.

Il existe quelques différences entre les pieds de devant et ceux de derrière.

Les premiers, principalement destinés à soutenir le poids du corps, sont plus évasés ; ils ont les talons plus bas, la fourchette plus volumineuse, la face inférieure de la sole moins concave.

Les pieds postérieurs, au contraire, destinés à pousser le corps en avant par leur percussion, se rapprochent plus, par leur paroi, de la ligne verticale, et leurs talons plus élevés contribuent à leur donner cette direction, en même temps qu'ils rendent le dessous du pied plus creux.

L'étude des défectuosités du sabot achèvera de nous faire connaître, d'une manière négative, les différentes

qualités de cet organe, que nous n'avons pu envisager
que d'une manière générale.

DÉFECTUOSITÉS ET MALADIES DU PIED.

Les mauvaises qualités du sabot peuvent dépendre
d'une conformation défectueuse, ou de maladies plus
ou moins graves. Nous ne nous occuperons de ces dernières que sous le rapport du préjudice qu'elles apportent à la valeur de l'animal, et nous commencerons
par les défauts qui tiennent à la conformation spéciale
du sabot.

DÉFECTUOSITÉS DU PIED.

PIED GRAND.

Le volume excessif du sabot est un défaut grave pour
la vue, et fait paraître le cheval massif et grossier. Le
pied grand nuit en effet à la légèreté, soit par son volume, soit par le poids des fers énormes qu'il exige. Le
cheval dont le pied est trop volumineux est maladroit,
surtout sur les terrains secs et caillouteux, bute souvent, se déferre facilement, est sujet à se couper, et la
forte percussion qui résulte de l'appui le rend susceptible de devenir fourbu. Aussi ce défaut est-il grave,
surtout pour les chevaux destinés à un service rapide,
tandis qu'il nuit beaucoup moins aux chevaux de gros
trait, pourvu que la corne ne soit pas en même temps
trop molle, comme cela arrive souvent. Le pied grand
appartient surtout aux chevaux des pays septentrio-
naux.

PIED PETIT.

Le sabot trop petit, que l'on rencontre surtout dans les chevaux de race fine et d'origine méridionale, est toujours un défaut grave, quoique, au premier abord, il donne au cheval de la grâce et de la légèreté. Le pied petit est presque toujours trop sensible, et plus sujet encore que le pied grand à devenir douloureux après un exercice violent, et même à contracter la fourbure. Les parties qu'il contient sont logées à l'étroit, et si quelque opération devient nécessaire, elle est toujours suivie de grandes souffrances. Ce pied est très-exposé au resserrement des talons, à l'encastelure, aux bleimes; la corne qui le forme est généralement sèche, cassante, et s'éclate facilement lors de la ferrure.

PIEDS INÉGAUX.

Il est rare qu'il existe une inégalité naturelle entre le volume des deux pieds antérieurs ou postérieurs. Presque toujours cette différence est la suite d'une maladie de l'un des deux. Ou le plus petit a été malade et a éprouvé un rétrécissement qui nuit au jeu des parties molles et du sabot, ou le plus volumineux a éprouvé aussi, par suite de quelque maladie, un épaississement qui doit nuire à l'élasticité de la boîte cornée. Dans tous les cas, il doit y avoir irrégularité dans les allures, et l'animal ne peut convenir que pour un service peu relevé.

Lorsque, par suite d'un accident grave, le sabot

entier s'est détaché, celui qui le remplace n'acquiert
jamais le volume que présentait le premier.

PIED PLAT.

Ce défaut se rencontre surtout aux membres an-

térieurs. La muraille de ce pied
(*fig.* 57), se rapproche beaucoup
de la ligne horizontale, ce qui
donne au sabot une grande largeur, en même temps que peu

Fig. 57.

de hauteur. Le pied plat est une des plus mauvaises
conformations que l'on puisse rencontrer; sa face inférieure est presque plane et assez souvent convexe, ce
qui constitue le pied *plein* ou *comble*. Il présente au
maréchal une double difficulté, pour l'ajusture du fer,
qui ne doit pas toucher la sole, et pour la direction des
clous. Si l'on ne donne pas à ces derniers une direction très-oblique en dedans, ils sortent trop tôt et ne
tiennent pas assez solidement le fer, que son étendue
rend très-pesant. Mais il est difficile de saisir le point
convenable de cette inclinaison, et les clous, souvent,
rentrent trop et piquent le cheval.

La largeur du pied plat est une cause d'atteintes et
de coupures fréquentes; le peu d'élévation des talons
leur donne beaucoup de sensibilité; enfin toutes les
opérations chirurgicales pratiquées sur ce pied sont
d'une guérison longue et difficile.

Dans les pays où l'on fait des mulets, on recherche

les juments à pieds plats, afin d'opposer ce défaut à l'é-
troitesse et à la hauteur du sabot de l'âne.

PIED DÉROBÉ.

On donne ce nom au pied dont des portions de corne
ont été enlevées, soit par éclat, soit par usure, de manière à ôter au bord inférieur de la muraille sa forme
arrondie, qui se trouve interrompue par des courbes
sur des points indéterminés, mais le plus souvent sur
les quartiers. Le pied dérobé est presque toujours
formé d'une corne très-sèche, qui s'éclate par l'action
des clous, ou lorsque l'animal marche quelque temps
sans fers, et qui, en raison de sa dureté, ne se renouvelle que très-lentement, pour s'éclater de nouveau.
Ce pied exige, de la part du maréchal, une attention
particulière dans la distribution des étampures et le
choix des clous, et se trouve, plus qu'un autre, exposé
aux piqûres entre des mains peu habiles. Il arrive souvent que l'agglomération des étampures sur un point
peu étendu amène l'éclat d'une nouvelle portion de
corne, et met, pour quelque temps, l'animal hors d'é-
tat d'être ferré.

PIED ÉTROIT.

L'étroitesse du pied est toujours accompagnée de l'allongement en pince, qui la rend encore plus apparente.
Le pied ainsi conformé comprime latéralement les parties contenues, en même temps que sa longueur fatigue
les tendons ; il a une tendance marquée à l'encastelure,
et est souvent une suite de la fourbure.

PIED A TALONS SERRÉS.

Le resserrement des talons (*fig.* 58) nuit à l'action du pied, en diminuant, en annulant presque l'élasticité du

sabot, et en comprimant les parties les plus sensibles contenues dans cette enveloppe protectrice. Le cheval, à chaque foulée un peu forte, ressent une douleur assez vive, qui ôte toute liberté à ses

Fig. 58.

mouvements, et fait qu'il semble *marcher sur des épines*. La fourchette est resserrée en raison du rapprochement des talons; et ce défaut est d'autant plus grave qu'il ne laisse aucun espoir de guérison, et ne peut, au contraire, que s'aggraver.

PIED ENCASTELÉ.

Sous le nom d'*encastelure*, on distingue le défaut précédent porté à son plus haut degré. Ici les quartiers participent au resserrement, et la douleur est tellement vive, que l'animal la ressent même pendant le repos. Un cheval encastelé ne peut plus rendre aucun service véritable, la ferrure ne peut que le soulager sans le guérir, et les nombreux moyens plus ou moins rationnels, tentés pour obtenir la cure de ce défaut, ont constamment échoué.

L'encastelure, comme le resserrement des talons, se remarque principalement dans les chevaux de race fine, dont le pied est naturellement petit. Elle est souvent une suite de la ferrure.

PIED A TALONS HAUTS.

La hauteur des talons (*fig*. 59) influe beaucoup sur l'aplomb du pied, en redressant le paturon et portant le boulet en avant. Cette élévation n'est souvent due qu'à la négligence que l'on a apportée dans le retranchement de la corne lors de la ferrure ; mais il est aussi des pieds dans

Fig. 59 .

lesquels les talons ne pourraient être abaissés sans que l'instrument arrivât au vif. L'appui se fait principalement sur la pince, dans les deux cas, et les réactions de l'animal sont d'autant plus dures que le talon a redressé davantage l'angle des phalanges. Le pied à talons hauts a presque toujours la fourchette maigre.

PIED A TALONS BAS.

Lorsque, au contraire, les talons sont trop bas (*fig*. 60), le poids du corps est reporté sur ces parties, qui sont bientôt foulées et fatiguées par cette surcharge et par leur peu d'épaisseur, surtout si l'on n'a pas l'attention de soulager le talon, en diminuant, autant et aussi souvent qu'il est possible, la longueur du bras de

Fig. 60.

levier formé par la pince. Les talons bas sont toujours accompagnés d'une fourchette grasse, qui, par son volume et par le peu d'élévation du talon, se trouve exposée à un appui complet sur le sol, et ajoute encore

de ce côté à la sensibilité de l'organe. Ainsi que le fait
observer Bourgelat, ce défaut est d'autant plus grave
que le cheval est plus long-jointé. Les réactions du
cheval à talons bas sont douces, et l'on en trouve facilement la cause dans l'inclinaison du paturon et dans
la précaution avec laquelle l'animal pose ses pieds sur
le sol.

Les talons bas sont le partage des pieds de devant.
Ils sont en outre presque toujours *faibles* et sujets aux
bleimes.

PIED MOU OU GRAS.

La corne de ce pied est épaisse, pousse assez rapidement ; mais elle présente peu de consistance, et s'use
vite si elle cesse d'être protégée par le fer. Les chevaux
à pieds gras se déferrent facilement, les rivets traversant la corne, qui ne leur oppose que peu de résistance ;
cet accident est d'autant plus fréquent que les pieds
gras sont ordinairement grands, et exigent des fers
pesants. Si l'on emploie, pour ferrer ces pieds, des clous
à lames épaisses, la corne cédant toujours du côté le
plus mou, par conséquent du côté interne, il arrive
que le pied peut être facilement *serré*. Le pied gras
éprouve par la fatigue à peu près les mêmes inconvénients que le pied *grand*.

PIED SEC OU MAIGRE.

Dans ce pied, la corne est de nature sèche et cassante.
Elle s'éclate, lors de la ferrure, par l'action des clous,
surtout si ceux-ci sont à lame forte. Elle s'éclate aussi

lorsque l'animal se déferre et est obligé de marcher quelque temps sans être referré. En outre, comme elle est très-dure, elle se renouvelle lentement, et peut obliger d'attendre quelques jours avant de replacer un fer arraché pendant la route. Le pied sec est ordinairement petit et très-souvent dérobé. Les onctions de corps gras sur le sabot, et surtout vers la couronne, peuvent pallier ce défaut; mais jamais elles ne le font disparaître entièrement.

PIED PANARD.

Nous traiterons principalement de ce défaut à l'article des aplombs, car il dépend le plus souvent des rayons supérieurs des membres, quoique la déviation puisse aussi quelquefois provenir des dernières articulations. Dans tous les cas, il y a toujours déviation du pied en dehors, appui sur le quartier interne. qui est le plus faible, par conséquent tendance à la production de *bleimes* de ce côté, et en outre disposition de l'animal à se couper avec l'éponge du fer.

PIED CAGNEUX.

Dans celui-ci le défaut est moins grave ; car la déviation de la pince ayant lieu en dedans, l'appui principal se fait sur le quartier externe. qui est le plus fort. Mais le cheval est toujours exposé à se couper avec la mamelle du fer. Il use en outre sa ferrure très-inégalement, ainsi que le cheval panard, mais chacun dans un sens opposé.

PIED DE TRAVERS.

Il est toujours le résultat d'un défaut d'aplomb dans
les chevaux qui n'ont pas encore été ferrés, et d'un
retranchement inégal de la corne dans ceux soumis à
la ferrure. Le pied peut être de travers en dedans ou
en dehors ; et, suivant sa direction, il se rapproche un
peu du pied panard ou du pied cagneux. Une ferrure
méthodique peut, presque toujours, atténuer ou faire
disparaître ce défaut.

PIED PINÇARD OU RAMPIN (fig. 61).

On emploie assez indifféremment ces deux mots pour
désigner un pied dont l'appui se fait principalement
sur la pince. Ce défaut, que l'on ne remarque qu'aux

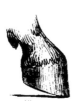

Fig. 61.

pieds de derrière, peut être dû à une
conformation naturelle, ou être le résultat de l'usure des membres : il est
naturel chez presque tous les mulets.
Le cheval pinçard a la pince très—
courte ; la position du pied, appuyé
seulement sur cette partie, favorise
le raccourcissement des tendons et l'exhaussement des
talons, que l'on rencontre toujours très-hauts dans
cette espèce de pied. L'animal ainsi conformé n'use
guère ses fers qu'en pince, mais il les use très-promptement, et donne lieu ainsi à un surcroît de dépense
pour sa ferrure. Quoique le membre pinçard paraisse
vacillant sur un terrain sec et uni, il n'en conserve pas

moins une grande force, favorable surtout pour l'action du tirage.

La plupart des moyens tirés de la ferrure que l'on regarde comme correctifs de ce défaut ne font que l'aggraver.

PIED-BOT.

On n'est pas bien d'accord sur la véritable signification de ce mot, appliqué au pied du cheval. Les uns, comparant cette affection au même genre de difformité existant chez l'homme, appellent pied-bot tout pied fortement dévié en dedans ou en dehors : affection très-rare, puisque, comme le fait observer M. Girard, un cheval ainsi conformé ne pouvant rendre aucun service, on le sacrifie promptement. D'autres désignent sous le nom de pied-bot toutes les difformités du pied du cheval dans lesquelles la couronne se porte fortement en avant, par le raccourcissement des tendons et des ligaments, d'abord, et, plus tard par l'allongement des talons. Ce défaut est quelquefois porté à un tel point, que la partie antérieure de la muraille touche le sol à chaque appui.

Lorsque le pied-bot est ancien, il y a eu modification des surfaces articulaires des phalanges, et la maladie est devenue incurable. Mais, quand l'accident est récent, et dû surtout à la rétraction des tendons, l'animal conserve encore quelque valeur, car l'opération de la *ténotomie* peut redresser le pied, sans que cependant le membre puisse récupérer entièrement sa solidité première.

PIED PLEIN.

On donne ce nom au pied lorsque la sole, au lieu de
se trouver à une certaine distance du terrain pendant
l'appui, est abaissée à peu près jusqu'au niveau du bord
inférieur de la paroi. La surface inférieure du pied est
alors plane, au lieu d'être creuse, et il en résulte que
dans la marche elle doit rencontrer le sol au moment
de l'appui, ou au moins ressentir plus fortement les
corps étrangers d'un petit volume sur lesquels elle
peut appuyer. La ferrure est le seul moyen de pallier ce
défaut, qui peut être masqué jusqu'à un certain point
par le fer à forte ajusture qu'exige une semblable conformation.

PIED COMBLE.

Ce défaut n'est que l'exagération du précédent. Dans
le pied comble, la sole est convexe et dépasse le bord
inférieur de la paroi, au lieu de former une concavité.
Le cheval ainsi conformé se trouve dans l'impossibilité
de rendre aucun service sans une ferrure appropriée à
son état, et qui exige les soins d'un maréchal adroit.
L'ajusture considérable que doit présenter le fer fait
qu'il ne peut appuyer sur le sol que par la rive interne,
et doit être renouvelé souvent à cause de l'usure
prompte qui en résulte. S'il arrive qu'un tel pied se déferre en route, l'animal ne peut continuer à marcher,
car la sole, posant sur le terrain, ne peut s'abaisser, et
comprime les parties molles.

PIED A FOURCHETTE MAIGRE.

La fourchette maigre se rencontre toujours dans les pieds, secs, étroits, à talons serrés. Indice de resserrement du sabot, elle est occasionnée assez souvent par l'action prolongée de la ferrure. Il est impossible de guérir ce défaut, qui nuit beaucoup à l'élasticité du sabot.

PIED A FOURCHETTE GRASSE.

On appelle ainsi le pied présentant une fourchette volumineuse, toujours accompagnée de talons bas. Il résulte de cette conformation que la fourchette, posant sur le sol au moment de l'appui, peut éprouver des contusions assez fortes pour déterminer des boiteries toujours difficiles à guérir, et qui se renouvellent fréquemment, non-seulement à cause du volume de la fourchette, mais aussi par suite du peu de consistance de la corne qui la forme. La fourchette grasse est assez sujette à s'échauffer.

MALADIES LENTES OU CHRONIQUES DU PIED.

Plusieurs affections du sabot peuvent exister sans empêcher les allures de l'animal, sans même le faire boiter, et permettent de l'exposer en vente. Nous les examinerons ici successivement, dans la paroi, la sole et la fourchette, et nous terminerons par celles qui attaquent à la fois les diverses parties du sabot.

SEIME.

On nomme *seime* une fente qui s'étend du bord

supérieur au bord inférieur de la paroi, en suivant les fibres de la corne. Cette fente présente des degrés différents de gravité, selon sa longueur, et surtout sa profondeur.

La seime est incomplète toutes les fois qu'elle n'intéresse que les couches externes du sabot; et, dans ce cas, elle présente peu de gravité, quoiqu'elle indique toujours un sabot trop sec, sur lequel la division peut facilement se compléter.

La seime complète est celle qui traverse complétement le sabot, et s'étend jusqu'aux parties vives. Elle fait boiter le cheval, et ne peut se guérir sans opération. On la voit souvent reparaître après la guérison.

Que la seime soit complète ou incomplète, elle peut ne pas occuper toute la hauteur de la paroi. Dans ce cas, celle qui se prolonge jusqu'au bourrelet est toujours plus préjudiciable à l'animal que celle qui occupe la partie inférieure du pied. Celle-ci, en effet, doit disparaître par l'accroissement du sabot, tandis que l'autre est entretenue par l'état maladif du bourrelet, où elle prend son origine.

La seime complète peut quelquefois exister sans que l'animal boite pour le moment; il ne faut pas s'en laisser imposer par l'absence momentanée de la boiterie, qui ne peut tarder à se manifester, pour peu que l'on fasse travailler le cheval.

On distingue la seime, suivant sa position, en *seime*

en pince, encore appelée *soie* ou *pied de bœuf*, et *seime quarte* ou *en quartier*.

La *seime en pince* est celle que l'on rencontre le plus fréquemment; elle survient surtout aux pieds de derrière, où elle semble résulter de l'effort d'impulsion opéré par le bipède postérieur.

La *seime quarte*, au contraire, se fait remarquer principalement aux pieds de devant, presque toujours au quartier interne, sans doute à cause de sa faiblesse relative. Elle est, en général, d'une guérison plus difficile que la seime en pince.

MAL D'ANE.

Sous ce nom très-vague, on désigne une altération que l'on voit souvent survenir à la partie antérieure de la paroi de l'âne, et qui se rencontre aussi chez le cheval. Le mal d'âne consiste dans une série de gerçures transversales et irrégulières, situées à la face externe d'une portion de la paroi, le plus souvent à la pince, qui proviennent toujours d'une altération du bourrelet correspondant, et qui sont souvent la suite des ulcères de cette partie, désignés sous le nom de crapaudine. Ce défaut, désagréable à la vue, est toujours d'une guérison longue et difficile, et finit, s'il dure longtemps, par altérer la corne de la paroi, qui devient cassante et résiste peu à l'action des clous.

CERCLES.

On appelle *pied cerclé* (*fig.* 62) celui qui présente à la

surface de la paroi, de distance en distance, des espèces
d'anneaux renflés, séparés par des sillons, et affectant
à peu près une direction horizontale. Les cercles
se rencontrent sur les pieds qui ont été fourbus, ainsi

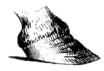

que sur la plupart de ceux qui ont
été malades. Toujours ils indiquent
un vice dans la sécrétion opérée par
le bourrelet. Ils peuvent être plus
ou moins gros et plus ou moins nom-

Fig. 62.

breux, et occasionnent souvent des boiteries, lorsque
le cercle extérieur se répète au dedans du sabot et
comprime les parties molles. Si les cercles sont forts et
nombreux, il est à craindre qu'ils ne soient remplacés
par de nouveaux à mesure qu'ils descendront, et que
l'accident ne devienne incurable. Quelquefois un cercle
unique s'est développé après une maladie avec inflammation du pied, et occasionne une boiterie que l'on
peut espérer de voir cesser lorsque le cercle aura disparu par avalure.

FAUX-QUARTIER.

On désigne souvent sous ce nom tout état défectueux de la portion latérale de la paroi ; c'est le *faux-
quartier naturel*. Mais cette dénomination convient
surtout au faux-quartier dû à une cause accidentelle.

Lorsqu'une opération a nécessité l'enlèvement d'une
portion ou de la totalité d'un quartier, la corne qui recouvre la plaie immédiatement après est sécrétée par le
tissu feuilleté, et n'a pas la consistance, la solidité et

la structure fibreuse de la véritable corne, de celle qui est reproduite, après quelque temps, par le bourrelet. Cette dernière ne descend et ne remplace la corne provisoire qu'après un temps assez long, pendant lequel on ne peut fixer de clous dans celle-ci, qui porte le nom de *faux-quartier*. Il y a donc, dans ce cas, outre l'indice d'une opération de pied assez grave subie par l'animal, nécessité d'une ferrure particulière, qui ne peut avoir autant de solidité que celle ordinaire, les clous qui fixent le fer étant groupés vers certains points seulement.

Si le bourrelet n'a pas subi d'altérations graves, faux-quartier disparaîtra par *avalure;* mais si l'organe producteur a été détruit, s'il a été altéré dans son organisation, le faux-quartier persistera, sa corne sera rugueuse, cassante, et le pied exigera la continuation d'une ferrure plus dispendieuse, moins solide et plus gênante pour le cheval, dont le sabot aura, en outre, perdu une partie de son élasticité.

BLEIME.

On appelle *bleime* une contusion de la partie de la sole située au talon, entre la partie extérieure de la paroi et sa portion rentrante, ou l'arc-boutant. Cette contusion se fait principalement remarquer au pied de devant, et plus souvent au talon interne qu'à l'externe. Bracy-Clarck attribue cette fréquence plus grande à ce que, le talon interne descendant plus bas dans le sabot, les maréchaux le parent autant que l'externe pour le

mettre à son niveau, et laissent ainsi à la sole moins
de force pour résister à la pression de ce côté.

On remarque surtout la bleime dans les pieds à talons serrés, et on la distingue en deux espèces : la
bleime foulée ou *sèche*, et la *bleime humide* ou *suppurée.*

La première est accompagnée de douleur et de boiterie, sans autre signe apparent qu'un changement
d'aspect de la sole, qui devient plus friable, et sous
laquelle on aperçoit souvent une tache rouge, véritable
ecchymose, suite de la contusion.

La bleime suppurée est plus grave; comme la précédente, elle détermine la boiterie, et, si l'on enlève
la portion de sole altérée, on trouve, entre elle et le
tissu villeux, un commencement de suppuration qui
peut, si le mal est négligé, s'étendre et amener des dé-
collements assez considérables.

La bleime, lorsqu'elle ne dépend pas évidemment
d'une ferrure vicieuse, est toujours un défaut grave,
sujet à récidive, surtout si le pied a déjà une tendance
au resserrement des talons.

SOLE BATTUE OU FOULÉE.

Cet accident ne diffère de la bleime qu'en ce que la
contusion occupe un autre point, ou toute l'étendue
de la sole. Ici le mal peut être produit, soit par un
corps étranger engagé entre le fer et le sabot, et exer-
çant une compression à chaque appui du pied, soit
par un fer mal ajusté et portant sur la sole par sa rive

interne. Cet accident n'a de suites fàcheuses que pour les pieds mal conformés, à moins que la contusion n'ait été très-forte, et que l'on ait négligé de donner à temps issue au pus qui s'est formé.

On désigne sous le nom d'*ognons* des excroissances qui paraissent, au premier abord, appartenir à la sole, mais qui sont presque toujours dues à une légère exostose du dernier phalangien, et par conséquent incurables. On les rencontre sur la sole des quartiers, et la moindre compression exercée sur ces excroissances par le fer, ou par les corps durs que rencontre le pied, détermine de la douleur et une boiterie plus ou moins forte. On est obligé, pour utiliser l'animal, de lui appliquer un fer qui recouvre l'ognon, et qui ait assez d'ajusture pour qu'il ne puisse le comprimer dans le moment de l'appui. L'ognon est toujours un défaut grave, puisqu'il exige une ferrure particulière, et détermine souvent la boiterie, surtout si le cheval vient à se déferrer.

FOURCHETTE ÉCHAUFFÉE.

On trouve assez souvent à la fourchette, et surtout dans ses enfoncements, un léger suintement dont la matière est très-odorante. Cet écoulement, qui constitue ce qu'on appelle *fourchette échauffée*, se remarque surtout dans les pieds où la fente moyenne, au lieu d'être bornée en arrière par une légère éminence, se prolonge jusqu'entre les deux talons. Ce défaut, presque toujours désagréable, à cause de l'odeur, peut s'aggraver et a, en outre, l'inconvénient d'occasionner au cheval des démangeaisons assez vives, qui le portent à frapper souvent du pied, et à détériorer ou son fer ou le sol de l'écurie. La fourchette échauffée est quelquefois due à la malpropreté dans laquelle on laisse les pieds du cheval ; mais, chez quelques chevaux, cet écoulement est naturel, et sa suppression pourrait devenir la cause d'accidents plus graves.

FOURCHETTE POURRIE.

Lorsqu'on n'a pas l'attention de remédier à l'échauffement de la fourchette, soit par des soins de propreté, soit par quelques applications médicamenteuses, il arrive assez souvent que ce défaut s'aggrave. L'écoulement devient alors plus abondant, plus fétide, la fourchette se ramollit, semble se décoller des arcs-boutants. On l'appelle alors *fourchette pourrie*, et il n'y a que peu de différence entre cette maladie et le crapaud.

CRAPAUD.

Cette maladie, que l'on parvient rarement à guérir, commence par la fourchette ; mais elle s'étend ensuite à la sole, et même aux diverses parties recouvertes par ces lames cornées. Outre les désordres que l'on observe dans la fourchette pourrie, on voit, dans le crapaud, le ramollissement augmenter, et les tissus sous-ongulés se transformer en une substance spongieuse particulière. On voit en même temps se développer une

matière, tantôt noirâtre, tantôt blanche, caséeuse, mais
toujours d'une odeur infecte particulière. A mesure
que la maladie fait des progrès, elle gagne vers la partie antérieure du pied, détachant toujours l'ongle des
parties qu'il recouvre.

Le crapaud, à très-peu d'exceptions près, est toujours incurable ; aussi ne doit-on jamais acheter un animal affecté de cette maladie, même commençante, et
l'on doit se tenir d'autant plus en garde, que souvent
l'animal ne boite pas dès le principe, et que le fer peut
cacher jusqu'à un certain point les désordres exis-
tants.

FIC OU POIREAU DE LA FOURCHETTE.

Cette excroissance se manifeste plus souvent sur le
pied du mulet que sur celui du cheval ; elle est de
même nature que les fics ou poireaux, quelquefois
très-gros, qui se développent sur les autres parties du
corps. Le fic de la fourchette est pyriforme, pédiculé,
et acquiert promptement un volume suffisant pour déterminer la boiterie, par la compression qu'il éprouve
lui-même, et qu'il exerce en même temps sur la face
inférieure du pied, au moment de l'appui.

Cette tumeur ne peut disparaître que par une opération chirurgicale, et la cautérisation de la plaie, qui
résulte de son ablation n'est pas toujours un obstacle
certain à son retour.

FOURBURE CHRONIQUE, CROISSANT, FOURMILIÈRE.

Lorsque la fourbure passe à l'état chronique, le sabot éprouve quelques modifications très-remarquables, et d'autant plus essentielles à connaître qu'elles constituent des défauts très-graves.

D'abord la paroi s'allonge en pince, en même temps qu'elle se retrécit vers les quartiers, donnant ainsi plus de longueur au pied, qui bientôt se recourbe en pince, en se rapprochant de la forme d'un sabot chinois. La corne devient aussi sèche, dure, cassante, et perd son apparence fibreuse.

En même temps que ces changements se manifestent à la paroi, on en voit apparaître d'autres à la face inférieure du pied. L'os phalangien, repoussé en arrière par un tissu corné de nouvelle formation, qui se développe entre sa partie antérieure et la portion correspondante de la paroi, éprouve lentement un mouvement de bascule, qui pousse contre la sole son bord inférieur. Il en résulte que la sole, constamment sollicitée en bas, se déplace ; le pied devient comble en pince, et au bout d'un certain temps l'os, appuyant toujours par son bord inférieur, finit par perforer la couche de corne qui le protégeait et par apparaître au dehors. C'est à ces diverses déformations de la face inférieure du pied qu'on donne le nom de *croissant*. Dès que cette maladie a commencé, l'animal n'a pu rendre que des services très-imparfaits au moyen d'une ferrure très-difficile, dispendieuse par conséquent, et exigeant un fréquent renouvellement. Une fois que l'os a traversé la sole, le cheval n'est plus bon qu'à sacrifier.

Le nouveau tissu qui s'est développé entre la paroi et l'os du pied, et qui a repoussé l'une en avant et l'autre en arrière, constitue une couche quelquefois très-épaisse d'une corne sans organisation apparente, comme vermoulue, qui vient, avec le temps, se montrer en arrière de la paroi, entre la pince du pied et le point où se développe le croissant. C'est cette cavité, remplie d'une corne de mauvaise nature, que l'on désigne sous le nom de *fourmilière*, à cause des trous nombreux dont le nouveau tissu se trouve criblé.

Ainsi donc, le pied rétréci et relevé en forme de sabot chinois, le croissant et la fourmilière sont des indices de fourbure chronique, et doivent empêcher l'achat du cheval qui en est affecté, et chez lequel ces défauts ne peuvent qu'augmenter.

MALADIES AIGUËS DU PIED ET ACCIDENTS PRODUITS PAR LA FERRURE.

Il nous reste encore à passer en revue un certain nombre de maladies aiguës du pied, dont la plupart sont occasionnées par la ferrure. Quoique toutes ces affections, déterminant la boiterie, empêchent, le plus souvent, d'exposer le cheval en vente, nous devons cependant les examiner rapidement, pour pouvoir en apprécier la gravité et les conséquences, dans le cas où l'on persisterait à vouloir acheter un animal, bien qu'il fût boiteux au moment du marché.

CLOU DE RUE.

Le cheval est exposé, dans les villes surtout, à mar-

cher sur des corps aigus, le plus souvent des clous,
dont la pointe rencontre la sole ou la fourchette, et
s'implante dans le pied plus ou moins profondément.
La gravité de l'accident dépend, non-seulement de la
profondeur de la blessure, mais aussi du point où le
corps étranger s'est implanté.

Si le clou a attaqué la sole en avant de la pointe de
la fourchette, la blessure ne sera dangereuse qu'autant
que la pointe aura pénétré jusqu'à l'os du pied. Il
pourra survenir dans ce cas une exfoliation qui néces-
sitera l'enlèvement d'une partie de la sole.

Lorsque le clou s'est implanté dans la moitié postérieure de la fourchette, et que sa pointe ne s'est pas
dirigée en avant, il aura pu pénétrer très-profondé-
ment et même sortir au-dessus des talons, sans intéresser d'autres tissus que le coussinet plantaire, et l'accident sera facilement et promptement guéri.

Le point où le clou de rue présente le plus de danger est la moitié antérieure de la fourchette et la portion de la sole qui la borde ; car, dans cette partie, si le
clou pénètre au delà de la couche formée par le coussinet plantaire, il rencontre l'expansion du tendon
perforant, qu'il traverse en la déchirant, et peut arriver dans la petite capsule synoviale qui facilite le glissement de ce tendon sur l'os naviculaire. Cet accident,
toujours grave, nécessite une opération compliquée,
dont les suites peuvent être funestes.

Les *chicots*, les *tessons*, qui blessent le pied, produi-

sent des accidents analogues à ceux occasionnés par
le clou de rue.

FURONCLE DE LA FOURCHETTE.

Cette maladie ressemble beaucoup, au premier
abord, à la fourchette échauffée ou pourrie. Un liquide odorant se fait remarquer à la surface de l'organe ; mais un examen attentif amène la découverte
d'une fistule placée sur le côté, et par laquelle la sonde
s'introduit sous la fourchette, qui est un peu gonflée
et douloureuse. L'enlèvement d'une portion de cet organe met à découvert un bourbillon, quelquefois assez
gros, qui était retenu par la résistance des tissus, et
dont l'extraction amène une prompte guérison.

COMPRESSION DU PIED PAR LES CLOUS.

Lorsque le fer est trop étroit ou étampé trop *gras*,
les clous qui le fixent s'implantent dans la paroi trop
près de sa face interne ; la portion de corne déplacée
par leurs lames comprime le tissu podophylleux, et
détermine une douleur assez vive pour faire boiter le
cheval et amener des accidents graves, la fourbure
même, si l'on ne se hâte de détruire la cause de la
souffrance. On doit surtout s'attacher, dans ce cas, à reconnaître si la ferrure est toute nouvelle, ou date déjà
de quelques jours ; car la suppuration vers le point
comprimé est d'autant plus à craindre que la compression a duré plus longtemps.

PIQURE.

Lorsqu'un clou, au lieu de sortir par la face externe
de la paroi, s'est dirigé vers les parties vives, mais que
le maréchal s'en est aperçu à temps, et l'a retiré avant
d'achever la ferrure, on dit que le cheval a été *piqué*.
Cette blessure a rarement des suites fâcheuses ; il est
bon cependant, comme pour l'accident qui précède,
de s'assurer si la ferrure est récente; car si la douleur continuait à se faire sentir après quelques jours,
il y aurait à craindre la suppuration du point malade.

ENCLOUURE.

La piqûre prend le nom d'*enclouure* lorsque l'un des
clous qui fixent le fer a touché le vif avant de sortir
de la paroi. L'accident a alors plus de gravité et presque toujours il se développe un peu de suppuration,
à laquelle il faut donner jour par une brèche à l'ongle. Dans ce cas, encore, les désordres sont d'autant
plus grands qu'on a tardé davantage à déferrer le
pied. Il peut même se former une exfoliation dans
le point de l'os du pied correspondant au clou mal
dirigé.

SOLE CHAUFFÉE OU BRULÉE.

Ces deux noms n'indiquent que deux degrés différents de la même maladie. L'application trop prolongée du fer chaud sur le pied et surtout la négligence ou
le retard apportés dans l'enlèvement de la portion de la
sole charbonnée par cette application, déterminent

quelquefois, à travers la corne, la brûlure des parties
sensibles qu'elle recouvre. La sole se dessèche alors,
paraît comme pointillée, et, si la brûlure a été forte,
il peut y avoir décollement du tissu réticulaire et suppuration entre ce tissu et la sole de corne. Cet état
exige l'enlèvement de la sole; mais la guérison ne
se fait pas attendre longtemps, si, du reste, le pied est
bien conformé.

CERISES.

La sole est exposée pendant la ferrure à recevoir des
coups de boutoir, soit par suite des mouvements de
l'animal, soit par la maladresse du maréchal. Si la blessure est légère, elle n'a, le plus souvent, aucunes suites; mais si l'instrument a attaqué, dans sa couche
profonde, la partie sensible qui recouvre l'os du pied,
il se forme souvent dans la plaie une excroissance
rouge, espèce de bourgeon d'apparence charnue, plus
ou moins gros, et que sa forme et sa couleur ont
fait comparer au fruit du cerisier. Cette production
se développe également dans toutes les autres plaies de
la sole, lorsqu'on n'a pas le soin d'établir une compression méthodique vers le point où l'enlèvement d'une
portion de corne met à découvert les parties vives, et en
permet le gonflement.

Une légère opération enlève les cerises, et un
pansement compressif très-simple en prévient le
retour.

§ 4. — **Différences.**

PIED DE L'ANE ET DU MULET.

Le pied de ces animaux comparé à celui du cheval, présente quelques différences remarquables. Son étroitesse plus grande donne à l'arc décrit par la paroi une apparence carrée en pince. La muraille est proportionnellement plus élevée et plus épaisse ; la sole, plus concave à sa face externe, donne au dessous du pied une forme plus creuse, et la fourchette, toujours petite, est aussi plus relevée.

Le pied de l'âne et du mulet, est très-souvent rampin. Celui du premier, beaucoup moins soigné que le pied des autres solipèdes, et très-sujet à la déviation en dedans ou en dehors, qui constitue le *pied de travers*. Il est souvent affecté de la fourmilière, même sans avoir été fourbu, et de cette altération du sabot que nous avons décrite plus haut sous le nom de *mal d'âne*.

Le sabot du mulet présente à peu près les mêmes difformités et les mêmes maladies que celui de l'âne. Le fic ou poireau de la fourchette, dont nous avons déjà parlé, est surtout une maladie du pied du mulet.

PIED DES RUMINANTS.

Dans les ruminants domestiques, tels que le bœuf, le mouton, la chèvre, le pied est formé par deux doigts, séparés à la naissance de l'ongle qui les protége, pou-

vant s'écarter l'un de l'autre jusqu'à une certaine distance, et amortir, par ce nouveau moyen d'élasticité,
la violence des réactions. Aussi ne trouvons-nous
plus, dans ce double onglon, des propriétés élastiques aussi prononcées que dans le sabot des solipèdes.

PIED DU BOEUF (*fig.* 63).

Chaque onglon du bœuf représente assez exactement
la moitié du sabot du cheval.

La paroi, épaisse et contournée en demi-cercle du
côté externe, se replie en dedans à chaque extrémité,
s'amincit et diminue de hauteur par son bord inférieur,
qui n'arrive pas jusqu'au sol, et laisse ainsi un
creux, une sorte de dépression à la face interne de
l'onglon.

La sole, moins épaisse que dans les solipèdes, remplit le vide encadré par le cercle que forme le bord inférieur de la paroi, et se trouve un peu relevée du
côté interne, à cause de l'élévation du bord correspondant de la muraille. Cette inclinaison lui donne absolument la disposition d'une moitié de la sole du
cheval.

Enfin la fourchette, qui, dans les solipèdes, représente le point de séparation des doigts des autres animaux, semble au premier abord avoir disparu; mais
elle n'a fait que perdre sa forme, et se trouve réellement divisée en deux parties, qui ont également pour
base le coussinet plantaire, plus dense et plus blanc,
des ruminants, recouvert par une épaisse couche épi-

dermoïde qui, pour chaque sabot, constitue le talon.
La fourchette n'est donc plus ici qu'un organe de pré-
servation, un véritable coussin d'amortissement, et

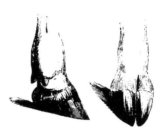

Fig. 63.

l'élasticité qu'elle donnait au pied du cheval est remplacée par la division en deux de la région digitée.

Cette division du pied amortissant le choc lors de
l'appui de l'organe, l'appareil d'élasticité, si remarquable dans le cheval, devait être moindre dans les
ruminants. Aussi trouvons-nous, dans le pied du
bœuf, les lamelles du tissu feuilleté bien moins développées que dans celui des solipèdes, en même temps
que le fibro-cartilage latéral du pied de ces derniers a
disparu complétement. Et comme le poids de l'animal,
tendant à faire écarter les doigts, aurait pu quelquefois tirailler les ligaments articulaires, ce mouvement
se trouve borné par l'existence d'un ligament solide
qui réunit les talons, et ne permet qu'un écartement
modéré, dont le maximum a lieu vers la pince.

DÉFECTUOSITÉS ET MALADIES.

Les défectuosités et les maladies du pied sont bien

moins nombreuses chez le bœuf que chez les solipèdes,
et toujours d'une importance moindre, surtout pour
ceux de ces animaux qui ne sont destinés qu'à la boucherie. Chez ceux-ci, cependant, il faut éviter toute
lésion qui occasionne de la douleur, fût-elle même
peu considérable; car l'engraissement se trouve retardé par la moindre souffrance. Il en est de même de
la sécrétion du lait, qui n'est jamais plus abondante
que lorsque la vache est soustraite à toute impression
douloureuse.

Le sabot ou l'onglon des gros ruminants doit,
comme celui du cheval, être régulier, lisse, luisant,
d'une longueur modérée. Il doit, dans les races destinées au travail, présenter un certain volume; mais
dans celles qui sont uniquement destinées à la boucherie, un ongle petit et lisse est toujours un indice
du peu de développement relatif du système osseux.

Les sabots allongés et recourbés, que l'on rencontre
souvent chez les vaches laitières qui ne sortent jamais
de l'étable, et dont on néglige de rogner les pieds,
nuisent aux aplombs de ces animaux, tiraillent les
tendons par l'allongement du bras de levier que
forme l'onglon, et déterminent une gêne qui ne peut
que nuire à la sécrétion du lait, et quelquefois même
amener la fourbure.

On voit quelquefois, à la suite de cette dernière
affection, l'onglon se déformer, se courber, devenir
rugueux, la corne se dessécher. Cette altération du
pied est un grand défaut pour les bêtes de travail.

surtout lorsqu'elles doivent être ferrées ; mais si la boiterie ne l'accompagne pas, elle est de peu d'importance pour les vaches laitières et les bêtes de boucherie.

On désigne sous le nom de *fic*, dans le bœuf (1), une maladie qui consiste dans le développement de végétations charnues pédiculées, rougeâtres et filamenteuses, que l'on rencontre à la partie antérieure du pied, au point de réunion des deux onglons. Cette affection, que l'on regarde comme héréditaire, peut se développer à un seul pied ou à plusieurs, et se guérit très-difficilement, surtout dans le dernier cas. Elle fait boiter l'animal, détériore l'ongle, et amène quelquefois la fourbure.

Il ne faut pas confondre, avec le *fic*, le *furoncle* qui se développe souvent au même endroit, et qui, après avoir occasionné à l'animal des douleurs extrêmement vives, se termine par la chute ou l'enlèvement d'un bourbillon de plusieurs centimètres de longueur, qui s'étendait de la pince au talon sous la peau de l'espace interdigité.

Le pied du bœuf est sujet, comme celui du cheval, à diverses blessures, telles que les clous de rue et les accidents qui résultent de la ferrure. La guérison de ces affections est toujours moins longue à obtenir et fait moins souffrir l'animal, la division du pied en deux doigts permettant l'appui de l'un d'eux pendant que l'autre est malade. Les piqûres profondes entre

(1) Girard, *Traité du pied*, p. 374.

les deux talons présentent du danger, à cause du ligament interdigité, qui se carie facilement.

PIED DU MOUTON ET DE LA CHÈVRE.

L'organisation du pied de ces animaux est absolument la même que celle du pied du bœuf, et ce n'est
que lorsqu'on aperçoit plusieurs moutons boiteux dans
un troupeau qu'on examine le pied d'une manière particulière.

L'affection qui détermine le plus souvent la boiterie est le *piétin*, maladie contagieuse, qui consiste, dès
le principe, dans le décollement du bord interne de la
paroi, suivi de l'ulcération de la portion du tissu sous-
corné que recouvrait cette partie. Dans une période
plus avancée, l'ulcération s'étend, le décollement augmente, et il se développe, entre l'ongle et la phalange,
une matière blanchâtre, d'une odeur infecte, qui
amène quelquefois la chute de l'onglon.

Lorsqu'un doigt est affecté de piétin, l'engorgement
projette l'ongle en avant et le fait paraître plus long;
et, lorsque la guérison a eu lieu, l'onglon reste rugueux, se déjette et se contourne en dehors.

PIED DU PORC.

Le pied du porc (*fig.* 64) ne nous présente à étudier
que sa division en quatre doigts, munis d'une enveloppe qui peut encore conserver le nom d'onglon. Les
deux doigts antérieurs, les plus forts, servent cons-

tamment à supporter le corps de l'animal, tandis que
les deux autres, plus faibles, plus courts, ne servent à

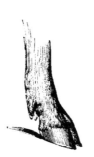 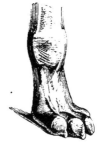

Fig. 64.   Fig. 65.

l'appui que lorsque les deux premiers se sont enfoncés dans un terrain mou ou fangeux.

PIED DES CARNASSIERS

PIED DE CHIEN.

La patte ou le pied de chien (*fig.* 65) porte, tant
antérieurement que postérieurement, quatre doigts
appuyant sur le sol, et, en outre, au côté interne du
membre antérieur, un cinquième doigt, quelquefois
double, qui représente le pouce et n'appuie jamais sur
le terrain. Tous, même ce dernier, sont protégés à
leur extrémité par un ongle ou griffe, de forme courbe-
allongée, dont la pointe est constamment émoussée
par son frottement sur le sol. Un coussinet revêtu d'une
peau dure et épaisse protége chacun des ongles des
véritables doigts, et constitue, avec un autre coussinet

plus fort, les tubercules plantaires qui reçoivent le poids principal de l'animal.

Dans quelques chiens, ce tissu offre trop de mollesse et de développement, et une marche un peu prolongée, surtout pendant les temps chauds, l'enflamme et le rend douloureux. C'est ce qui constitue, dans cet animal, le *pied gras*, défaut d'autant plus à redouter qu'il est le plus souvent incurable, et rend impropre à la chasse le chien qui en est atteint.

L'ergot du chien peut, en prenant de l'accroissement, se replier et percer la peau par sa pointe. Il suffit, pour remédier à cet accident, de couper la pointe de l'ongle.

PIED DU CHAT.

L'onglé qui termine chaque doigt du chat est très-aigu, rétractile; c'est-à-dire que, pendant le repos et pendant la marche, la phalange qui le porte est renversée en arrière et maintenue à côté de celle qui la précède par un petit ligament jaune et élastique. L'ongle, ainsi mis à couvert, se conserve intact et ne se redresse que par une action des muscles fléchisseurs, lorsque l'animal veut attaquer ou se défendre.

CHAPITRE III

ŒIL.

L'intégrité de la vision est une des conditions principales de la valeur du cheval, surtout s'il doit être employé à la selle, ou seul à la voiture. Un cheval aveugle, ou même seulement borgne, perd une grande partie de son prix, puisqu'il ne peut, sans de bons yeux, rendre tous les services qu'on doit en attendre.

L'examen de l'œil est une des parties les plus difficiles de l'extérieur, en même temps qu'elle est une des plus importantes. Nous devons donc, pour rendre l'étude de cette partie plus complète, envisager d'abord l'œil sous le rapport de sa structure anatomique, rappeler brièvement l'application des principaux phénomènes de la lumière à la vision, et, ces bases étant connues, passer à l'examen des beautés, des défectuosités et des maladies de l'organe.

§ 1. — Anatomie de l'œil.

L'œil, dans les animaux domestiques, est placé sur le côté de la tête, dans la cavité orbitaire, qui le renferme presque en entier et le protège contre les violences extérieures. Il est formé d'un assemblage de membranes et d'humeurs de densités différentes, dont l'ensemble constitue un corps sphéroïde, portant à sa partie postérieure et un peu interne un cordon nerveux très-développé et cylindrique, le nerf optique, qui le met en rapport avec le cerveau.

L'œil repose dans l'orbite sur des parties molles. qui le préservent des secousses; il est protégé en avant par des voiles membraneux que l'on appelle paupières, mû dans tous les sens par des muscles, et constamment humecté par un liquide qui entretient la transparence de sa face antérieure.

Nous devons diviser l'étude de l'œil en deux sections. Dans la première, nous nous occuperons de l'œil proprement dit, et, dans la seconde, de ses parties accessoires.

GLOBE DE L'ŒIL.

Le globe ou *bulbe* de l'œil (*fig.* 66) constitue un corps sphéroïdal, un peu aplati dans le sens antéro-postérieur, de telle sorte que ce diamètre est plus petit que le transversal. Leur rapport est, d'après Girard. comme 42 : 45.

La partie antérieure, vulgairement la *vitre* de l'œil. est plus bombée que le reste de l'organe, et peut être regardée comme un segment d'une petite sphère ajouté à un segment d'une sphère plus grande.

Nous étudierons, dans le globe de l'œil, d'abord les membranes qui le forment, puis les humeurs ou *milieux* que ces membranes renferment.

MEMBRANES.

Les membranes de l'œil sont au nombre de cinq :

la sclérotique *a*, la cornée transparente *b*, la choroïde *c*,
l'iris *e* et la rétine *g*. Nous y joindrons la description

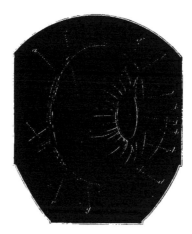

Fig. 66.

de quelques parties solides que l'on ne peut considérer comme de véritables membranes.

SCLÉROTIQUE (1) *a*.

La sclérotique forme environ les quatre cinquièmes
de la coque extérieure du bulbe de l'œil. C'est une
membrane blanche, fibreuse, très-solide, dont la face
externe est en rapport, en avant, avec les quatre muscles droits et les deux obliques, et, en arrière, avec le
muscle droit postérieur, qui y adhère directement par
ses fibres charnues.

Sa face interne, en rapport dans toute son étendue
avec la choroïde, lui est unie par des ramifications

(1) De σκληρός, dur.

vasculaires déliées et par un tissu lamineux assez lâche, permettant une facile séparation. Elle donne attache, en outre, antérieurement au cercle ciliaire, dont nous parlerons plus loin.

La sclérotique présente à sa partie antérieure une ouverture ellipsoïde, dont le grand diamètre est à peu près horizontal, et dont le bord, taillé en biseau aux dépens de la lame interne, adhère d'une manière intime avec la cornée transparente.

Cette membrane est percée sur toute sa surface de trous nombreux, qui donnent passage à des ramifications artérielles, veineuses et nerveuses. Son épaisseur n'est pas la même dans tous les points de son étendue : très-épaisse dans le fond de l'œil, autour du point d'attache du nerf optique *l*, elle devient de plus en plus mince à mesure qu'elle s'approche du point où l'œil présente son plus grand diamètre. Elle reprend ensuite de l'épaisseur jusqu'à son ouverture ellipsoïde, sans cependant être jamais aussi forte vers ce point qu'à la partie postérieure. On trouve souvent dans l'âne, surtout lorsqu'il est vieux, le fond de la sclérotique incrusté d'une couche osseuse bien marquée. Ce fait a échappé à Carus, qui avance que nulle part dans les mammifères cette membrane ne présente d'ossifications (1).

La sclérotique est formée d'un tissu fibreux, blanc, inextensible, qui semble se continuer avec le névri-

(1) *Traité élémentaire d'Anatomie comparée*, traduction de Jourdan, t. I, p. 505.

lemme du nerf optique. Ce tissu est disposé par faisceaux entre-croisés en différents sens, et c'est à tort
qu'on a voulu y distinguer deux couches, et surtout
les rapporter aux différentes enveloppes du centre
nerveux.

Elle forme avec la cornée l'enveloppe protectrice de
l'œil.

La sclérotique ne présente pas de différences notables dans les mammifères domestiques. Dans les oiseaux, elle porte à sa partie antérieure un cercle composé d'écailles osseuses, imbriquées, pouvant glisser
les unes sur les autres et modifier la forme du globe
de l'œil.

CORNÉE TRANSPARENTE[1]

La cornée transparente forme la partie antérieure,
ou vulgairement la *vitre* de l'œil, dont elle occupe à
peu près la cinquième partie. Elle complète la coque
extérieure du bulbe, en fermant l'ouverture que laisse
en avant la sclérotique. Sa forme est par conséquent
ellipsoïde, comme celle de l'ouverture qu'elle sert à
fermer.

Des deux faces de la cornée, l'externe, convexe, est
tapissée par un feuillet fin et pellucide de la conjonctive, et continuellement humectée par les larmes. L'interne, concave, revêtue par la membrane de l'humeur
aqueuse, forme la paroi externe de la chambre antérieure de l'œil.

Son union avec la sclérotique a lieu par un biseau,
taillé aux dépens de la lame externe de la cornée et

de la lame interne de la sclérotique. L'adhérence entre ces deux membranes est très-intime.

La cornée présente une grande épaisseur, et, lorsqu'on la presse entre les doigts, on peut facilement faire glisser ses deux faces l'une sur l'autre. Cette mobilité semble indiquer que la membrane est formée de plusieurs lames, et l'on peut en effet la séparer en un certain nombre de couches, par les procédés de dissection les plus simples; mais on peut multiplier ces couches d'autant plus qu'on emploie des moyens plus parfaits et qu'on apporte plus de soin à cette dissection; et ce qui prouve bien que la division n'est qu'artificielle, c'est que le nombre des lames de la cornée varie selon les anatomistes.

Dans l'épaisseur de la cornée se trouve répandue une sérosité transparente comme elle, qui entretient sa souplesse, et qui, comme elle aussi, perd sa transparence sous l'influence de différentes causes. Il suffit, sur un œil encore frais, de comprimer le globe pour amener dans la cornée un trouble en rapport avec le degré de compression, et cependant la membrane reprend sa transparence aussitôt que la compression a cessé. Serait-ce à un semblable effet, déterminé par le gonflement de l'œil, que serait dû le trouble de la cornée dans l'ophthalmie?

La cornée, en raison de sa transparence, livre passage aux rayons lumineux, en même temps que, par sa densité et sa forme convexe, elle les rapproche et les fait converger vers un point commun.

CHOROÏDE *c.*

La choroïde tapisse la sclérotique à sa face interne. C'est une membrane vasculaire assez mince, de couleur noire ou brun foncé, qui fait de l'intérieur de l'œil, avec l'iris, une véritable chambre noire.

Sa face externe est en rapport avec la face interne de la sclérotique, à laquelle elle adhère par des nerfs, des vaisseaux et du tissu cellulaire. Cette adhérence est assez lâche dans toute son étendue, quoique un peu plus serrée, vers l'ouverture de la cornée et vers le nerf optique que dans les autres points.

Sa face interne, tapissée par la rétine, avec laquelle elle ne contracte aucune espèce d'adhérence, est de couleur noire dans presque toute son étendue. Au fond de l'œil seulement elle présente une tache colorée d'un beau bleu, quelquefois verdâtre, avec reflet métallique, et qui constitue le tapis ou *tapetum*, sur lequel viennent se peindre les images placées dans la direction de l'organe. Ce tapis est toujours d'une couleur d'autant plus vive que l'animal était plus vigoureux, qu'il est mort plus promptement, et qu'on examine l'œil plus tôt après la mort.

La choroïde présente antérieurement un bord circulaire, correspondant à la forme ellipsoïde de la cornée et adhérant au cercle ou ligament ciliaire.

On regarde cette membrane comme formée de deux lames, distinctes surtout postérieurement, ayant pour base principale des vaisseaux, et enduites d'un pigmentum, qui, selon sa couleur, forme la chambre noire ou le tapis.

On peut, par le frottement et le lavage, enlever le pigmentum de la choroïde. Elle est alors grisâtre et d'autant plus blanche qu'on l'examine plus près du cercle ciliaire. Cet enduit colorant manque naturellement chez les sujets albinos, comme les lapins blancs, dont les yeux paraissent rouges, parce qu'ils laissent apercevoir la trame vasculaire de la choroïde.

Cette membrane sert à recevoir sur son fond l'image formée par les rayons lumineux, et à absorber par ses côtés les rayons diffus, qui ne pourraient que troubler la vision.

CERCLE CILIAIRE *d.*

On nomme cercle ou ligament ciliaire un petit cordon, espèce de ligament grisâtre, étroit et circulaire, qui entoure comme un anneau toute la face interne du bord antérieur ou de l'ouverture de la sclérotique, et sert à réunir cette membrane avec la choroïde, l'iris et les procès ciliaires.

Le cercle ciliaire est peu consistant ; il doit son nom aux nerfs ciliaires qui le traversent. Plusieurs anatomistes, à cause de cette circonstance, le regardent comme un ganglion nerveux. Son adhérence à la sclérotique est moins intime que son union avec la choroïde. Celle-ci s'attache à son bord postérieur, tandis que l'iris adhère à son bord antérieur.

Rien dans sa texture ne justifie l'opinion des anato-

mistes qui le regardent comme un muscle destiné à
modifier la forme de l'œil.

Le canal de Fontana, qui dans les oiseaux existe
entre le cercle ciliaire et la choroïde, ne se trouve qu'à
l'état de rudiment dans les mammifères.

IRIS e.

L'iris forme dans l'œil un véritable diaphragme,
percé d'une ouverture dont le diamètre et la forme
varient à chaque instant, suivant l'abondance ou la rareté des rayons lumineux, et qui constitue la *pupille*.

L'iris sépare l'œil en deux parties très-inégales, et
nous offre à étudier deux faces et deux circonférences.

La face antérieure, diversement colorée, non-seulement suivant les espèces, mais encore suivant les individus, forme la paroi postérieure de la première chambre de l'œil et laisse apercevoir des stries nombreuses,
dont les unes, rayonnées, se portent de la petite à la
grande circonférence, tandis que les autres sont circulaires et entourent l'ouverture pupillaire.

La face postérieure concourt à former les parois de la
seconde chambre de l'œil et se trouve recouverte d'un
enduit noir, épais, qui a reçu le nom d'*uvée*. Très-souvent une portion de cet enduit, supportée par un petit
pédicule, traverse la pupille et vient se montrer à son
bord dans la chambre antérieure. Ce petit peloton noirâtre, que l'on désigne sous le nom de *fongus* ou *grain
de suie*, ne rend pas l'œil meilleur, comme le pensent
quelques personnes ; mais il ne nuit en rien à sa bonté.

La grande circonférence, ou circonférence externe de l'iris, adhère dans toute son étendue au ligament ciliaire, qui la met en rapport avec la choroïde et la sclérotique, ainsi qu'avec les procès ciliaires et la rétine. Cette circonférence, dans le cheval et dans le bœuf, n'est pas ronde, mais ellipsoïde.

La petite circonférence, ou circonférence interne. est ellipsoïde comme la grande, et circonscrit l'ouverture de la pupille, dont les deux diamètres diminuent par l'effet d'une vive lumière, tandis qu'ils augmentent d'autant plus que l'œil est placé dans une plus grande obscurité. Un léger rebord entoure cette ouverture, où se remarquent souvent les fongus.

On a beaucoup discuté sur la nature du tissu qui compose l'iris. Les deux opinions qui prévalent aujourd'hui font regarder cette membrane comme formée de fibres musculaires, ou comme composée d'un tissu érectile. Les partisans de la première opinion admettent que la pupille s'agrandit par la contraction des fibres rayonnées et se rétrécit par le resserrement des fibres circulaires. Mais, suivant M. Cruveilhier, la rétraction de la pupille est seule active. tandis que sa dilatation est purement passive ; et ce fait s'accorderait beaucoup mieux avec la théorie de l'érectilité, que confirme encore la structure anatomique de cette membrane, qui est très-vasculaire.

L'usage de l'iris est de diminuer la quantité de rayons lumineux qui abondent dans l'œil, et de ne laisser pénétrer que ceux qui, arrivant sur le milieu de la lentille formée par le cristallin, peuvent peindre au fond de l'œil une image bien nette. Aussi, quand la pupille, dilatée par l'obscurité, laisse pénétrer les rayons lumineux dans un champ moins borné, la difficulté qu'éprouve l'œil à distinguer les objets dépend non-seulement de la diminution de la lumière, mais encore de la manière confuse dont les rayons les plus divergents peignent l'image au fond de l'organe.

Les mouvements de l'iris s'exécutent sous l'influence de la rétine, ou membrane nerveuse de l'œil, avec laquelle il se trouve mis en communication par sa face postérieure.

La couleur de l'iris, dans le cheval, varie peu ; cette membrane est presque toujours brune, quelquefois un peu jaunâtre. Il est quelques chevaux chez lesquels l'iris est presque blanc, ou au moins gris très-clair ; c'est ce qui constitue les yeux *vairons*, qui ne sont ni moins bons ni meilleurs que ceux dont l'iris reflète la couleur ordinaire. Il peut se faire qu'un seul œil soit vairon, ou que l'iris ne présente même cette couleur grise que partiellement. Ces circonstances ne présentent d'intérêt que pour l'apparence extérieure de l'animal et pour l'établissement du signalement.

L'iris du bœuf, comme celui du cheval, a presque toujours une couleur brune plus ou moins foncée.

Dans le chien, la couleur varie un peu plus, mais elle se trouve le plus souvent d'un jaune doré assez vif. Quelques chiens ont les yeux *vairons*.

L'iris du chat est presque toujours d'un jaune doré

ou verdâtre, et quelquefois bleu clair dans les chats très-jeunes. La pupille, dans cette espèce, est elliptique de haut en bas et se resserre pendant le jour au point de ne plus consister qu'en une étroite fente verticale, qui laisse à peine pénétrer quelques rayons lumineux. Elle se dilate beaucoup dans l'obscurité.

PROCÈS CILIAIRES (.

Les procès ciliaires, dont l'ensemble constitue le *corps ciliaire*, forment autour du cristallin et à la face antérieure du corps vitré une espèce de couronne, composée de rayons concentriques et représentant parfaitement la figure d'une fleur radiée. On les aperçoit facilement en coupant la sclérotique, la choroïde et la rétine, dans toute la grande circonférence du globe de l'œil, celui-ci étant renversé et posé sur la cornée.

Ces rayons, enduits en partie d'un pigmentum noirâtre, adhèrent par leur face postérieure au corps vitré. Leur face antérieure est en partie adhérente à la choroïde et à l'iris, et en partie libre, en contact avec l'humeur aqueuse située entre elle et cette membrane dans la chambre postérieure de l'œil. Leur extrémité interne adhère à la circonférence du cristallin, qui forme le centre de la fleur radiée représentée par le corps ciliaire.

Lorsqu'on sépare le corps vitré de la choroïde, les procès ciliaires se montrent sur chacune de ces parties, ce qui les a fait distinguer en procès ciliaires de la choroïde et en procès ciliaires du corps vitré.

La structure des procès ciliaires est essentiellement vasculaire. Il existe beaucoup d'obscurité sur leurs usages.

RÉTINE *g.*

La rétine forme la couche la plus interne de la coque de l'œil. C'est une membrane molle, pulpeuse, de couleur blanche, opaline, que l'on ne peut voir entière que très-difficilement, mais dont on distingue bien la plus grande partie en ouvrant l'œil sous l'eau : les lambeaux de cette membrane flottent sous forme de nuage dans le liquide.

On voit la rétine commencer, au fond de l'œil, vers le point d'insertion du nerf optique dans le globe, et se propager, de ce point, entre la choroïde et le corps vitré, auxquels elle n'adhère en aucune façon, jusque vers la partie antérieure de l'œil, au point de réunion de l'iris et de la choroïde. Arrivée à ce point, suivant les uns, elle se renfle. se continue ensuite par une lame amincie qui se porte jusqu'au cristallin, et concourt à la formation des procès ciliaires ; suivant d'autres, elle se terminerait à l'origine de ces productions radiées.

Quant à la nature de cette membrane, on l'a tour à tour regardée comme l'épanouissement de la pulpe du nerf optique, ou comme une membrane dans laquelle cette pulpe se continue. On la croit formée de deux lames très-difficiles à séparer, et dont l'une, l'interne, serait pulpeuse, et l'externe, fibro-vasculaire, lui servirait de soutien.

Que la rétine soit entièrement ou en partie ner-

veuse, c'est à elle qu'est due la sensibilité de l'œil à
la lumière ; c'est elle qui perçoit et transmet au centre nerveux, et par le nerf optique, l'impression produite sur le tapis par l'image qu'y ont formée les rayons
lumineux.

MILIEUX DE L'OEIL.

Les différentes parties que nous venons d'examiner
forment par leur réunion une boîte arrondie, à parois
flexibles, séparée par l'iris en deux compartiments
très-inégaux. Le plus petit forme la chambre antérieure et se trouve rempli par l'*humeur aqueuse* (*h*).
Le plus grand est occupé en grande partie par le
corps vitré (*i*), dans lequel est enclavé, en avant, le
cristallin (*j*). L'espace très-étroit qui reste entre ces
deux corps et l'iris, forme la chambre postérieure, et
contient, comme l'autre chambre, une partie de l'humeur aqueuse.

HUMEUR AQUEUSE *h*.

Ainsi nommée à cause de sa ressemblance avec
l'eau, l'humeur aqueuse est un liquide limpide, transparent, très-peu dense, remplissant les chambres antérieure et postérieure de l'œil, déterminant par sa
quantité la forme convexe de la cornée transparente,
et imprimant aux rayons lumineux un premier degré
de réfraction.

L'humeur aqueuse se reproduit promptement lorsqu'une blessure de la cornée en permet l'écoulement au
dehors. Elle est sécrétée par une membrane mince,
transparente, très-difficile à séparer, qui tapisse toute

la chambre antérieure de l'œil, et dont on ne peut démontrer l'existence dans la chambre postérieure. Cependant l'occlusion de la pupille dans le fœtus, par une membrane composée de deux lames, peut faire supposer que chaque chambre est tapissée en entier, à cette époque, par une membrane dont l'adossement avec sa congénère, vers l'ouverture pupillaire. forme le diaphragme à double lame qui sépare les deux chambres.

L'humeur aqueuse n'éprouve aucun changement par l'action de l'alcool et des acides. Quelques sels et des traces de gélatine et d'albumine lui donnent une densité supérieure seulement de 0,0003 à celle de l'eau.

CORPS VITRÉ *.*

Le corps vitré ou hyaloïde (1) occupe la plus grande partie de la cavité formée par les membranes de l'œil. Il constitue une masse arrondie, transparente comme le verre, en rapport par toute sa partie postérieure avec la rétine, qui se moule sur lui sans y adhérer, et antérieurement avec le cristallin et les procès ciliaires.

Le corps hyaloïde résulte de l'accumulation d'un liquide désigné sous le nom d'humeur vitrée dans une membrane qui porte également le nom de membrane hyaloïde. Cette dernière se compose d'un feuillet extérieur ou d'enveloppe, et de lames internes qui forment une série de cellules communiquant toutes entre elles, comme celles du tissu cellulaire, et renfermant

(1) De ὕαλος verre.

l'humeur vitrée. On démontre facilement cette structure, en faisant au corps vitré une légère ouverture,
par laquelle tout le liquide s'écoule, mais d'une manière assez lente pour prouver que chaque goutte a
dû franchir beaucoup d'obstacles pour arriver vers
l'orifice pratiqué. Il ne reste après cet écoulement
qu'un léger résidu membraneux, ressemblant à un peu
de tissu cellulaire desséché.

Si l'on comprime le corps vitré entre les doigts, on
reconnaît également sa disposition celluleuse à la sen-
sation particulière que l'on éprouve par le passage lent
du fluide d'un point à l'autre de la masse.

Quoiqu'il y ait à cet égard des opinions différentes, on admet le plus généralement que la membrane
hyaloïde, en arrivant antérieurement au point où se
trouve le cristallin, se sépare en deux lames, dont
l'une passe en arrière et l'autre en avant de cette lentille, laissant entre le cristallin et leur point de séparation un petit canal irrégulier qui entoure ce corps et
que l'on appelle, à cause de ses renflements et de ses
étranglements successifs, *canal godronné*.

L'humeur vitrée est un peu plus dense que l'humeur aqueuse (1,0009) et paraît, du reste, contenir
les mêmes principes, en plus grande quantité seulement.

CRISTALLIN *j*.

Le cristallin est le plus dense des milieux de l'œil.
Il a la forme d'une lentille convexe, dont la face antérieure offre moins de convexité que la postérieure, et

se trouve placé dans l'espèce de chaton que lui offre antérieurement le corps vitré. Non-seulement il est enveloppé par les deux lames antérieure et postérieure de la membrane hyaloïde, mais il possède une capsule propre, transparente comme lui, et qui l'enveloppe en totalité. Sa circonférence est entourée et en quelque sorte fixée par les procès ciliaires et par le canal godronné.

Le cristallin est formé de couches concentriques, dont la consistance augmente à mesure qu'elles sont plus intérieures. Il est facile de reconnaître cette disposition en le pressant entre les doigts ou en le faisant bouillir. Ce corps se rapproche d'autant plus de la forme sphérique qu'on le dépouille d'un plus grand nombre de couches. Sa densité est toujours en rapport direct avec l'âge de l'animal.

La matière qui forme le cristallin est plus dense que les deux humeurs précédentes (1,079). Elle devient opaque par la chaleur et par la dessiccation. Brûlée, elle donne une odeur analogue à celle de la corne. L'analyse chimique y démontre principalement la présence de l'albumine et de la gélatine.

La capsule cristalline est transparente comme la lentille qu'elle renferme, et beaucoup plus épaisse que la lame de l'hyaloïde qui l'enveloppe. Elle forme un sac complet, qui ne contracte d'adhérence avec la membrane qui l'entoure que vers le canal godronné *k*, et qui n'en contracte aucune avec le cristallin, dont elle paraît sécréter la substance. La congélation détermine l'opacité du cristallin sans rendre opaque sa capsule.

Le cristallin, comme les autres humeurs de l'œil, peut perdre sa transparence par suite d'un état maladif ; mais il est à remarquer que dans le cheval l'âge n'amène que rarement le trouble des milieux de l'œil, que l'on aperçoit d'une manière si marquée dans le chien ainsi que dans l'homme.

PARTIES ACCESSOIRES DU GLOBE DE L'ŒIL.

Nous devons dans cet article étudier les sourcils, la gaîne fibreuse de l'œil, ses muscles, les paupières, le corps clignotant, la conjonctive et l'appareil lacrymal.

SOURCILS.

Quoique les sourcils ne soient pas apparents dans le cheval et dans le bœuf, ils n'en existent pas moins, et l'on en trouve la preuve dans l'examen du fœtus de ces animaux, avant l'époque où le corps se couvre de poils. On voit alors, outre les traces des crins, celles des sourcils formant un arc bien apparent au-dessus de l'orbite.

Dans l'espèce du chien, le sourcil est marqué par un développement plus considérable des poils, qui se fait surtout remarquer au-dessus de l'angle nasal de l'œil, où il forme une petite éminence arrondie.

GAINE FIBREUSE.

La cavité orbitaire, confondue dans les mammifères inférieurs avec la fosse temporale, n'aurait pu maintenir l'œil dans une situation fixe si la cloison osseuse n'avait été remplacée par un feuillet fibreux, en forme de cornet, qui porte le nom de *gaine fibreuse de l'œil.*

Cette gaine, fixée par son fond autour de l'hiatus orbitaire et attachée par son extrémité évasée à tout le pourtour de l'orbite, est formée d'un feuillet fibreux dont l'épaisseur est plus grande du côté externe, dans les points où elle ne se trouve pas protégée par les parois osseuses. Elle est percée de diverses ouvertures qui donnent passage à des vaisseaux.

Au côté interne de la gaine, et un peu en dessous de l'apophyse orbitaire, se trouve fixé par deux brides ligamenteuses un petit fibro-cartilage formant une poulie de renvoi pour le muscle grand oblique de l'œil.

La gaine fibreuse contient, outre le globe de l'œil, les muscles qui le font mouvoir, et avec eux le releveur de la paupière supérieure, la glande lacrymale et le corps clignotant, qui se continue entre les muscles par le peloton ou coussinet graisseux qui le termine. Elle offre à ce coussin adipeux un point d'appui, qui le force à se déplacer lorsque l'œil est tiré par les muscles dans le fond de l'orbite, et à pousser en avant du globe la paupière clignotante.

MUSCLES.

Les muscles de l'œil sont au nombre de sept pour le globe et de trois pour les paupières.

Muscles du globe. Ces muscles sont tous renfermés dans la gaîne fibreuse de l'œil, et se distinguent en cinq droits et deux obliques.

Des cinq droits, quatre ont à peu près la même disposition et peuvent être compris dans une même description. Ce sont quatre bandelettes charnues, qui prennent leur origine au fond de l'orbite, au pourtour de l'hiatus orbitaire. De ce point, ces muscles s'écartent pour se porter en avant, sur les côtés du globe de l'œil, l'un en dessus (droit supérieur), l'autre en dessous (droit inférieur), un troisième en dedans (droit interne), et le quatrième en dehors (droit externe). Tous les quatre viennent se terminer à la partie antérieure de la sclérotique par une aponévrose mince et blanche comme cette membrane avec laquelle elle se confond.

Chacun de ces muscles, d'après sa position, fait tourner l'œil, soit en haut, soit en bas, soit en dedans, soit en dehors, suivant un axe transversal, soit horizontal, soit vertical.

En arrière des quatre muscles droits, et dans l'espace qu'ils circonscrivent, se trouve un cinquième muscle, appelé d'après sa position *droit postérieur*. Celui-ci, plus court et plus épais que les précédents, se trouve partagé en quatre faisceaux qui correspondent à chacun d'eux et qui entourent le cordon arrondi du nerf optique.

Ce muscle peut, par la contraction isolée de ses faisceaux, participer aux mouvements déterminés par les quatre autres droits, quoique dans des limites plus bornées. Mais son usage principal consiste à tirer le globe au fond de l'orbite, soit pour le soustraire plus complétement à l'action des corps extérieurs, soit pour déterminer par la compression du coussinet graisseux le mouvement du corps clignotant.

Les deux derniers muscles du globe de l'œil sont le *grand oblique* et le *petit oblique*.

Le grand oblique prend son origine au fond de l'orbite, à côté des muscles droits, se dirige sous forme de bandelette charnue vers la petite poulie fibro-cartilagineuse située sous l'apophyse orbitaire, passe dans cet anneau et se replie presque à angle droit pour aller se terminer à la sclérotique, entre le droit supérieur et le droit externe, par une aponévrose qui l'unit à cette membrane.

Par sa contraction, ce muscle fait mouvoir l'œil sur son axe antéro-postérieur, en le tournant de dehors en dedans.

Le petit oblique, beaucoup plus court que le précédent, prend son origine dans la petite fosse placée près de l'orifice du conduit lacrymal. De ce point il se porte obliquement en dehors, pour venir se terminer de la même manière que le grand oblique, entre le droit inférieur et le droit externe. Il fait tourner aussi l'œil sur son axe antéro-postérieur, mais de dedans en dehors.

Muscles des paupières. Ces muscles sont au nombre de trois, dont un commun aux deux paupières, et les deux autres particuliers à la paupière supérieure.

Le premier, l'*orbiculaire des paupières*, forme une large membrane musculaire arrondie, qui entoure l'orbite et se prolonge jusqu'au bord libre de chaque paupière. Ce muscle prend son origine par un petit tendon au petit tubercule que porte l'os lacrymal vers l'angle nasal de l'orbite. De là il se divise en deux portions, dont une passe en dessus, l'autre en dessous de l'œil, et qui viennent se réunir en s'entre-croisant vers l'angle temporal. Par toute sa face externe il est en rapport avec la peau, et par sa face interne il adhère, d'une part au pourtour de l'orbite, et, de l'autre, à la face externe du feuillet fibreux des paupières, qu'il rapproche l'une de l'autre par sa contraction.

Le *fronto-surcilier* est une petite bandelette située vers le sourcil, partant de l'extrémité supérieure du frontal et venant confondre ses fibres avec la partie supérieure de l'orbiculaire, placée vers l'angle nasal, qu'elle élève par sa contraction.

L'*orbito-palpébral*, ou le releveur de la paupière supérieure, est une bandelette charnue, mince, étroite, qui prend son origine au fond de l'orbite, se dirige au-dessus du droit supérieur, puis descend en avant du globe de l'œil pour aller s'unir par son aponévrose terminale au feuillet fibreux de la paupière supérieure, qu'il relève par sa contraction, le globe de l'œil lui-même lui servant de poulie de renvoi.

PAUPIÈRES.

Les paupières forment des voiles membraneux composés de plusieurs couches, placés au devant du globe de l'œil, qu'ils recouvrent en grande partie dans l'état ordinaire et qu'ils cachent complétement pendant le sommeil, ou lorsqu'un corps étranger menace de toucher l'œil, ou encore lorsque cet organe est frappé subitement par une lumière trop vive.

Les paupières, au nombre de deux, l'une supérieure, l'autre inférieure, sont réunies par deux commissures constituant les angles de l'œil, dont l'un, externe, porte le nom de *petit angle* ou *angle temporal*, et l'autre, interne, est appelé *grand angle* ou *angle nasal*.

Les deux paupières sont recouvertes à l'extérieur par la peau amincie, garnie de poils très fins et formant de petites rides. La supérieure, la plus grande, la plus mobile, est presque la seule qui se déplace pour recouvrir l'œil. Elle porte à son bord libre plusieurs rangées de petits poils raides et courts, désignés sous le nom de *cils*. L'inférieure, plus petite, peu mobile, porte aussi des cils, mais bien moins nombreux que ceux de la paupière supérieure.

Les bords libres des deux paupières s'appliquent réciproquement l'un contre l'autre pendant l'occlusion de l'œil. On aperçoit à leur partie tranchante une série de petites ouvertures, sur lesquelles nous reviendrons plus loin.

Les paupières sont formées par plusieurs couches de

tissus différents ; elles portent vers leur bord libre un petit arc cartilagineux destiné à maintenir ce bord dans un état de tension et de courbure convenables pour entourer le globe de l'œil, et prévenir le plissement vertical du voile protecteur.

La couche la plus extérieure est formée par la peau, qui adhère, au moyen d'un tissu cellulaire filamenteux. à une seconde couche contractile, qui n'est autre que le muscle orbiculaire des paupières.

En dessous de cette couche musculeuse on rencontre un feuillet fibreux assez mince, qui adhère à tout le pourtour de l'orbite et forme la base des paupières.

Jusqu'ici la structure est la même pour les deux paupières ; mais nous trouvons ensuite en plus. pour la paupière supérieure, l'expansion tendineuse qui termine son muscle releveur.

Enfin les deux paupières sont tapissées à leur face la plus interne par une dernière couche appartenant à la muqueuse conjonctive.

Le petit arc cartilagineux qui tend le bord des paupières porte le nom de *cartilage tarse*. C'est un petit corps allongé, incurvé, qui adhère par sa face externe au muscle orbiculaire, par sa face interne à la conjonctive palpébrale, et qui va en diminuant insensiblement vers chacun des deux angles de l'œil. Ce cartilage est creusé dans toute sa longueur et à sa face interne d'une série de petits sillons transversaux à sa direction, qui renferment et protègent chacun un petit

follicule désigné sous le nom de *glande de Meïbomius*
ou de *follicule ciliaire*. Ces petits corps sécrètent et versent au bord libre de la paupière, par une petite ouverture, une humeur sébacée, destinée à lubrifier cette
partie. On peut provoquer la sortie de cette humeur en comprimant le bord libre de la paupière.
Sécrétée en trop grande abondance, elle constitue la
chassie.

Les cils sont de petits poils courts et assez forts,
implantés sur plusieurs rangs au bord libre de chaque
paupière et abondants surtout à la supérieure, où ils
occupent principalement le voisinage de l'angle temporal. Ils préservent l'œil de l'abord d'une trop vive
lumière et des corpuscules voltigeant dans l'atmos-
phère.

Dans les oiseaux, la paupière inférieure jouit de
mouvements aussi étendus, et même plus que ceux de
la paupière supérieure. Cette disposition, inverse à ce
qui existe chez les mammifères, ne souffre que très-peu
d'exceptions.

CORPS CLIGNOTANT.

Cet organe, que l'on appelle aussi *troisième paupière, paupière clignotante*, est placé dans le grand
angle de l'œil, d'où il s'étend sur le globe pour le débarrasser des corps étrangers qui pourraient s'y attacher.

Le corps clignotant a pour base un fibro-cartilage
de forme assez irrégulière, épais et presque prismati-
que à sa base, s'amincissant à sa partie antérieure, qui

est recouverte par un repli de la conjonctive, et se continuant en arrière par un fort coussinet graisseux, qui s'insinue entre tous les muscles de l'œil et contracte avec eux des adhérences peu intimes.

Aucun muscle ne concourt d'une manière directe à l'exécution des mouvements du corps clignotant, qui sont entièrement mécaniques. Lorsque l'œil est dans sa position habituelle, on n'aperçoit de ce corps que le repli de la conjonctive qui le termine en avant ; le reste est caché dans la gaîne fibreuse de l'œil. Mais si ce dernier vient à être retiré en arrière par la contraction de ses muscles droits, le globe comprimant le peloton graisseux qui fait suite au cartilage, ce coussinet tend à s'échapper au dehors et pousse devant lui le corps clignotant, qui cache entièrement la vitre de l'œil et l'essuie dans toute son étendue (1). Ce mouvement est instantané ; mais on peut fixer momentanément cet organe en appuyant légèrement sur l'œil, que l'animal retire alors vers le fond de l'orbite.

L'usage du corps clignotant est, comme nous l'avons déjà vu, d'entretenir la netteté de la surface de l'œil en enlevant les corpuscules que les paupières ont pu laisser arriver jusqu'à lui ; et ce qui démontre parfaitement cet usage, c'est le rapport inverse qui

(1) « D'après les anatomistes....., l'œil, étant tiré vers le fond de l'orbite, exerce une compression sur le coussinet graisseux, qui à son tour, *et pour reprendre sa position normale*, pousse le corps clignotant sur la surface de la cornée lucide (Merche, p. 110). » M. Merche a mal copié les *anatomistes*, auxquels il a emprunté cette explication.

existe constamment entre le développement de ce corps et la facilité qu'ont les animaux de se frotter l'œil avec le membre antérieur. C'est ainsi que dans le cheval et le bœuf, dont le membre thoracique ne peut servir à cet usage, le corps clignotant est très-développé; qu'il devient plus petit dans le chien, qui peut déjà un peu se servir de sa patte pour le remplacer; plus petit encore dans le chat et rudimentaire dans le singe et dans l'homme, dont la main est parfaite.

Dans le tétanos, le corps clignotant reste souvent en permanence devant le globe de l'œil, par suite de la contraction constante des muscles droits.

La membrane clignotante des oiseaux correspond à l'organe qui nous occupe, et sert en outre chez ces animaux à modérer l'action des rayons lumineux.

CONJONCTIVE.

Cette membrane, ainsi que l'indique son nom (1), joint les paupières au globe de l'œil en se portant de la moitié antérieure de celui-ci, qu'elle tapisse, sur la face interne de celles-là. C'est une membrane muqueuse, destinée à entretenir la souplesse et les mouvements réciproques des parties qu'elle recouvre.

En prenant la conjonctive au pourtour de l'orifice circonscrit par le bord libre des paupières, nous la voyons tapisser ces organes protecteurs dans toute leur

(1) De *conjungere*, joindre.

face interne, recouvrir par un repli particulier toute la portion protractile du corps clignotant, et se replier ensuite pour recouvrir en même temps que la sclérotique les expansions albuginées des muscles qui viennent s'y attacher.

Jusque-là on peut très-bien suivre cette membrane par les moyens ordinaires de la dissection : mais lorsqu'on arrive au point de réunion de la cornée avec la sclérotique, il devient impossible de continuer à détacher la conjonctive, et plusieurs anatomistes se sont appuyés sur ce fait pour nier son existence sur la cornée transparente. Cependant, si l'on considère que, dans les cas d'inflammation intense de cette membrane, on voit les vaisseaux sanguins qu'elle renferme se prolonger à la superficie de la vitre de l'œil; que dans certains cas il se développe sur cette même surface des plaques dermoïques surmontées de poils plus ou moins longs et nombreux, on sera amené à admettre que la conjonctive tapisse la face antérieure de la cornée transparente, à laquelle elle adhère d'une manière intime, et dont elle partage dans cette partie la diaphanéité. On sait en effet que les muqueuses peuvent seules éprouver dans certains cas la métamorphose dermoïde.

Outre les différentes portions qui tapissent l'œil et les paupières, la conjonctive se prolonge, d'un côté, dans les canaux hygrophthalmiques, et de l'autre, par les points lacrymaux, dans toute l'étendue des voies lacrymales, à l'extrémité desquelles elle se réunit à la peau très-fine de l'entrée du naseau, près du point où commence la pituitaire.

Elle sécrète dans l'état de santé une petite quantité d'un mucus incolore, que l'on trouve souvent à l'angle nasal de l'œil en petits flocons, unis aux corpuscules étrangers qui ont sali la surface de l'organe.

APPAREIL LACRYMAL.

Cet appareil comprend : 1° une glande sécrétant les larmes ; 2° une série de canaux qui transmettent le superflu de ce liquide à l'orifice externe des cavités nasales.

Glande lacrymale. Cette glande, située entre l'apophyse orbitaire et la partie supérieure du globe de l'œil, dont elle est séparée par les muscles droit supérieur et orbito-palpébral, présente une face supérieure, convexe, et une face inférieure, concave, pour s'accommoder à la disposition de ces parties. Elle est peu développée et formée de granulations très-ténues, réunies par un tissu cellulaire très-fin et donnant naissance à des radicules déliées, dont la réunion forme un certain nombre de canaux très-étroits qui viennent s'ouvrir à la face interne de l'angle temporal des paupières, et que l'on désigne sous le nom de *canaux hygrophthalmiques*.

La glande lacrymale sécrète les larmes destinées à lubrifier la surface antérieure de l'œil. Ce liquide aborde à l'organe par l'angle temporal et se porte entre les paupières et le globe, vers l'angle nasal. Sa sécrétion, qui a lieu continuellement, est activée par toutes les causes qui peuvent irriter la conjonctive, et sa nature peut changer sous les mêmes influences.

Caroncule lacrymale. On appelle ainsi un petit corps arrondi, légèrement rugueux, que l'on remarque dans l'angle nasal de l'œil, et qui n'est autre chose qu'un léger repli de la conjonctive, recouvrant quelques follicules agglomérés et les bulbes de quelques poils fins, que l'on voit facilement à sa surface.

La caroncule lacrymale est assez souvent noirâtre ou marbrée de cette couleur. On la regarde soit comme destinée à diriger les larmes vers les points lacrymaux, soit comme servant à séparer de ce liquide les corpuscules qu'il pourrait entraîner.

Points lacrymaux. Ce sont deux petites ouvertures rondes, situées, une à chaque paupière, à peu de distance de la commissure nasale, et par lesquelles les larmes passent de la surface oculo-palpébrale dans les conduits lacrymaux.

Conduits lacrymaux. Ces deux petits canaux font suite aux points du même nom; ils sont comme eux très-étroits et conduisent les larmes dans le sac lacrymal.

Le conduit supérieur est plus long que l'inférieur et gagne le sac lacrymal en arrière de celui-ci.

Ces conduits sont formés par un prolongement fin de la conjonctive, qui s'introduit par les points lacrymaux et tapisse la surface interne de tout l'appareil excréteur des larmes.

Sac lacrymal. Ce petit réservoir, logé dans l'infundi-
bulum qui précède le trou lacrymal de l'os de ce nom,
reçoit les larmes des deux conduits lacrymaux, et les
réunit pour les faire passer ensuite dans le canal lacrymal. La muqueuse qui le forme fait suite à celle
des canaux précédents.

Canal lacrymal. Les larmes que recueille le sac lacrymal passent dans le canal du même nom, long conduit qui s'étend jusqu'à l'orifice inférieur de la narine.
La moitié environ de son trajet a lieu dans le conduit
osseux de l'os lacrymal, qui le protége, et se termine
entre les deux cornets. Le reste du canal est placé sous
la muqueuse nasale, vient passer à la face interne de
l'aile externe de la narine et se termine par un orifice
quelquefois double, qui semble percé à l'emporte-
pièce, vers la commissure inférieure, près du point
où s'établit la ligne de démarcation entre la couleur
foncée de la peau et la teinte rosée de la muqueuse.
Cet orifice constitue ce que l'on appelle l'*égout
nasal.*

Dans toute son étendue, le canal lacrymal est ta-
pissé par la continuation de la muqueuse du sac lacrymal. Dans les solipèdes, ce canal s'ouvre sur la
surface cutanée de l'entrée de la narine. Il en résulte
que, chez ces animaux, la conjonctive, avec ses dépen-
dances, forme une muqueuse particulière, réellement
séparée de la grande muqueuse gastro-pulmonaire.

Dans l'âne et dans le mulet, l'orifice du canal lacrymal se trouve situé à la face interne de l'aile externe

de la narine, et non vers la commissure inférieure,
comme dans le cheval.

§ 2. — Résumé des principales lois de la lumière applicables à la vision.

Les rayons de lumière qui s'échappent d'un corps
lumineux par lui-même ou éclairé se dirigent dans tous
les sens en ligne droite, s'entre-croisant sans se confondre, et formant une série de cônes, dont le sommet
est au corps lumineux, et la base sur les objets que
rencontrent les rayons.

Les corps, relativement aux rayons lumineux, sont
de deux espèces : les uns opaques, interceptant le passage de ces rayons, les autres transparents ou diapha-
nes, se laissant traverser par eux, en leur imprimant
toutefois certaines modifications.

Lorsqu'un rayon lumineux, que nous supposerons
isolé, vient à rencontrer un corps opaque, il se com-
porte différemment suivant la nature de la surface. Si
elle est noire et non polie, le rayon est presque entièrement absorbé. Si, au contraire, elle est blanche et bien
unie, le rayon est renvoyé dans une direction qui varie
selon celle de son arrivée, et ce phénomène constitue
ce qu'on appelle la *réflexion*.

LOIS DE LA RÉFLEXION.

Si un rayon lumineux vient à tomber sur un miroir
plan, perpendiculairement à sa surface, il sera renvoyé dans la même direction, et par conséquent la ré—

flexion ne pourra être aperçue; mais s'il tombe sur cette surface sous un angle aigu ou obtus, il sera renvoyé sous le même angle.

Ainsi, en admettant qu'un rayon AB (*fig.* 67) tombe sur le miroir plan CD sous un angle de 45 degrés, le rayon réfléchi DE qu'il formera s'éloignera du miroir sous le même angle de 45 degrés. On exprime ce fait en disant que *l'angle de réflexion est égal à l'angle d'incidence.*

Il nous suffit d'établir ici cette loi, sans nous occu-

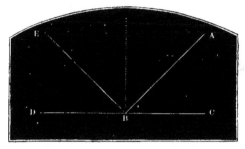

Fig. 67.

per des propriétés des miroirs convexes et des miroirs concaves.

LOIS DE LA RÉFRACTION.

Les lois de la réfraction doivent principalement nous occuper, puisque c'est par elles que l'on explique les principaux phénomènes de la vision.

La lumière, lorsqu'elle traverse sous certains angles des *milieux* ou corps transparents de densités différentes, éprouve dans sa marche des déviations que l'on désigne sous le nom de *réfraction.*

Si le rayon lumineux tombe perpendiculairement sur la surface du corps qu'il doit traverser, il n'éprouve aucun changement dans sa marche. Mais s'il forme avec cette surface un angle autre qu'un angle droit, il se dévie en se rapprochant de la perpendiculaire, s'il passe d'un milieu moins dense dans un milieu plus dense, et en s'en écartant, au contraire, si le milieu qu'il vient à traverser offre moins de densité que celui dans lequel il se trouvait plongé.

Soit un rayon lumineux AB (*fig.* 68) tombant perpendiculairement d'un milieu quelconque, l'air, par exemple, sur un corps transparent CDEF, plus dense

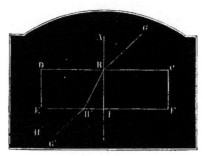

Fig. 68.

que ce fluide ; il le traversera sans éprouver aucun changement de direction, et sortira en I. Supposons maintenant un autre rayon tombant obliquement du point G au point B : au lieu de suivre la direction BH, comme il le ferait si le milieu ne changeait pas de densité, il suivra celle de BH', qui le rapprochera de la perpendiculaire BI, et ce n'est qu'en quittant le corps dense au point H' qu'il reprendra une nouvelle direction H'G', parallèle à celle que suivait ce rayon avant son immersion dans le corps dense.

Ce phénomène de réfraction nous est démontré journellement par la brisure apparente que présente à l'œil un bâton plongé obliquement dans l'eau. Il est facile de le rendre plus évident encore par une expérience très-simple et toujours facile à exécuter. Placez dans un vase à parois opaques un corps quelconque, soit une pièce de monnaie; éloignez-vous ensuite du vase jusqu'au moment où le bord vous cachera complétement ce corps : il suffira, pour que vous l'aperceviez de nouveau, sans changer de position, qu'on verse de l'eau dans le vase. Il est évident que dans cette expérience le rayon lumineux provenant du corps plongé dans l'eau s'est réfracté à sa sortie du liquide en s'écartant de la perpendiculaire pour rendre de nouveau le corps apercevable.

Les choses se passent ainsi lorsque le milieu que traverse le rayon lumineux présente des surfaces planes et parallèles. Mais si les surfaces du corps dense sont dans des directions différentes, nous trouverons aussi une différence dans la direction du rayon, qui ne reprendra pas une marche parallèle à celle qu'il suivait auparavant.

Prenons pour exemple un prisme triangulaire dont la coupe sera représentée par le triangle ABC (*fig.* 69).

Si un rayon lumineux DE tombe obliquement sur le plan AB de ce corps transparent, au lieu de se continuer selon EF, il se rapprochera de la ligne GE, perpen-

diculaire au plan, et viendra aboutir en E′ sur la surface AC. Mais là, au lieu de reprendre une direction
parallèle à la ligne DE, comme cela aurait lieu si les
plans AB et AC étaient parallèles, il s'écartera de la
ligne G′E′, perpendiculaire au plan AC, et se portera
dans la direction E′D′, éprouvant ainsi par l'action du

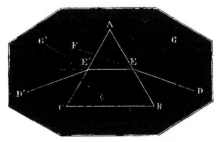

Fig. 69.

prisme deux brisures successives, mais dans le même
sens, tandis que si le milieu traversé eût été à plans parallèles, les deux brisures eussent été en sens inverse
et se seraient compensées l'une par l'autre.

LENTILLE CONVEXE.

Les lignes courbes que présentent les lentilles convexes ou concaves peuvent être regardées comme une
succession de petites surfaces planes, inclinées à la
suite les unes des autres depuis le centre ou l'axe de la
lentille jusqu'à son bord. Chaque rayon lumineux tombant sur une de ces surfaces subit les mêmes réfrac-
tions qu'en traversant le prisme ; et si deux rayons viennent tomber à une certaine distance l'un de l'autre sur

deux points opposés également éloignés de l'axe, la
double brisure qu'ils éprouveront les rapprochera l'un
de l'autre en arrière de la lentille, et ils viendront
s'entre-croiser sur l'axe à une distance variable suivant
le degré de réfraction qu'ils auront éprouvé.

Nous pouvons donc, pour rendre l'explication plus
facile, remplacer la lentille convexe par deux prismes
opposés par leur base.

Si deux rayons AB et A′B′ (*fig*. 70), parallèles entre
eux, viennent tomber sur cette lentille en B et en B′,

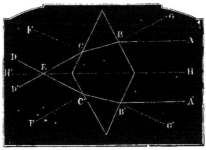

Fig. 70.

chacun d'eux se comportera comme celui que nous
avons suivi dans son passage à travers un prisme isolé ;
c'est-à-dire qu'arrivés à la surface de la lentille, aux
points B et B′, ils se rapprocheront des perpendiculaires
GB et G′B′ et se porteront en C et C′ à travers le corps dense.
En sortant de celui-ci, ils s'écarteront des perpendiculaires CF et C′F′ et se dirigeront en CD′ et C′D; en s'entre-
croisant en E sur la ligne HH′, qui forme l'axe de la lentille.

L'effet inverse sera produit par la lentille biconcave

dont nous n'avons pas besoin de nous occuper ici, puisqu'elle n'entre pas dans la formation de l'organe de la
vision.

L'œil, sous le rapport de la vision, peut être considéré comme une lentille biconvexe, formée par la cornée, l'humeur aqueuse, le cristallin et le corps vitré, et
par conséquent composée de milieux de densités différentes, parmi lesquels le cristallin jouit de la pro-
priété de réfraction la plus grande, à cause de sa densité et de la convexité plus grande de ces surfaces.
Cette lentille, formée de couches différentes, est enfer-
mée dans une boîte qui ne se laisse pénétrer par la lumière qu'à sa partie antérieure, et qui, enduite d'une
couche noire dans la plus grande partie de son étendue,
présente un aspect métallique au point où l'image doit
se peindre après avoir traversé la rétine.

Si un corps quelconque se trouve à une certaine distance de l'œil, chacun des points de ce corps enverra
à l'organe des rayons lumineux qui tomberont sur la
cornée et franchiront cette première couche transparente, ainsi que l'humeur aqueuse. Les plus externes
de ces rayons, rencontrant l'iris, seront réfléchis par
cette membrane, et les autres, pénétrant à travers la
pupille, rencontreront le cristallin et le corps vitré,
qui augmenteront la réfraction déjà produite par la
cornée et l'humeur aqueuse et rapprocheront tellement
les rayons que leur entre-croisement aura lieu entre la

face postérieure du cristallin et le tapis, sur lequel l'i-
mage viendra se peindre renversée.

Nous ne trouvons donc ici que l'effet de la lentille
convexe, compliqué seulement par la différence de densité existant dans les quatre substances qui la forment.

Mais, comme, sur la lentille la plus parfaite, les
rayons les plus rapprochés de l'axe sont les seuls qui
donnent une image nette, tandis que ceux qui tombent
obliquement au pourtour rendent cette image diffuse,
il fallait qu'un diaphragme opaque fût disposé de manière à n'admettre à traverser la lentille que les rayons
les moins obliques du cône lumineux, et cet office est
parfaitement rempli par l'iris, qui se trouve placé non
à la surface de la lentille formée par l'œil, mais dans
son épaisseur, disposition qui concentre encore plus
les rayons que ne le ferait un diaphragme à même degré d'ouverture placé à la surface de l'œil. L'enduit
noir de la choroïde et de l'uvée absorbe d'ailleurs les
rayons divergents qui peuvent pénétrer dans l'organe.

Nous n'avons pas à rechercher ici pourquoi l'image
peinte renversée au fond de l'œil est cependant vue
droite par l'animal ; pourquoi l'œil est achromatique ;
pourquoi cet organe peut à la fois distinguer des objets
éloignés et des corps rapprochés, etc., etc. Tous ces
points de l'optique, plus ou moins bien expliqués jusqu'à présent, ne seraient pas ici à leur place. L'explication abrégée que nous venons de donner sur les usages
du globe de l'œil suffira pour faire comprendre l'effet
et la gravité de la plupart de ses maladies.

§ 3. — Beautés, défectuosités, maladies de l'œil.

L'œil, pour être beau, doit être grand, à fleur de tête, de couleur foncée, brillant, et modérément convexe. Ces qualités doivent être unies à la limpidité des humeurs qu'il renferme et à la parfaite mobilité de l'iris.

La vivacité du reflet de l'œil, la hardiesse du regard, sont presque toujours un indice de l'énergie de l'animal, et c'est à cette qualité de l'organe que la tête doit la plus grande partie de son élégance et de son expression.

L'œil peut présenter plusieurs défectuosités ou maladies, que nous devons étudier avec un soin proportionné à l'importance de l'organe.

ŒIL PETIT OU GRAS.

L'œil peut être petit par le défaut de volume du globe ou par le peu de largeur de l'ouverture des paupières. Ce défaut se fait remarquer surtout dans les chevaux à tête grosse, chargée, et provenant des pays froids et humides.

Non-seulement l'œil petit donne à l'animal un aspect désagréable, mais il indique très-souvent une prédisposition aux différentes affections de cet organe, et surtout à la fluxion périodique. On désigne encore cette conformation sous le nom d'*œil de cochon*.

Il est des chevaux chez lesquels la petitesse de l'œil est due à un relâchement de la paupière supérieure.

qui peut quelquefois n'exister que pour un seul œil,
ce qui rend cette difformité encore plus choquante.
L'œil conserve du reste toutes ses facultés ordinaires et
la vision n'est gênée que par ce relâchement, que l'on
ne peut guère espérer de guérir.

ŒIL GROS, OU ŒIL DE BŒUF.

L'œil gros tient cette conformation, non d'un développement extraordinaire du globe, mais d'une convexité trop considérable de la cornée transparente. Il
paraît sortir de l'orbite et donne à l'animal un air
hébété, en même temps qu'il le rend myope.

On l'appelle *œil de bœuf* parce que, dans cet animal, la cornée est naturellement plus convexe que
dans le cheval.

ŒIL CERCLÉ.

L'œil cerclé est celui qui laisse voir autour de la
cornée un cercle blanc, c'est-à-dire une portion de
la sclérotique. Que cette disposition tienne à une diminution du diamètre de la cornée ou à une plus
grande ouverture des paupières, elle n'influe en rien
sur la bonté de l'œil et ne présente d'autre inconvénient que de donner à la tête de l'animal un air de
méchanceté qui n'est pas justifié par son caractère.

YEUX INÉGAUX.

Les yeux peuvent être inégaux par suite de l'inégalité de l'ouverture des paupières, et ce défaut n'existe
alors que pour le coup d'œil. Mais si l'inégalité réside

dans le volume du globe oculaire, il faut examiner avec la plus grande attention les deux yeux, et surtout le plus petit, car il est très-rare que l'inégalité de volume soit naturelle; elle est due, le plus souvent, à des accès répétés de fluxion périodique.

NUAGE, TAIE, ALBUGO (1), LEUCOMA (2).

Sous ces différents noms, on désigne l'opacité plus ou moins complète et plus ou moins étendue de la cornée transparente.

Le *nuage* est cet état de la membrane dans lequel l'opacité est incomplète, superficielle, et donne à la cornée un aspect bleuâtre qui ne s'oppose pas complétement au passage des rayons lumineux.

La *taie*, ou *albugo* présente une opacité complète, mais presque toujours partielle.

Le *leucoma* n'est autre chose qu'une cicatrice de la cornée, qui intéresse toujours la membrane plus profondément que la taie, et qui, comme elle, intercepte complétement le passage des rayons lumineux.

L'étendue et la position de la plaque opaque influent beaucoup sur le préjudice qu'elle apporte à la vision de l'animal.

Si elle recouvre entièrement la cornée, les rayons lumineux ne peuvent pénétrer dans l'œil, qui n'est alors d'aucun usage, malgré l'intégrité de ses autres parties, à moins toutefois qu'il n'y ait qu'un nuage très-

(1) De *albus*, blanc.
(2) De λευκός, blanc.

léger, comme cela se remarque souvent sur les jeunes
chevaux à l'époque de l'éruption des dents de remplacement.

La vision peut être interceptée par une taie beaucoup plus petite que la surface de la cornée, si cette
tache est placée sur le centre de la vitre de l'œil, et
par conséquent en face de la pupille. Dans ce cas,
ou l'œil ne voit pas les objets, ou il n'en voit que le
pourtour, le centre ne présentant pour lui qu'une large
tache noire.

Si la taie se trouve sur le bord de la cornée et ne
s'étend pas jusqu'au niveau de la pupille, elle ne nuit
en rien à la vision. Toutefois il peut arriver que, pendant la grande clarté du jour, elle confine le bord de
l'ouverture pupillaire, qui est alors resserrée, et que,
lorsque celle-ci se dilatera vers le soir pour recevoir
plus de rayons lumineux, la taie vienne alors échancrer
l'objet par l'interception d'une partie de ces rayons.

On doit donc, pour apprécier la gravité de la taie,
avoir égard à son étendue, à sa position et à son épaisseur. Son ancienneté est aussi essentielle à considérer;
mais on ne peut guère avoir de données certaines à
cet égard, lorsqu'il s'agit de l'achat et non du traite-
ment de l'animal.

Le nuage peut se dissiper s'il est dû, comme nous
l'avons vu, à l'éruption des dents. On ne peut compter
sur la disparition de la véritable taie, et l'on doit
même souvent craindre de voir s'augmenter celle qui
se trouve confinée sur le bord de la cornée. Enfin, le

leucoma, résultat d'une lésion profonde de la membrane, ne peut laisser aucun espoir de guérison ; mais
aussi il n'est pas susceptible de s'étendre une fois qu'il
est formé.

L'opacité complète de la cornée peut exister momentanément sous l'influence de diverses maladies ;
mais les animaux ne sont pas exposés en vente dans
cet état.

CATARACTE.

On donne le nom de cataracte à l'opacité complète
ou partielle du cristallin, ou de sa capsule.

Cette maladie intercepte le passage des rayons lumineux et s'oppose à la formation de l'image sur le
tapis, ou la rend confuse et incomplète, suivant que
le cristallin est complétement opaque, qu'il commence
à le devenir, ou que l'opacité se montre par points
détachés.

La cataracte affecte principalement les solipèdes,
chez lesquels elle est le plus souvent le résultat de la
fluxion périodique. Elle constitue un défaut d'autant
plus grave qu'on ne peut en espérer la guérison.

Lorsqu'elle existe, on trouve la pupille ou resserrée
ou fortement dilatée, et l'on aperçoit dans cette ouverture une teinte blanchâtre ou complétement blanche, suivant que la maladie est plus ou moins avancée,
et quelquefois aussi tirant sur le jaune. D'autres fois
on n'aperçoit qu'un ou plusieurs petits points blancs,
le reste du cristallin conservant à peu près sa limpidité
ordinaire.

La cataracte, même commençante, déprécie toujours fortement le cheval, car elle ne peut qu'augmenter, et amener la perte complète de l'œil ; et l'on doit examiner avec la plus scrupuleuse attention l'œil opposé, pour s'assurer s'il n'a pas déjà une tendance à partager l'état de l'œil malade.

On a bien essayé de guérir la cataracte chez les animaux, comme on le fait chez l'homme, par le déplacement ou l'extraction du cristallin ; mais l'opération réussit rarement. La contraction du muscle droit postérieur, comprimant l'œil au fond de l'orbite, détermine l'expulsion de l'humeur vitrée lors de l'enlèvement du cristallin, si l'on opère *par extraction*, et l'on obtient rarement de bons résultats de l'opération *par abaissement*. D'ailleurs, en admettant que l'opération réussît parfaitement, la vue serait toujours imparfaite, et l'animal, devenant ombrageux, serait souvent d'un service moins avantageux encore qu'avant qu'il fût opéré.

GLAUCOME (1).

On donne ce nom à une maladie de l'humeur hyaloïde, dans laquelle l'apparence cristalline et limpide qui la distingue est changée en une nuance verdâtre, que l'on aperçoit dans le fond de l'œil à travers l'humeur aqueuse et le cristallin.

Presque toujours le glaucome est une suite d'autres maladies de l'œil, et surtout de la fluxion périodique. Cette affection est incurable, et doit toujours faire

(1) De γλαυκός, vert de mer.

présumer la perte plus ou moins prochaine de la vue
dans l'œil qui en est attaqué.

AMAUROSE (1), OU GOUTTE SEREINE.

On appelle *amaurose* ou *goutte sereine* un état de
paralysie de la rétine qui ôte à l'œil la faculté d'apercevoir les objets, quoiqu'il conserve toutes les apparences
de l'intégrité de ses membranes et la limpidité de ses
humeurs.

La paralysie de la rétine n'est dévoilée que par son
effet consécutif sur l'iris, dont les mouvements se trouvent également paralysés. Ainsi, l'œil frappé d'amaurose peut présenter une grande dilatation ou un resserrement de la pupille; mais si on le place dans des
conditions très-opposées de lumière, on ne verra aucun des mouvements que l'iris devrait exécuter si l'œil
jouissait de l'intégrité de ses fonctions.

La goutte sereine survient quelquefois lentement; on
peut alors, avant la cessation des mouvements de la
pupille, observer leur ralentissement, et c'est à cet état
préliminaire qu'on donne les noms de *mydriase* (2) ou
amblyopie (3), qui peuvent s'appliquer en général à
tous les affaiblissements de la vue, quelle qu'en soit
la cause.

D'autres fois, l'amaurose se montre subitement:
mais c'est toujours dans le cas d'affections graves,

---

(1) De ἀμαυρόω, j'obscurcis.
(2) De ἀμυδρός, faible, obscur.
(3) De ἀμβλύς émoussé, obtus : ὄψ, ὄπος, œil.

comme le vertige, les indigestions, les grandes hémorrhagies, qui empêchent toujours d'exposer l'animal en vente.

HYDROPHTHALMIE (1).

L'humeur aqueuse, tout en conservant sa limpidité, peut se trouver en excès dans l'œil et déterminer dans cet organe une compression qui fait saillir en avant la cornée transparente, et la rend plus convexe, en même temps que postérieurement elle comprime aussi l'iris, gêne ses mouvements et finit par les anéantir; aussi cette maladie, que l'on désigne sous le nom d'*hydropisie* de l'œil ou *hydrophthalmie*, s'accompagne-t-elle presque toujours de la goutte sereine.

L'œil affecté d'hydrophthalmie paraît sain au premier abord; il est parfaitement transparent, et l'on ne reconnaît la maladie qu'au volume plus considérable de l'organe, à la convexité outrée de la cornée, et à la nullité ou à la presque nullité des mouvements de la pupille.

Cette affection est toujours grave et équivaut à la perte de l'œil.

OPHTHALMIE.

L'ophthalmie est l'inflammation de la conjonctive, caractérisée principalement par la rougeur de cette membrane, le gonflement des paupières et l'*épiphora*, ou larmoiement. Quelquefois la maladie se propage au globe de l'œil, et peut même amener momentanément l'opacité de la cornée et le trouble de l'humeur aqueuse.

(1) De ὕδωρ, eau; ὀφθαλμός, œil.

L'ophthalmie peut devenir chronique, et c'est seulement sous cet état qu'on la rencontre chez les animaux
exposés en vente ; elle s'accompagne alors de *lippitude*
et souvent d'éraillement des paupières.

On doit toujours craindre, lorsqu'un cheval présente
quelque lésion de ce genre, de confondre avec l'ophthalmie simple l'ophthalmie périodique.

OPHTHALMIE OU FLUXION PÉRIODIQUE.

Cette maladie, que l'on appelle encore *fluxion luna-
tique*, à cause de l'influence qu'on attribuait à la lune
sur sa marche, est une inflammation de l'œil et de ses
parties accessoires, qui se renouvelle par accès à des intervalles variables, détériore insensiblement l'organe
et finit par le rendre entièrement impropre à la vision.

La fluxion périodique présente dans le moment des
accès des caractères que l'on peut facilement confondre
avec ceux d'une violente ophthalmie ordinaire. L'œil
malade offre une rougeur prononcée de la conjonctive,
un engorgement marqué des paupières ; la cornée est
devenue opaque, ainsi que l'humeur aqueuse, et pro-
bablement les humeurs placées plus profondément ;
l'œil est constamment fermé, et laisse échapper, vers
l'angle nasal, des larmes qui s'écoulent constamment
sur le chanfrein. A ces symptômes se joignent souvent
ceux d'une fièvre inflammatoire assez intense.

Cet état d'inflammation persiste pendant un temps
plus ou moins long (en moyenne, cinq à six jours),
après lequel les symptômes diminuent graduellement.

L'œil commence à s'ouvrir, les paupières se détumé-
fient, la conjonctive perd sa rougeur, tandis que la cornée et l'humeur aqueuse reprennent leur transparence.
Mais on voit d'abord dans cette dernière une espèce de
nuage floconneux, qui se condense et vient former dans
le bas de la chambre antérieure un petit flocon d'apparence albumineuse, que l'on désigne sous le nom d'*hy-
popyon* (1), et que l'on distingue plus complétement en
abaissant la paupière inférieure. Peu à peu ce dépôt
est résorbé, et si l'accès est le premier, ou l'un des premiers, l'œil reprend sa transparence, sans conserver
aucun signe qui puisse faire soupçonner l'existence de
la maladie.

Mais si l'affection s'est déjà montrée à plusieurs reprises, elle a pu laisser quelques traces qui serviront à
la faire reconnaître.

Le volume de l'œil est déjà un indice qui peut mettre
sur la voie, l'organe malade éprouvant, à mesure que
les accès se répètent, une diminution de grosseur, qui
finit souvent par en amener l'atrophie.

L'écoulement continuel des larmes pendant les accès et la nature âcre de ce liquide amènent à la longue
la dépilation du chanfrein et même l'éraillement de la
paupière inférieure vers l'angle nasal. La paupière supérieure présente des rides plus nombreuses et conserve
un peu plus d'épaisseur, ce qui, joint au moindre volume de l'œil, fait paraître ce dernier plus enfoncé
dans l'orbite.

(1) De ὑπό, sous ; πύον, pus.

Les humeurs de l'œil finissent aussi par ne plus recouvrer leur transparence complète ; l'organe reflète alors une nuance quelquefois verdâtre (glaucome), quelquefois, et plus souvent de couleur feuille morte ; enfin, lorsque les accès se sont renouvelés souvent, le cristallin devient de plus en plus apercevable, et par conséquent plus opaque, jusqu'à ce qu'il arrive à l'opacité complète. D'autres fois, on aperçoit dans cette lentille un ou plusieurs points blancs, vulgairement appelés *dragons*, très-petits d'abord, mais qui s'élargissent à la suite de nouveaux accès.

La pupille est presque toujours plus rétrécie qu'à l'ordinaire, et ses mouvements perdent de leur étendue à mesure que l'opacité du cristallin fait des progrès.

C'est surtout dans les premières années de la vie de l'animal, et principalement à l'époque de l'éruption des dents de remplacement, que l'œil est exposé à la fluxion périodique. Aussi doit-on, à cet âge, redoubler d'attention dans l'examen de cet organe.

La difficulté qu'on éprouve, surtout après les premiers accès, à reconnaître les traces de la fluxion périodique, a fait ranger cette maladie dans la classe des vices rédhibitoires. avec un délai de garantie de trente jours (1), terme quelquefois trop court, mais suffisant dans le plus grand nombre de cas pour que l'accès se renouvelle et permette de demander une prolongation de garantie.

(1) Loi du 20 mai 1838, art. 1 et 3.

PLAIES DES PAUPIÈRES.

Le bord des paupières peut être le siége de plaies avec ou sans perte de substance. Ces dernières amènent l'*éraillement*, que l'on remarque souvent dans la fluxion périodique. Celles avec perte de substance proviennent fréquemment de violences extérieures, assez souvent de morsures. Pour peu qu'elles soient étendues, elles mettent à découvert une portion de la conjonctive, qui n'est pas habituée au contact de l'air, et déterminent ainsi une ophthalmie rebelle.

D'un autre côté, ces plaies donnent toujours à l'animal un aspect étrange et désagréable.

LIPPITUDE.

On appelle ainsi une maladie des follicules ciliaires, ou glandes de Méibomius, consistant dans une sécrétion abondante et morbide de l'humeur qu'ils fournissent, et que l'on nomme *chassie*. Cette maladie donne à l'œil un aspect désagréable et repoussant, et presque toujours elle est sous la dépendance d'une inflammation chronique de la conjonctive.

TRICHIASIS (1).

Le mot *trichiasis* est employé pour désigner le renversement des cils en dedans de la paupière, où ils irritent la conjonctive et entretiennent une ophthalmie permanente. Presque toujours le bord de la paupière

(1) De θρίξ, cheveu, poil.

a suivi les cils renversés, ou plutôt c'est à cette déviation du voile palpébral qu'est due celle des cils, et la
maladie n'en est que plus grave.

Le trichiasis affecte principalement le chien. Si les
cils sont seuls renversés en dedans, on peut espérer
que leur arrachement suffira pour guérir l'œil. On ne
peut avoir le même espoir lorsque le bord de la paupière participe au renversement, et l'opération conseil-
lée dans ce cas est rarement suivie de succès.

ONGLET.

L'*onglet* est l'engorgement du corps clignotant. On
le reconnaît à la saillie que forme cette paupière accessoire dans le grand angle de l'œil, d'où elle se prolonge
plus ou moins sur l'organe, suivant le degré auquel
est parvenue la maladie.

L'œil affecté d'onglet est enflammé, larmoyant, presque constamment fermé; et si la maladie se prolonge,
si surtout, comme cela arrive quelquefois, il y a carie
du fibro-cartilage qui sert de base au corps clignotant,
l'inflammation peut gagner la cornée et amener l'opacité, au moins instantanée, de cette membrane.

Au reste, l'onglet ne pouvant exister sans qu'il y
ait en même temps inflammation apparente de l'œil,
on sera amené par cette circonstance à redoubler d'attention pour reconnaître la nature et le degré de gravité de la maladie.

ENCANTHIS [1].

L'*encanthis* est le développement anormal de la caroncule lacrymale, ou sa dégénérescence squirrheuse ou carcinomateuse.

Cette maladie, très-rare chez les solipèdes, se fait quelquefois remarquer chez les gros ruminants. Elle est peu importante lorsqu'elle se borne à un simple gonflement peu considérable de la caroncule; mais quelquefois elle prend le caractère carcinomateux, et la tumeur peut arriver au volume d'un petit œuf. Dans cet état, elle gène beaucoup l'animal, en comprimant le globe de l'œil, entretenant l'inflammation de la conjonctive, et interceptant la vision. L'excision remédie, il est vrai, à cette maladie; mais, lorsqu'elle est arrivée à ce degré, il est rare qu'elle ne se renouvelle pas quelque temps après, malgré les moyens employés pour empêcher son nouveau développement.

On conçoit facilement, d'ailleurs, que cette maladie est chez les ruminants d'une importance bien moindre que chez les solipèdes.

§ 4. — Manière de procéder à l'examen de l'œil.

Pour reconnaître l'état des membranes et des humeurs du globe de l'œil, il faut placer le cheval dans des conditions particulières de lumière.

Toutes les fois qu'on le peut, il faut l'examiner dans l'écurie ou sous un hangar, à une certaine distance du grand jour. L'œil, dans un endroit un peu sombre, est

(1) De ἐν, dans; κανθός, angle de l'œil.

beaucoup plus facile à examiner; on aperçoit mieux le fond de l'organe, dont la pupille est alors dilatée. On doit, pour cet examen, se placer en face de l'animal, de manière à porter son regard obliquement sur le globe, et à reconnaître ainsi s'il existe quelque trouble dans les parties qui le composent, et à laquelle de ces parties il appartient; ce qui n'est pas aussi facile lorsqu'on regarde l'œil en face.

Ce premier examen étant terminé, on fait avancer un peu l'animal, pour que l'œil, frappé d'une lumière plus vive, laisse apercevoir le mouvement de rétrécissement de la pupille, qui doit être bien marqué.

Si l'on ne peut placer le cheval dans des circonstances aussi favorables pour l'examen de la vue, il faut, pour reconnaître les mouvements de l'iris, placer la main sur l'un des yeux, de manière à le tenir fermé pendant quelques secondes. Aussitôt la pupille de l'œil opposé doit se dilater un peu; et, lorsqu'on examine l'œil qu'on avait tenu fermé, on voit sa pupille, fortement dilatée pendant l'occlusion, revenir à ses dimensions premières dès que la lumière pénètre de nouveau dans l'organe.

Dans tous les cas, il faut éviter d'examiner l'œil en plein soleil, au voisinage de murailles blanchies ou d'autres corps blancs volumineux, qui réfléchissent beaucoup de lumière et font presque fermer la pupille, au delà de laquelle on ne peut plus rien apercevoir. Il faut aussi avoir soin d'enlever la bride, si elle est garnie de garde-vue, car la surface de cette partie du harnais envoie à l'œil des rayons qui nuisent à l'examen.

Pour reconnaître l'état de la conjonctive, il suffit de placer l'index sur la paupière supérieure, que l'on relève un peu, en même temps qu'on appuie le pouce sur l'inférieure. On renverse ainsi légèrement ces deux voiles. et, la pression exercée engageant le cheval à retirer le globe au fond de l'orbite, le corps clignotant est chassé en avant et met à découvert toute la portion de conjonctive qui le recouvre.

La couleur rose de cette membrane est considérée comme un indice de santé. Sa pâleur indique la faiblesse ; sa rougeur, outre l'inflammation locale, indique aussi, dans quelques cas, un échauffement général.

Dans l'espèce ovine, la conjonctive pâle indique une tendance à la *pourriture* ou *cachexie aqueuse ;* mais il faut avoir soin de constater cet état lorsque les moutons sont dehors depuis quelque temps, car, à la bergerie, les gaz irritants qui s'échappent du fumier rendent à cette membrane une couleur rouge, qui disparaît bientôt à l'air libre ; c'est même une fraude employée quelquefois par les marchands.

CHAPITRE IV

PROPORTIONS.

Nous avons jusqu'à présent considéré d'une manière isolée ou absolue toutes les parties qui composent le corps de l'animal. Nous allons maintenant rechercher les rapports de dimension qui doivent exister entre elles pour que de leur action il résulte des mouvements faciles et sûrs ; car, dans la machine animale comme dans celle créée par l'homme, il faut que toutes les pièces qui la composent soient en harmonie pour que l'on en obtienne le plus d'effet possible.

On trouve la première idée des proportions du cheval dans un ouvrage italien publié dans le seizième siècle (1) ; mais c'est à Bourgelat que nous devons, sinon l'idée mère, au moins l'établissement rationnel des proportions, qu'il a poussé même jusqu'à la minutie, aidé de Vincent et Goiffon, ses disciples.

Bourgelat, comme Grisone, a pris pour unité de mensuration la tête même de l'animal qu'on mesure, afin de n'avoir pas sans cesse à comparer des mesures différentes pour chaque grandeur d'animal. Il a ensuite subdivisé la tête en trois parties, qu'il a appelées

(1) *Ordini di cavalcare e modi di conoscere le nature de cavalli* etc., composti dal sig. Federico Grisone, Napolitano, in Venezia, 1565.

primes; chaque prime, en trois *secondes,* et chaque seconde en vingt-quatre *points.* Cette dernière subdivision de la tête en deux cent seize parties permet d'apprécier les plus petites dimensions.

Sans contester l'utilité que peuvent avoir ces détails infinis pour les peintres et pour les sculpteurs, nous ne conserverons des proportions de Bourgelat que les principales, celles de la hauteur et de la longueur du cheval; et tout ce que nous dirons sur cet article important sera tiré de son excellent ouvrage sur l'extérieur, auquel nous renvoyons pour le tableau des proportions.

On a depuis, avec raison, contesté l'exactitude et l'utilité des proportions secondaires établies par le fondateur des écoles vétérinaires. En effet, Bourgelat a pris ses proportions sur le cheval de manége de son époque, type de convention tout à fait abandonné de nos jours, surtout depuis qu'on s'est attaché à déduire les principes de la beauté du cheval des véritables lois de la mécanique animale, et non des appréciations imparfaites du goût et de l'imagination.

Nous ne pouvons mieux faire comprendre les reproches adressés au système des proportions de Bourgelat, qu'en reproduisant en entier les quelques pages publiées à ce sujet par notre ami et confrère M. Richard.

Après avoir reproduit l'ensemble du système des proportions, il continue ainsi :

« Comment concevoir que la hauteur des épaules,

« du sommet du coude au sommet du garrot, doit être
« égale à la longueur de la tète ? Suivant les lois de
« physiologie et de mécanique que nous avons invo-
« quées, cette hauteur ne sera jamais trop grande.
« Elle dépend nécessairement de la longueur des côtes,
« qui est toujours une beauté, et de celle des apophyses
« épineuses des premières vertèbres dorsales, destinées
« à servir de base au garrot, qui n'est jamais trop
« élevé. Nous l'avons prouvé.

« Nous avons vu que la plus grande longueur de la
« croupe était, en toute occasion, une de ses beautés
« les plus essentielles pour la vitesse, par l'étendue
« des muscles qui concourent à la former et celle de
« leur jeu. Si on les borne aux proportions précéden-
« tes, elle ne devra pas dépasser l'étendue que l'on
« trouvera de la nuque à la commissure des lèvres. La
« même mesure déterminera la distance d'une hanche
« à l'autre, ce qui d'ailleurs ne nous offre pas le même
« inconvénient.

« Nous avons vu qu'un jarret bas était une beauté
« parce qu'il indiquait la longueur de la jambe, et,
« par conséquent, celle de ses muscles. Suivant Bour-
« gelat, cette longueur doit être égale à la hauteur du
« jarret au sol; ces deux quantités doivent être les
« mêmes que celle de la longueur de la croupe, ou de
« sa largeur. Ce principe est tout à fait contraire aux
« lois de la vitesse, toujours favorisée par la plus grande
« étendue possible du jeu des muscles.

« La même longueur doit régler celle qui s'étend

« de la base de l'encolure à son insertion au poitrail,
« au sommet du garrot. Ce principe est contraire au
« développement de hauteur de la poitrine et du gar-
« rot, et, par conséquent, erroné.

« La longueur, l'obliquité de l'épaule, la longueur
« de l'olécrane, que nous avons dit être des conditions
« de beauté d'autant plus grandes qu'elles sont plus
« accentuées, sont bornées par la demi-longueur de
« la tête. C'est elle qui donne la mesure de la distance
« de la pointe de l'épaule à la verticale qui descend du
« garrot en touchant à la pointe du coude. Ces propor-
« tions, qui sont une beauté, d'après Bourgelat, sont
« aussi contraires aux dispositions qui favorisent la
« force qu'à la vitesse et à la facilité d'étendue des
« mouvements des membres antérieurs.

« En effet, plus l'épaule sera oblique, plus sa pointe
« sera portée en avant, plus son jeu sera étendu. D'un
« autre côté, plus l'olécrane, qui forme le coude, sera
« en arrière, plus il sera long, et plus, par conséquent,
« ce levier sera favorable à la puissance, à la force.
« La théorie de Bourgelat est donc tout à fait contraire
« aux bonnes lois de confection de la région dont il
« parle.

« Un tiers de la longueur de la tête doit régler la
« largeur du front : un front est-il jamais trop large?
« Cette mesure doit aussi déterminer la hauteur du
« crâne, depuis les orbites jusqu'à la nuque. Or, cette
« partie, comme nous l'avons dit, ne saurait être assez
« développée en largeur comme en hauteur, ce qui

« est un indice de noblesse de race, d'intelligence, de
« force et d'énergie, Enfin, la largeur de l'avant-bras
« depuis la partie antérieure jusqu'au coude, ne peut
« dépasser la même mesure sans être contraire aux pro-
« portions établies : c'est encore une erreur, suivant
« les lois qui nous ont servi de guide. La largeur de
« l'avant-bras est un caractère de sa force; plus elle
« est développée, plus elle indiquera de puissance, et
« la longueur de l'olécrane, bras de levier de la puis-
« sance, sera toujours une marque de la beauté.

« La hauteur de garrot, que nous ne trouverons ja-
« mais trop grande, sera bornée à deux secondes, ou
« deux tiers d'une prime, c'est-à-dire aux deux neu-
« vièmes de la longueur totale de la tête. La même
« longueur réglera la hauteur du coude relativement
« au sternum, que nous voudrions voir toujours très-
« descendu entre les deux membres antérieurs. Ce
« caractère est commun à tous les animaux à poitrine
« très-profonde, à épaules longues et obliques, à tous
« les chevaux à grands moyens. Enfin, cette même
« mesure donnera la largeur latérale de la jambe à
« hauteur des jarrets; jamais cette largeur n'aura les
« dimensions que nous voudrions lui voir, parce qu'elle
« indique la largeur du jarret lui-même ou le déve-
« loppement des muscles, et leur rapprochement de
« la perpendiculaire à leur insertion.

« La largeur des boulets postérieurs, vus de côté,
« celle du genou, examiné de face, et l'épaisseur des
« jarrets ne doivent pas dépasser une seconde et demie,

« c'est-à-dire la moitié du tiers de la longueur de la
« tête entière ; or les plus grandes dimensions de ces
« trois régions, dans le sens indiqué, sont ce que l'on
« doit toujours rechercher, sans égard pour toute me-
« sure qui les bornera ; elles réuniront toujours les
« conditions de solidité articulaire à la puissance d'ac-
« tion, quand elles seront le plus développées possible.

« La longueur de l'avant-bras doit avoir le plus
« d'étendue, suivant nous ; elle sera, suivant les pro-
« portions, égale à la hauteur du pli du genou à terre,
« ou à la distance de la rotule au pli du jarret, à celle
« de cette partie à la couronne.

« Ces trois conditions exigées par Bourgelat sont
« tout à fait contraires aux lois de la vitesse. Pour le
« prouver, nous invoquons le principe par lequel on
« juge de l'étendue du mouvement par l'action mus-
« culaire, et le développement des rayons les plus spé-
« cialement destinés à embrasser le terrain, comme
« l'avant-bras, par exemple.

« Le sixième de la hauteur du pli du genou à terre
« devra donner la largeur du canon, vu latéralement
« au milieu de sa longueur ; d'après ce principe, le
« tendon, que nous avons reconnu être d'autant plus
« beau qu'il est plus détaché, ne devra pas dépasser
« les mesures que prescrivent les proportions, pour
« être conforme à leur règle. C'est une erreur d'au-
« tant plus grande qu'elle est contraire à la force
« d'une des régions du corps qui sont le plus exposées
« à la fatigue par la tension permanente des cordes

« tendineuses qui en forment la base. Jamais les ten-
« dons ne seront assez détachés du canon ; jamais une
« puissance ne se rapprochera assez de la ligne perpen-
« diculaire à son action, aux membres comme ailleurs.
« Cette règle est sans exception dans la machine ani-
« male ; l'excès même, dans ce cas, sera toujours une
« marque de grande beauté.

« La largeur du jarret, si important pour sa force,
« devra être réduite au tiers de la hauteur du pli du
« genou à terre. C'est là certainement une des erreurs
« les plus capitales de toutes les proportions de Bour-
« gelat.

« Le jarret est, de toutes les parties du cheval sus-
« ceptibles de détente, celle qui, par ses importantes
« fonctions, demande le plus de puissance pour chas-
« ser le corps en avant. Elle ne peut avoir de force que
« par la longueur du levier formé par le calcanéum.
« Certes, le mécanisme de cette importante articula-
« tion n'était point ignoré par le grand maître de l'art ;
« nous ne comprenons pas qu'il ait pu borner par une
« mesure déterminée une des qualités les plus impor-
« tantes de tout le corps du cheval, et les plus essen-
« tielles à la force comme à la vitesse. Un jarret ne
« peut jamais être trop large.

« La largeur qui sépare les deux yeux d'un grand
« angle à l'autre donnera celle que doit avoir la jambe
« de la coupure de la fesse à sa partie antérieure. Cette
« erreur n'est guère moins grave que celle qui borne
« la largeur du jarret à la mesure indiquée. En effet,

« nous avons vu que les muscles des fesses doivent
« descendre très-bas sur le jarret, pour avoir le plus
« d'étendue possible d'extension comme de force, par
« leur développement en grosseur. D'après le principe
« de Bourgelat, ils doivent être étranglés, coupés au-
« dessus des jarrets, ce qui est contraire à toutes les
« règles de la physiologie comme de la mécanique.

« Enfin, la moitié de cette distance d'un grand angle
« de l'œil à l'autre devra borner la largeur des canons
« et des tendons postérieurs et la largeur du boulet
« antérieur, vu de côté; elle donnera aussi la diffé-
« rence qui doit exister entre la hauteur du cheval,
« mesuré du garrot et du sommet de la croupe à terre.
« La hauteur du garrot est donc aussi bornée à la moi-
« tié de la distance d'un angle de l'œil à l'autre; si le
« cheval a le front très-rétréci, ce qui se voit, cette
« partie du corps sera réduite à zéro ou à bien peu de
« chose. Rien n'est plus contraire à sa beauté.

« Nous ne pensons pas avoir besoin de plus longs
« commentaires pour démontrer à ceux qui voudront y
« réfléchir que Bourgelat se trompa quand il imagina
« ses proportions, et qu'il les donna comme guide pour
« trouver le type du beau. Son cheval modèle, cons-
« truit d'après sa méthode, ne saurait répondre aux
« conditions exigées par la raison et le service d'une
« bonne locomotive. Comment, en effet, comprendre
« des bornes au développement de certaines régions,
« surtout quand les excès mêmes seraient toujours, et
« sans exception, une beauté recherchée? Comment

« comprendre qu'on puisse limiter la largeur du front,
« la hauteur du crâne, le développement du garrot, la
« hauteur de la poitrine, celle des épaules, comme leur
« obliquité? Trouvera-t-on jamais un boulet ou un
« avant-bras trop larges, ce dernier trop long, un genou
« trop développé, un tendon trop détaché? Peut-on
« fixer des limites à la largeur du jarret, à celle de la
« jambe, à la longueur de la croupe, et à celle des côtes?

« Celui qui veut étudier le cheval suivant sa desti-
« nation sera convaincu, comme nous, qu'il est con-
« traire à la raison de fixer par des mesures arbitraires
« (et il ne peut y en avoir d'autres) les bornes du dé-
« veloppement de telle ou telle région de son corps.
« Que l'artiste ait des données pour se diriger dans la
« confection de son œuvre, dont le goût et les modes
« règlent les formes, nous le comprenons parfaitement ;
« mais le mécanicien ne doit obéir qu'aux lois de la
« mécanique, il ne peut juger des qualités de la ma-
« chine que d'après les règles invariables qu'elles ont
« établies. La machine animée demande de plus, pour
« être bien jugée, des connaissances solides en phy-
« siologie, en science de la vie. Sans elles on ne peut
« comprendre de quelle nature, de quelle essence sont
« les instruments employés pour son entretien, comme
« pour l'action de tout le système locomoteur des
« animaux. Il y a notamment dans le cheval, comme
« nous l'avons vu, une question dominante; c'est celle
« de sa race, de son sang, suivant l'expression reçue,
« et celle de son perfectionnement pour le choix qu'on

« doit faire de la nature des types employés. Toutes
« ces considérations importantes doivent s'allier aux
« connaissances mécaniques, indispensables à l'appré-
« ciation du cheval.

« La physiologie et la mécanique réunies, d'accord
« avec l'observation des faits, nous apprennent qu'une
« tête carrée est généralement belle ; ses muscles mas-
« ticateurs sont bien accentués ; ses naseaux sont très-
« mobiles, très-larges et dilatables; de grands yeux
« ouverts, vifs et placés bas, un vaste front et un crâne
« bien développé la caractérisent. Une semblable tête
« est toujours dans de bonnes conditions, quelles que
« soient d'ailleurs les indications des proportions, qui
« ne prouvent absolument rien si elles ne sont con-
« traires à la beauté. Si, d'autre part, un cheval a son
« encolure bien musclée, pour bien exécuter tous les
« mouvements, sans surcharge de graisse ou de tissu
« cellulaire inutiles; s'il a un garrot très-élevé, et ici
« nous ne connaissons pas de bornes, s'il a le dos et les
« reins courts, très-larges et fortement musclés; si la
« croupe est longue, bien nourrie, l'épaule haute et
« bien inclinée; si la poitrine est très-profonde et les
« côtes longues et largement arquées, arrondies; si le
« flanc est court, l'avant-bras très-long et large; si le
« genou est fort, le tendon extrêmement détaché, le
« boulet large, le paturon court et dans le degré d'in-
« clinaison voulu; si les fesses sont proéminentes et
« garnies de muscles forts, longs, bien descendus; si
« la jambe et le jarret sont larges, quel que soit l'excès

« de leur largeur, ne tenez aucun compte de propor-
« tions dont rien ne légitime la valeur; vous serez tou-
« jours assuré d'avoir trouvé le cheval modèle. S'il est
« d'un bon sang, il aura toutes les qualités qu'on peut
« lui demander, soit comme type améliorateur, soit
« comme sujet de service (1). »

Si les pages qui précèdent démontrent jusqu'à l'é-
vidence les défauts du système des proportions de
Bourgelat, en ce qui concerne les détails secondaires,
elles laissent intact le principe relatif aux proportions
d'ensemble, d'après lequel la longueur et la hauteur
du corps doivent être égales dans un cheval bien conformé. La mesure de deux têtes et demie établie
pour ces deux proportions est généralement exacte.

Du défaut d'égalité entre la hauteur et la longueur du
corps résultent des inconvénients parfaitement décrits
dans les lignes suivantes du fondateur de nos écoles.

« La hauteur ou élévation du corps, n'étant pas
« égale à sa longueur, péchera par le trop ou par le
« trop peu, c'est-à-dire par excès ou par diminution.
« Par excès, d'abord le défaut sera le même que si le
« cheval était trop long. L'excès peut provenir seule-
« ment de l'amplitude du corps, et principalement du
« thorax; en ce cas, l'animal est dépourvu de toute
« légèreté et ne présente qu'une masse lourde et in-
« forme. Quand il naît de la longueur exagérée des
« jambes, les membres sont si faibles qu'ils ne peuvent

(1) De la Conformation du cheval, etc., par M. A. Richard, pages
323 et suivantes.

« résister au moindre travail; et lorsque l'excès a sa
« source dans les deux causes ensemble, il n'est pas
« douteux que la ruine de l'animal est beaucoup plus
« prochaine, quoique les membres n'aient pas autant
« de longueur à proportion que dans le dernier cas,
« parce que, plus allongés, d'une part, qu'ils ne de-
« vraient l'être selon les dimensions naturelles, ils
« ont, de l'autre, à porter un fardeau plus considéra-
« ble. Quant à la diminution, si elle provenait du peu
« de capacité du corps, et particulièrement du thorax,
« il est aisé de comprendre quelles seraient, outre cette
« difformité, les suites de la contrainte qu'éprouve-
« raient les viscères que cette cavité contient, et, dans
« la circonstance où l'on ne pourrait en accuser que la
« brièveté des membres, on concevra bientôt aussi
« que la progression de l'animal en serait évidemment
« plus rétrécie. Dès que ses extrémités postérieures,
« en effet, ne pourraient, pour opérer les percussions
« indispensables, atteindre, comme dans le transport
« successif et local d'un cheval bien proportionné, la
« ligne de direction du centre de gravité, la masse se-
« rait absolument nécessitée de parcourir moins de
« chemin à chaque temps, ou l'animal obligé de dou-
« bler les mouvements, pour gagner d'une autre ma-
« nière ce qu'une véritable impossibilité lui ferait
« perdre sur une certaine quantité de terrain; ou, en-
« fin, si son courage et son ardeur le portaient à for-
« cer, en quelque façon, la nature pour approcher
« davantage de cette même ligne, il est certain que

« chaque extrémité serait infiniment plus travaillée et
« succomberait bientôt, vu les efforts répétés qu'elle
« aurait à faire pour opérer ce qu'il faudrait d'éléva-
« tion à la masse, à chaque instant des déplacements
« qui la détermineraient en avant.

« Dans la circonstance de la longueur excessive du
« corps, toute la colonne vertébrale doit être incon-
« testablement plus faible, et les muscles ne peuvent
« qu'être sollicités à des mouvements plus violents
« pour résister à l'effet du fardeau dont elle se trouvera
« chargée, puisque les bras de levier, accordés à la
« résistance, seront moins efficaces, en raison de
« l'excès de la longueur reprochée, qu'ils ne l'auraient
« été dans un animal exactement compassé et mesuré.
« Nous voyons aussi qu'un cheval ensellé, c'est-à-dire,
« en qui la colonne dorsale est pliée plus ou moins en
« contre-bas, n'a jamais une vraie force. L'avant-main
« en semble plus beau, parce que le garrot, attendu
« cette sorte de voussure en dessous, paraît plus élevé,
« et l'encolure sortir perpendiculairement de cette
« dernière partie ; mais un trait de beauté, acheté aux
« dépens d'une qualité essentielle, ne la compense
« point et n'en est qu'un appât plus trompeur. Dans
« toutes les actions qui requièrent un ensemble. ces
« sortes de chevaux sont toujours au-dessous de ce
« qu'on leur demande; par exemple, et surtout à la
« suite de quelque exercice plus ou moins rapide, ils
« ne présenteront point parfaitement le front à l'arrêt,
« ils ne l'exécuteront pas avec fermeté, ils vacilleront

« et se traverseront à droite ou à gauche, malgré la
« justesse de la main, à moins qu'elle ne soit infinie
« et dans un accord si parfait avec les jambes, qu'au
« moyen de la précision, de la finesse et du sentiment
« du cavalier, l'animal reçoive de l'art ce qui lui a été
« refusé par la nature ; l'arrêt formé ne sera pas stable,
« ils se jetteront en avant ou en arrière, etc. Enfin,
« quelque vivacité, quelque légèreté qu'ils montrent dès
« les premiers moments de leur allure, leur faiblesse
« se manifestera bientôt; et, en effet, la courbure de
« l'épine ne peut exister en eux, que les muscles, qui
« s'opposent à ce qu'elle ne plie davantage, n'aient
« déjà été naturellement portés à un degré d'extension,
« au delà duquel leur élasticité et leur jeu ne tarderont
« pas à atteindre leur terme, et à passer de l'excès de
« l'action à l'inertie qui doit la suivre.

  « Le trop de longueur supposé n'être dû qu'à celle
« du thorax seulement, les jambes antérieures n'étant
« pas plus éloignées des extrémités postérieures qu'elles
« le sont dans un cheval bien conformé, est un défaut
« qui n'est point aussi rare qu'on le croirait. Dans un
« semblable cas, le devant serait chargé d'un très-
« grand poids, non-seulement parce que le prolonge-
« ment du thorax accroîtrait la masse totale et particu-
« lièrement celle que ce même devant a à supporter,
« mais parce que, comme je l'ai expliqué en parlant
« de l'excès de longueur de l'encolure, ce prolonge-
« ment ne saurait exister sans occasionner celui du
« bras de levier résultant de cette dernière partie, et

« sans employer une plus grande portion de la masse
« postérieure au contre-balancement du poids des
« parties antérieures, le point d'appui demeurant tou-
« jours chargé de toute l'intensité de la résistance et de
« toute l'intensité de la puissance qui lui fait équi-
« libre. De là le défaut immanquable de liberté des
« épaules et des membres, quand même l'animal se-
« rait pourvu d'un courage réel, quand ces mêmes
« membres sembleraient avoir une épaisseur qui en in-
« diquerait la force : de là la nécessité qu'il pèse à la
« main, que ses jambes ne parviennent jamais au degré
« d'élévation requis dans ses différentes allures, qu'il
« rase le tapis, qu'il bute et qu'il succombe en peu
« de temps sous le faix d'un exercice indiscret et im-
« modéré, auquel il pourrait être condamné par ceux
« qui confondraient en lui l'engourdissement, qui ne
« demande que la répétition des actions et du jeu des
« parties, avec l'épuisement, qui tient à l'énormité de
« la charge supportée.

« En ce qui concerne la longueur du corps, qui se-
« rait due à l'extension des os des iles, il est évident
« que l'allongement de ces bras de levier, tendant à
« plier les vertèbres lombaires en contre-bas et à les
« faire obéir au fardeau, donnerait à ce même far-
« deau un avantage considérable sur la résistance
« qu'opposeraient les muscles. Pour se délivrer de l'ef-
« fet de ce poids, les chevaux en qui ce défaut existe
« s'efforcent, par un mouvement automatique et tota-
« lement contraire à cet effet, de voûter l'épine en

« contre-haut, et la plupart forgent, s'atteignent, s'at-
« trapent, etc.

« Lorsque le corps de l'animal est trop court, sa
« force pour supporter un poids est naturellement plus
« grande, par la raison de la brièveté des bras de le-
« vier, mais aussi les effets des réactions se manifeste-
« ront bien plus directement sur le poids ; la colonne,
« ayant moins de longueur, aura beaucoup moins de
« jeu ; l'allure du cheval sera par conséquent moins
« liante, et il y aura très-peu de ressort dans ses mou-
« vements, dont l'impression se propagera toujours sur
« le cavalier d'une manière dure et désagréable. D'un
« autre côté, il tirera avec moins d'avantage, parce que
« le rapprochement du centre de gravité des parties
« antérieures sur le point d'appui, c'est-à-dire sur les
« pieds postérieurs, lui ravira certainement l'empire
« qu'il aurait eu contre le fardeau quelconque qu'il
« aurait à traîner.

« Nous avons dit que la mesure existante dans un
« cheval bien planté et en repos sur le sol, depuis la
« partie supérieure de la croupe jusqu'à la partie supé-
« rieure du grasset, est la même que depuis celle-ci
« jusqu'à la partie supérieure latérale externe et sail-
« lante du jarret, et que depuis cette partie du jarret
« jusqu'au sol. Si la nature se fût écartée de ces con-
« ditions, soit par la brièveté, soit par le prolongement
« des parties qui concourent à la formation des extré-
« mités postérieures, dans le premier cas, le derrière
« eût été nécessairement roide et dénué de la liberté

« essentielle à son action ; les percussions auraient été
« incontestablement moindres, puisqu'elles sont tou-
« jours en raison des flexions respectives de chaque
« partie du membre, et les extrémités antérieures, qui
« se trouveraient au degré d'élévation qu'elles doivent
« avoir dans le cheval bien proportionné, ne pouvant,
« par une percussion à laquelle elles ne sont point as-
« treintes, suppléer à ce que le défaut de celles de
« derrière aurait fait perdre au transport de la machine,
« ce transport eût été toujours lent et très-pénible.

   « Dans le second cas, c'est-à-dire dans celui du pro-
« longement excessif de ces mêmes extrémités posté-
« rieures, nous dirons qu'outre les inconvénients que
« nous avons décrits en examinant les résultats d'une
« trop grande extension dans les os des iles, l'exagéra-
« tion de chaque partie du membre serait suivie de
« celle de l'effet des détentes : la masse serait donc
« chassée en avant avec plus de célérité et plus de
« force, et la course de l'animal bien plus rapide ; mais
« aussi les extrémités antérieures, n'étant point en
« même raison de hauteur, se verraient écrasées par
« le fardeau dont elles seraient toujours chargées,
« comme dans les chevaux bas du devant ; et il faut
« ajouter ici la force plus grande de son rejet de la
« part des extrémités postérieures prolongées, surtout
« lors de l'action du galop, dans laquelle la masse re-
« tomberait à chaque temps inévitablement de plus
« haut sur elles. D'ailleurs, vu la briéveté, considérée
« par rapport à l'excès à reprocher aux parties de der-

« rière, brièveté qui doit rendre leur action naturelle
« infiniment moins efficace, elles seraient nécessitées à
« des efforts plus violents pour la relevée et le soutien
« de la machine en suite de chaque percussion opérée
« par les membres postérieurs.

« Nous présumerions volontiers que, dans les che-
« vaux anglais, la ruine des épaules, l'anéantissement
« de la liberté de ces parties, et même les douleurs dont
« sont ordinairement atteints leurs pieds antérieurs, ne
« sont dus qu'à la surcharge que le devant éprouve,
« soit par ce défaut de conformation, qui n'est pas ab-
« solument rare en eux, soit par la manière dont on les
« exerce, sans attention à la nécessité de l'ensemble et
« d'une juste répartition de poids et des forces, soit
« enfin dans les courses plus ou moins véhémentes
« qu'on en exige, etc... (1). »

Tels sont, pour le cheval, les principes généraux du
système des proportions réellement applicables à toutes
les races, aux chevaux les plus fins comme aux plus
étoffés ; tandis que tous les détails secondaires, admis
par Bourgelat d'après les formes du cheval de manége,
ne peuvent s'appliquer au cheval destiné au gros trait
par le développement de sa charpente osseuse et de ses
masses musculaires.

Quant aux proportions des animaux de l'espèce bovine, elles sont, pour le taureau, d'après Vincent, de
deux têtes et demie pour la distance de la nuque, du

_____

(1) *Traité de la conformation extérieure du cheval*, pages 183 et suivantes, 8ᵉ édition.

garrot et du sommet de la croupe au sol, et de trois têtes pour la longueur de l'animal, de l'angle de l'épaule
à celui de la fesse. La description des régions nous a
fourni l'occasion d'indiquer les principales proportions
de détail chez ces animaux.

DEUXIÈME PARTIE

EXAMEN DE L'ANIMAL SOUS LE RAPPORT DE LA LOCOMOTION

Les principaux services que nous rendent les animaux domestiques dépendent de la faculté qu'ils ont de se transporter d'un lieu dans un autre avec plus ou moins de force et de célérité.

L'étude que nous avons faite, dans la première partie, des diverses régions du corps serait à peu près superflue, si nous ne cherchions maintenant, par l'examen de l'animal en action, à distinguer le plus ou moins de perfection de l'effet utile qui en résulte pour la locomotion, et cette partie est, sans contredit, la plus essentielle à étudier, surtout dans le choix des solipèdes, qu'on n'entretient que pour leurs allures.

L'étude rationnelle de la locomotion est basée sur la connaissance de quelques principes de physique, dont l'exposé rapide nous servira de point de départ. Nous étudierons ensuite les dispositions générales de l'appareil locomoteur, pour arriver à l'étude de ses fonctions, que nous examinerons d'abord dans leur état normal, et plus tard sous le rapport de leurs imperfections et de leurs maladies.

CHAPITRE PREMIER

PRINCIPES DE PHYSIQUE APPLICABLES A LA LOCOMOTION.

---

§ 1. — **Centre de gravité**.

Tous les corps situés à la surface du globe tendent à se rapprocher de son centre par l'action d'une force que l'on désigne sous le nom de *pesanteur*. Chaque molécule des corps est attirée par cette force qui agit incessamment, mais qui se trouve contre-balancée par divers obstacles, dont le principal est la surface du sol.

Dans les corps solides, on peut composer en une seule toutes les forces qui agissent sur chaque molécule de la masse; et cette force unique, résultant de la somme de toutes les autres, part d'un point dont la position varie suivant la structure du corps, et que l'on nomme *centre de gravité*, ou *centre des forces parallèles*; car les forces que représente la force unique partant de ce point sont toutes parallèles entre elles, et tous les autres points du corps peuvent tourner autour de ce centre, sans que le parallélisme vienne à cesser.

Si nous supposons un corps sphérique ou cubique, ou de toute autre forme régulière, composé d'une matière homogène, le centre de gravité sera nécessairement au centre du solide, puisque les molécules se rangeront symétriquement et en nombre égal autour du point central.

Ainsi, une sphère de plomb ou de toute autre matière aura son centre de gravité dans un point également distant de tous les points de la circonférence.

Mais si le corps solide est formé de substances hétérogènes, et, par conséquent, de densités différentes, nous ne trouverons plus le centre de gravité au point central; car il se rapprochera toujours du côté du solide où se trouve la matière la plus dense.

Soit, par exemple, une sphère dont une moitié soit formée de plomb, et l'autre moitié de cire : le plomb étant plus lourd que la cire, ou, pour parler plus scientifiquement, contenant sous un même volume un plus grand nombre de molécules, il s'ensuivra nécessairement que le centre de gravité, qui n'est autre chose que la somme des forces agissant sur chaque molécule, se rapprochera davantage du point où celles-ci sont plus nombreuses, et qu'au lieu de se trouver au centre, il se portera dans un point de la moitié formée de plomb.

Le centre de gravité devient beaucoup plus difficile à trouver lorsque le corps est de forme irrégulière, fût-il même homogène, et, à plus forte raison, si plu-

sieurs matières différentes concourent à le former. S'il
n'est pas très-volumineux, on peut trouver le centre de
gravité par le procédé suivant :

On suspend le corps par un fil, et, lorsqu'il est parfaitement en repos, la prolongation idéale du fil à travers sa substance donne une ligne sur un des points de
laquelle doit se trouver le centre de gravité.

En suspendant de nouveau le corps dans une autre
direction, on obtient une seconde ligne qui vient croi-
ser la première, et c'est au point d'intersection de ces
deux lignes que se trouve le centre de gravité.

Si le corps présente un certain volume, on peut, au
lieu de le suspendre, le mettre en équilibre sur l'arête
d'un prisme; mais alors, au lieu de lignes, on obtient
des coupes, et il faut répéter l'opération trois fois au
lieu de deux pour obtenir le point d'intersection.

La résultante qui passe par le centre de gravité reçoit
le nom de *ligne de gravitation.*

Pour que la force de la pesanteur soit contre-balancée, c'est-à-dire pour qu'il y ait équilibre, il faut l'une
des trois conditions suivantes :

1° Que le centre de gravité soit suspendu par une
force égale à celle qui attire le corps vers le centre du
globe ;

2° Que la ligne de gravitation ne trouve aucun intervalle entre le point où elle sort du corps et celui où elle
entre dans le sol, ou toute autre base résistante ;

3° S'il existe un intervalle, qu'il soit situé entre des
points par lesquels le corps touche le sol.

On désigne sous le nom de *base de sustentation* l'espace occupé par le corps s'il repose sur le sol par une surface continue, ou, dans le cas contraire, l'espace compris entre des droites reliant entre eux les différents points par lesquels il rencontre le terrain.

L'équilibre d'un corps est d'autant plus *stable* que sa base de sustentation est plus large relativement à sa hauteur, et que le centre de gravité se trouve placé plus bas et plus près du centre de la base de sustentation. Réciproquement, les conditions opposées le rendront *instable*.

En effet, plus la base sera large et le centre de gravité bas et central, plus il faudra faire parcourir de chemin à ce dernier pour faire sortir la ligne de gravitation de la base et renverser le corps. Plus au contraire le centre de gravité sera élevé, plus vite cette ligne sortira de la base et rendra la chute inévitable.

Supposons un solide assez élevé (*fig.* 71), dans lequel nous placerons successivement le centre de gravité à des hauteurs différentes ; si nous penchons ce solide, le centre de gravité étant en A au point le plus bas, la ligne de gravitation ne sortira pas de la base, et le corps abandonné à lui-même reviendra, après plusieurs oscillations, à sa première position. Si nous plaçons le centre de gravité plus haut, au point B, et que nous donnions au corps la même inclinaison, la ligne de gravitation, sortant légèrement de la base, déterminera la chute, qui serait arrivée bien plus tôt, si nous avions placé le centre de gravité en C au point le plus élevé.

L'équilibre est toujours facile pour un corps sphérique ; car si celui-ci est homogène, quelle que soit sa
position, le centre de gravité est dans son milieu, et la
ligne de gravitation passe par celui de ses points qui

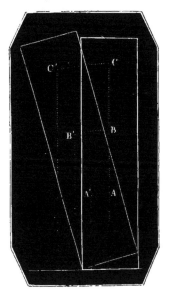

Fig. 71.

touche le plan horizontal ; et s'il est formé de matières
de densités différentes, il ne se mettra en repos que
quand le centre de gravité sera devenu inférieur au centre de la sphère.

Dans un corps ellipsoïde, homogène ou à peu près,
l'équilibre est stable sur le petit diamètre, mais il est
instable sur le grand, ainsi qu'il est facile de s'en assurer au moyen d'un œuf de poule placé dans ces deux
positions.

La théorie du centre de gravité est susceptible d'une foule d'applications. Nous devons nous borner ici à celles qui regardent les animaux et surtout le cheval.

Il est impossible, même en supposant l'animal en station fixe, d'établir d'une manière précise le point où se trouve le centre de gravité, non-seulement à cause de la forme du corps, mais aussi parce que ce point varie constamment par suite de l'oscillation continuelle qu'imprime le mouvement respiratoire aux différents organes et surtout à la masse intestinale.

Il faut donc chercher à fixer ce point par le raisonnement et par l'évaluation approximative du poids des diverses parties du corps, en se rappelant bien que, le volume et le poids respectifs des parties étant très-variables, on ne peut rien établir de positif à cet égard.

Borelli place le centre de gravité à la moitié de la hauteur du tronc (1) et dans le milieu exact du quadrilatère formé par les membres (2). Mais si l'on considère, d'une part, que les quatre membres sont plus que suffisants pour faire équilibre à la portion de l'encolure et de la tête qui dépasse la hauteur du tronc ; d'autre part, que l'encolure et la tête forment en avant des membres antérieurs une masse pesante qui n'a pas son équivalent en arrière des membres postérieurs, on

(1) *De Motu animalium*, cap. xviii, p. 246.

(2) *Linea propensionis ex centro gravitatis equi cadit perpendiculariter... prope centrum quadrilateri et ideo statio animalis firmissima consurgit*, cap. xx, p. 266.

placera le centre de gravité un peu plus bas que la
moitié de la hauteur du tronc, et plus près des membres antérieurs que des postérieurs, c'est-à-dire environ aux deux tiers antérieurs du rectangle formé par
l'assiette des quatre pieds. La symétrie des parties qui
forment le corps nous indique suffisamment que le
centre de gravité doit être placé dans le plan médian.

S'il est impossible de préciser le point central de
la pesanteur dans le repos, à plus forte raison doit-
on le voir varier non-seulement quand l'animal se
déplace, mais même lorsqu'il change seulement la
position de son encolure. Une expérience faite à ce
sujet par MM. L. Morris et Baucher nous donnera une
idée complète de ces différents déplacements. Nous
laissons parler M. Morris.

« Désirant nous rendre un compte exact de l'ac-
« tion de la tête et de l'encolure sur la répartition
« du poids du cheval sur ses quatre extrémités, et
« surtout sur les bipèdes antérieur et postérieur, nous
« allâmes, M. Baucher, écuyer, et moi, à l'entrepôt
« général des douanes, au Gros-Caillou, pour peser
« des chevaux sur des balances de proportion à plan-
« chers mobiles, inventées depuis peu d'années...

« Les deux bascules furent placées de manière à ce
« que les extrémités antérieures reposassent sur le
« milieu de la première bascule et les extrémités pos-
« térieures sur le milieu de la seconde ; les deux plan-
« chers étant parfaitement sur le même niveau, et
« appartenant à des bascules de même proportion,

« pouvaient être conséquemment pris pour les deux
« bassins d'une balance ordinaire. Nous y fîmes mon-
« ter une jument de selle, assez régulièrement con-
« formée, bien qu'elle eût la tête et l'encolure un peu
« fortes relativement au reste du corps ; elle resta sellée
« et bridée.

« Les balances abandonnées au poids de la jument,
« tenue dans un état complet d'immobilité, nous don-
« nèrent les résultats suivants, en conservant sa tête
« dans sa position ordinaire, plutôt basse qu'élevée.

Avant-main.	Arrière-main.	Poids total.	Différence en plus sur l'avant-main.
210 k.	174	384	36

« Il s'était établi une fluctuation de 3 à 5 kil. qui
« se fixaient alternativement sur l'avant-main et sur
« l'arrière-main, par suite des mouvements produits
« sur les viscères par la respiration.

« Nous fîmes baisser la tête, de manière que le bout
« du nez se trouvât à la hauteur du poitrail. Le mou-
« vement achevé et l'immobilité obtenue dans cette
« position, l'avant-main se chargea de 8 kil. dont
« l'arrière-main fut allégé :

| 218 | 166 | 384 | 52 |

« La tête relevée ensuite, jusqu'à ce que le bout du
« nez fût à la hauteur du garrot, avec les mêmes pré-
« cautions pour l'immobilité, l'avant-main rejeta
« 10 k. de son poids sur le plateau de l'arrière-main,

« et les extrémités s'équilibrèrent avec les différences
« de poids suivantes :

| 200 | 184 | 384 | 16 |

« La tête étant revenue à sa position première, on
« la ramena sur l'encolure par l'action du filet en l'é-
« levant un peu ; alors elle rejeta sur l'arrière-main
« une partie de son poids égale à 8 kil., et nous donna :

| 202 | 182 | 384 | 20 |

« Résultats qui prouvent évidemment que plus la
« tête est élevée, si ce n'est naturellement, du moins
« par l'action de la main, plus son poids et celui de
« l'encolure sont également répartis sur les extrémi-
« tés, si toutefois la position n'est pas forcée.

« Après ces expériences, M. Baucher monta la ju-
« ment ; les deux plateaux s'équilibrèrent alors avec
« les poids suivants :

| 251 | 197 | 448 | 54 |

« Le cavalier, placé dans une position académique,
« avait donc distribué son poids de 64 k. de cette ma-
« nière : 41 k. sur l'avant-main, et 23 sur l'arrière-
« main.

« S'étant assis davantage en portant le haut du corps
« en arrière, M. Baucher fit passer 10 k. de plus sur
« l'arrière-main ; puis, ramenant la tête du cheval sui-
« vant sa méthode, il surchargea encore l'arrière-main
« d'un poids de 8 kil., total, 18 kil. Dans cette position
« nous eûmes :

233   215   448   18

« En se portant entièrement sur les étriers, le poids
« de l'avant-main se trouva surchargé de 12 kil.

« Nous fîmes ensuite monter sur les balances un
« cheval gris d'une conformation assez vicieuse, et
« qui, à des différences près déjà bien indiquées par
« sa construction, nous donna des résultats analo-
« gues.

« Ces différences de poids, d'après la position des
« deux parties supérieures de l'avant-main et celle
« du cavalier, qui n'ont pas un grand effet dans les
« exercices ordinaires du cheval, acquièrent cepen-
« dant une haute importance dans les exercices vio-
« lents, et surtout dans les courses où les poids crois-
« sent dans une proportion énorme avec la fatigue.

« Il serait à désirer que de pareilles expériences
« pussent se répéter sur des chevaux de pur sang,
« d'une conformation aussi régulière que possible,
« pour assigner à la tête et à l'encolure leur position
« la plus favorable à la répartition du poids sur les
« extrémités, et à la liberté des mouvements (1). »

§ 2. — Leviers.

On définit le levier une verge solide, inflexible,
droite ou courbe, se mouvant librement autour d'un
point fixe que l'on suppose inébranlable, et sur laquelle agissent, en sens inverse, deux forces auxquel-

(1) *Journal des Haras*, t. XV, juin 1835, p. 153.

les on donne les noms de *puissance* et de *résistance*, qui tendent mutuellement à se vaincre ou à se faire équilibre.

Tout levier a pour but, lorsque les forces qui s'y appliquent ne se font pas équilibre, ou de favoriser la force aux dépens de la vitesse, ou de favoriser cette dernière aux dépens de la force, et l'une ou l'autre de ces conditions résulte de la disposition respective de la puissance, de la résistance et du point d'appui.

On distingue, d'après la position de ces trois éléments, trois genres de leviers :

1° Le premier genre, ou le levier *inter-fixe* (*fig.* 72),

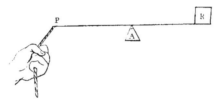

Fig. 72.

présente le point d'appui entre les deux forces agissantes.

2° Dans le levier du second genre (*fig.* 73) le point

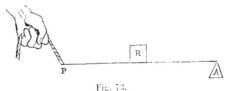

Fig. 73.

fixe se trouve à l'une des extrémités, la puissance à l'autre, et la résistance dans le milieu. On le nomme *inter-résistant.*

3° Enfin, dans le levier du troisième genre (*fig.* 74), c'est la puissance qui se trouve entre le point d'appui et la résistance, ce qui l'a fait appeler *inter-puissant.*

On appelle *bras de levier* l'espace existant entre le point d'appui et la puissance ou la résistance.

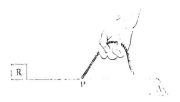

Fig. 74.

L'intensité des deux forces qui agissent sur un levier dépend de trois circonstances :

1° De l'intensité *absolue* de la force. Cette proposition n'a pas besoin d'être démontrée.

2° De la longueur du bras de levier. En faisant abstraction de l'intensité absolue de la force, on trouvera toujours son action d'autant plus grande, ou d'autant plus petite, que le bras du levier auquel elle s'applique sera plus long ou plus court.

3° Du degré d'inclinaison de la force, relativement au bras de levier.

Si une force agit perpendiculairement au bras de levier, elle jouira de son maximum d'intensité, abstraction faite, bien entendu, de son intensité absolue et de la longueur de ce bras. Mais si elle agit sous un angle, soit obtus, soit aigu, il y aura toujours une partie de son action qui, tendant à attirer ou à repousser le point d'appui, que nous avons supposé inébranlable, ne produira, par conséquent, aucune action sur le levier. Cette portion de force perdue sera d'autant plus grande que l'angle formé par la direction de la force et le bras de levier sera plus aigu ou plus obtus, c'est-à-dire que cette direction tendra davantage à devenir parallèle au bras de levier.

On exprime d'une manière plus brève ces trois circonstances, en disant que, pour qu'il y ait équilibre dans un levier, il faut qu'il y ait égalité entre le produit de chaque force multipliée par la longueur de la *perpendiculaire* menée du point d'appui sur sa direction.

La longueur du bras du levier augmentant l'intensité de la force qui y est appliquée, il devient facile de concevoir, en faisant abstraction de l'intensité absolue et de la direction de cette force :

1° Que, dans le levier du premier genre, la puissance ou la résistance seront alternativement favorisées toujours aux dépens l'une de l'autre, lorsque, en déplaçant le point d'appui, on établira une différence dans la longueur de leurs bras de levier;

2° Que, dans le levier du deuxième genre, la puissance sera favorisée aux dépens de la vitesse ;

3° Que, dans celui du troisième genre, ce sera, au contraire, la résistance qui sera favorisée, son bras de levier étant toujours le plus long. Mais ici, comme la puissance est toujours plus près du point d'appui, sa position défavorable sera, jusqu'à un certain point,

compensée par le peu de chemin qu'elle aura à parcourir, pour en faire décrire un beaucoup plus grand
à la résistance placée à l'extrémité du levier.

Toutes les pièces qui composent le squelette forment
une série de leviers, parmi lesquels il nous sera facile
de saisir des exemples des trois genres.

Presque tous les mouvements d'extension ont lieu
par un levier du premier genre. Quand la tête s'étend
sur l'atlas, cette vertèbre forme le point d'appui, la
partie antérieure de la tête constitue la résistance,
tandis que le grand complexus, la puissance principale, agit sur la tubérosité de l'occipital. L'extension
de l'avant-bras, lorsque le membre n'est pas appuyé
sur le sol, nous présente le même levier ; le point d'appui est à l'articulation huméro-radiale, la résistance
dans toute la portion du membre située au-dessous, et
la puissance à l'extrémité de l'olécrane, où s'attachent
les muscles extenseurs. Il est à remarquer que presque
partout, dans le squelette, le levier du premier genre
se présente avec un bras très-court pour la puissance et
très-long pour la résistance, condition qui nécessite
l'emploi d'une force plus intense, mais qui augmente
en proportion de la vitesse du mouvement.

Le levier du second genre, favorisant la force aux
dépens de la vitesse, se rencontre plus rarement.
L'articulation du jarret nous en offre un exemple remarquable, lorsqu'elle s'étend, le pied étant appuyé sur le
sol. Ce dernier forme le point d'appui ; la masse du
corps appuyant par le tibia sur l'astragale constitue la

résistance, et la puissance se trouve à l'extrémité du
calcanéum, au point d'insertion du muscle bifémoro-
calcanéen.

Le même levier agit lorsque le boulet se redresse,
au moment de l'action du membre, ce dernier étant
encore à l'appui (*fig.* 75). Le poids du corps, trans-

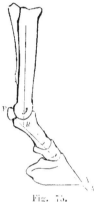

Fig. 75.

mis par le canon sur la surface articulaire supérieure du premier phalangien, est la résistance à vaincre.
Le point d'appui est au sol, à la pince
du pied, et la puissance agit sur les
grands sésamoïdes, le raccourcissement des fléchisseurs redressant l'angle que forment leurs tendons vers
ce point. Cette disposition explique
pourquoi la longueur du sabot fatigue les tendons fléchisseurs. En effet,
si dans ce levier le bras de la puissance PA est 10,
celui de la résistance RA étant 8, et que le pied
s'allonge de 1, le premier sera alors 11, le second 9,
et la résistance se trouvera favorisée, puisque 9/11 est
plus grand que 8/10.

J'éprouve le regret de ne pas me trouver d'accord
avec M. Merche, sur le levier phalangien, et de rester
sous le coup du reproche de vanité, que cet auteur
adresse courtoisement (page 331) à ceux qui ne parta-
gent pas son opinion.

Pour lui, « tous les écrivains qui ont traité de cette
question ne se sont pas bien rendu compte des effets

différents obtenus, soit par suite de l'effort produit par
le poids du corps, soit par suite des effets déterminés
par la réaction du sol sur le corps. En effet, que se
passe-t-il lorsque la masse arrive à terre, les pieds
ayant à supporter le poids de l'animal et souvent celui
du cavalier ou de la charge ? C'est que la région phalangienne agit comme un levier du deuxième genre,
c'est-à-dire que le point d'appui est au sol, que la résistance est bien au centre de l'articulation, et qu'enfin,
l'appareil tendineux représente parfaitement la puissance..... »

« Mais à ce premier effet en succède un autre plus
ou moins rapide, et qui constitue la réaction sur le sol :
le membre se relève dans la progression, non plus par
un levier du deuxième genre, mais bien par la mise en
jeu du levier inter-mobile, ou du premier genre, si
bien décrit par Bourgelat. Dans cette seconde circonstance, le sol peut être considéré comme une puissance
chargée de chasser le corps en haut et en avant. C'est
le levier de la réaction du sol sur la masse. »

Tout en approuvant la division de l'action du membre en deux temps, je trouve dans les leviers établis
par M. Merche une double erreur qu'il sera facile de
démontrer. En effet, lorsque le membre tombe à l'appui, tant que le poids du corps, transmis par le canon,
tend à abaisser le boulet, il est bien évidemment la
puissance ; le sol est le point d'appui, et la résistance
est représentée par les tendons des muscles fléchisseurs,
obligés de céder momentanément à l'effort exercé par

le canon sur la surface articulaire du premier phalangien. Il y a donc, dans ce premier temps, action sur
un levier du troisième genre et non du second.

Mais bientôt, l'effort de la pesanteur ayant cédé à la
résistance des fléchisseurs, ceux-ci reprennent leur
action, et, relevant le bras de levier qui s'étend des sésamoïdes au point d'appui sur le sol, font éprouver au
canon une marche inverse à celle qu'il avait suivie
dans le premier temps. La puissance se trouve donc
alors aux sésamoïdes, l'appui toujours au sol, et la résistance entre les deux, au point de contact du canon
et du premier phalangien : levier du deuxième genre.
Dans aucun cas il ne peut y avoir, dans l'action de la
région phalangienne, un levier du premier genre, tant
que le pied est à l'appui sur le sol.

Il est temps, d'ailleurs, de faire justice de cette pré-
tendue réaction du sol, réaction qui n'existe pas, et à
laquelle ceux qui l'admettent font jouer un rôle tout à
fait opposé à l'action qu'elle devrait produire. Si, en
effet, nous admettions, pour trouver un levier du premier genre, que la puissance est la réaction du sol, la
résistance l'action des fléchisseurs, et le point d'appui
l'articulation du canon, il est évident que l'action de
ce levier abaisserait les sésamoïdes au moment où, en
réalité, la contraction des muscles fléchisseurs des
phalanges les relève.

J'insiste sur ce fait que le sol ne peut jamais donner
qu'un point d'appui plus ou moins solide, suivant son
plus ou moins de consistance, et que, dût-on même

accepter pour ce point d'appui l'action élastique du tremplin, la réaction aurait lieu sur la masse du corps, sans influer en rien sur les leviers mis en action par la puissance musculaire.

Le levier du troisième genre, favorable à la vitesse, mais contraire à la puissance, se rencontre principalement dans la flexion des articulations. Ainsi, lorsque le jarret se fléchit, le pied n'étant plus à l'appui, la résistance consiste dans l'extrémité inférieure du membre, le point d'appui est à l'articulation tibio-tarsienne, et la puissance à l'extrémité supérieure et antérieure du métatarse, au point de l'insertion principale du tibio-pré-métatarsien, ou fléchisseur du canon.

La mâchoire, dans son action sur les aliments, nous offre encore un exemple remarquable de ce levier. L'articulation temporo-maxillaire forme le point d'appui, l'aliment placé entre les dents la résistance, et les muscles rapprocheurs la puissance. On a dit et imprimé que le levier représenté par la mâchoire était tantôt du troisième, tantôt du deuxième genre, suivant que l'aliment se trouvait sous les incisives ou sous les dernières molaires (1). Mais l'erreur de cette assertion est facile à démontrer. Si l'on examine avec soin les mâchoires d'un animal, pourvues de leurs muscles, on verra bientôt que le masséter. le plus antérieur des rapprocheurs du maxillaire, ne recouvre qu'une molaire et demie, quelquefois deux molaires, chez le

(1) Mignon, *Mécanique animale.*

cheval; qu'il n'en recouvre qu'une dans le bœuf et le
mouton; qu'enfin, dans le chien, son bord antérieur
laisse à découvert la dernière molaire. Le corps à
broyer ne peut donc jamais être situé entre l'articulation et la ligne d'action de ce muscle; et si la mâchoire
a d'autant plus d'action sur ce corps qu'il arrive plus
profondément sous l'arcade dentaire, c'est qu'il y a
diminution progressive du bras de levier de la résistance, la puissance conservant toujours son énorme
intensité. S'il fallait absolument, ce que je suis loin
d'admettre, abandonner le levier du troisième genre
sous la *dernière molaire*, il serait remplacé par l'action
directe, sans pouvoir, en aucun cas, arriver au levier
du deuxième genre.

La cause de l'erreur à l'égard du levier des mâchoires
provient sans doute de ce que l'on a compris les muscles molaires dans leurs rapprocheurs, quoique ces
muscles ne contribuent en rien à ramener les dents en
contact (1).

(1) Voyez, pour la discussion de cette question, *Recueil de Médecine vétérinaire*, 1843, pages 567 à 574, et 891 à 894.

CHAPITRE II

La cause première des mouvements des animaux réside dans l'encéphale, qui, par le moyen des nerfs, transmet son influence aux muscles. Ceux-ci agissent sur des leviers solides, diversement disposés, dont l'ensemble forme le squelette.

Nous laisserons de côté toute la partie de l'appareil locomoteur qui se rapporte au système nerveux, pour ne nous occuper ici que de l'action des organes les plus apparents. Nous étudierons donc la charpente osseuse, ou les organes passifs de la locomotion, et ensuite les muscles, que nous considérerons comme les organes actifs de cette fonction, quoique cette dénomination appartienne plus spécialement aux nerfs, sous l'influence desquels ils exercent leur action.

§ 1. — Squelette (*fig.* 76).

Réunis par des articulations dont la mobilité varie, les os forment une série de leviers donnant attache aux muscles destinés à les mouvoir.

Nous devons, pour étudier la disposition de la char-

pente osseuse, diviser le squelette en tronc et en
membres.

La partie principale du tronc, le rachis, nous offre
une longue tige, servant de point d'union à toutes les
parties du squelette, et surtout aux membres antérieurs et postérieurs. Cette longue colonne osseuse est
formée d'os très-courts, articulés entre eux d'une ma-

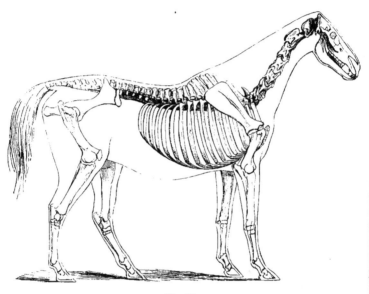

Fig. 76.

nière très-solide, jouissant de peu de mouvement
l'un sur l'autre, mais dont l'ensemble peut cependant
offrir dans divers sens une courbure assez grande.

Allongés et gros dans le cou, qui devait présenter
le plus de mobilité, ces os deviennent plus courts et
plus nombreux dans la région dorsale, où la force

était plus nécessaire que la mobilité, et reprennent plus de développement aux lombes, où la solidité devait s'unir à une certaine facilité de mouvement. Nous les voyons se souder les uns aux autres pour former le sacrum, au point d'union des membres postérieurs à la colonne, et reprendre ensuite toutes les conditions nécessaires à la plus grande mobilité dans la portion terminale, qui constitue la base de la queue.

Le rachis est entouré d'éminences dont la force, la longueur et la direction varient suivant les diverses régions, comme aussi suivant leur position sur la colonne. Celles de la région cervicale, considérées dans le cheval, dont le cou est très-mobile, sont presque nulles à la partie supérieure et peu développées sur les parties latérales. Elles augmentent de force et de volume dans le bœuf, dont l'encolure plus courte offre plus de rigidité ; et dans le porc, qui devait employer une grande force pour retourner la terre avec son boutoir, non-seulement les apophyses épineuses s'allongent, mais encore les apophyses transverses, élargies et imbriquées comme les tuiles d'un toit, se prêtent un mutuel appui, pour donner au cou toute la solidité dont il avait besoin.

Dans la région dorso-lombaire, les apophyses supérieures offrent un grand développement, surtout au commencement du dos, pour former le garrot, et éloigner de la tige formée par les vertèbres du cou le fort ligament élastique qui supporte la tête, en même temps qu'elles rendent moins parallèles à leur bras de levier

les muscles destinés à mouvoir cette dernière. Dans le
reste du dos et de la région lombaire, nous les trouvons
moins développées, il est vrai, mais assez pour donner
de puissantes attaches aux muscles principaux de la
colonne rachidienne.

Quant à leur direction, ces apophyses sont inclinées
d'arrière en avant et de haut en bas vers le garrot, c'est-
à-dire perpendiculairement opposées à la direction des
principaux muscles de l'encolure; tandis que celles du
milieu de la région sont droites, et les dernières inclinées en sens opposé à celles du garrot : disposition qui s'oppose mécaniquement à une flexion
trop considérable de la colonne.

Les côtes, appuyées plus ou moins directement sur
le sternum, prolongent les apophyses peu développées
des parties latérales de la région dorsale du rachis, et
en augmentent ainsi la solidité. Elles ne concourent à
la locomotion que d'une manière secondaire, en servant de point d'appui aux membres antérieurs par leur
partie la plus fixe. Ces prolongements osseux sont remplacés, dans les vertèbres lombaires, par de larges et
longues apophyses transverses, qui donnent un large
et solide appui aux muscles du rachis, et dont la force
et l'inclinaison en bas et en avant sont toujours d'autant plus grandes que les animaux ont plus de disposition à exécuter des sauts étendus, comme on peut le
remarquer chez le chien et le chat. Le lapin, qui est un
sauteur par excellence, présente même des apophyses
épineuses à la face inférieure des premières vertèbres

lombaires, où l'on ne trouve dans nos autres animaux domestiques qu'une crête peu prononcée.

Quant à la tête, destinée à renfermer la majeure partie de la masse nerveuse centrale et des organes des sens, elle est formée d'os articulés de manière à n'exécuter aucun mouvement les uns sur les autres, un seul excepté, et forme, par son poids, à l'extrémité de la portion cervicale du rachis, une espèce de balancier, au moyen duquel l'animal fait, à volonté, varier la position du centre de gravité.

Destinés à supporter le tronc dans la station et à le transporter pendant la marche, les membres constituent quatre colonnes, dont la forme et la direction varient suivant leur position.

Nous considérerons successivement les divers rayons dont ils sont formés, leur mode d'attache au tronc, et la direction qu'affecte chacun de ces supports.

Chaque membre est formé d'une série de rayons, presque tous fléchis les uns sur les autres, de manière à tenir une direction moyenne entre la verticale et l'horizontale. Cette disposition était nécessaire, non-seulement pour que le membre pût, en se raccourcissant, abandonner le sol pour se porter en avant, mais encore pour amortir la secousse qu'aurait éprouvée le corps s'il était retombé à l'appui sur des colonnes inflexibles. C'est ainsi que, dans le membre antérieur, nous trouvons, en commençant par en haut, l'épaule dirigée de haut en bas et d'arrière en avant, puis le bras incliné en sens opposé. Viennent ensuite l'avant-

bras et le canon, qui, bien que formant une colonne
verticale, se fléchissent également en sens inverse, et
la région digitée, qui se fléchit dans le même sens que
le canon, mais qui dans l'appui se dirige en sens
opposé.

Si nous examinons le membre postérieur, nous verrons le coxal affecter une direction oblique de haut en
bas et d'avant en arrière, la cuisse former un angle avec
cette région par sa flexion en sens inverse, et le reste
des rayons disposés d'après la même loi, quoique le
canon se rapproche beaucoup de la direction verticale.

Nous trouvons donc une opposition constante dans
la direction qu'affectent les rayons d'un même membre,
et dans la direction comparée des rayons qui se correspondent dans les membres antérieurs et postérieurs.
La région digitée seule a la même direction dans tous
les membres, et se fléchit en arrière pour éviter les
obstacles que peut présenter le terrain. L'angle qu'elle
forme antérieurement avec le canon lors de l'appui,
devenant moins obtus à mesure que le poids à soutenir
s'augmente, amortit naturellement la secousse, qui se
fait sentir moins forte sur les rayons supérieurs.

Remarquons, avant de quitter ce sujet, que la flexion
en sens inverse des rayons tend toujours à favoriser les
muscles, en rendant leur insertion plus perpendiculaire aux bras de levier qu'ils doivent mouvoir.

La manière dont se trouvent fixées au tronc les deux
paires de membres nous indique les principaux usages
de chacune d'elles.

Les membres antérieurs, destinés surtout à supporter une forte partie du poids du corps, qui s'augmente
pendant les allures, et par la chute de la masse enlevée, et par le transport en avant du centre de gravité,
devaient être joints au tronc d'une manière propre à
amortir les secousses ; aussi les trouvons-nous fixés par
des ligaments élastiques et des muscles, et totalement
privés de coaptation de surfaces articulaires osseuses.
Les muscles dorso-sous-scapulaire, pectoraux, et surtout le grand dentelé de l'épaule, sont en effet les principaux moyens d'attache de ces membres sur la région
costale, qui peut elle-même ajouter une nouvelle cause
d'élasticité à toutes celles que nous avons déjà recon-
nues.

En même temps que le membre antérieur présente
plus d'élasticité dans ses attaches, il offre aussi, dans
la disposition de sa plus grande longueur en colonne
droite et verticale, une condition avantageuse pour le
support d'un poids considérable.

Le membre postérieur, moins chargé que celui de
devant, surtout pendant la marche, doit, outre ses
fonctions de support, employer une grande partie de
sa force à projeter le tronc en avant. Dans ce but, sa
direction, prise d'une manière générale, se trouve
oblique de haut en bas et d'avant en arrière, et comme
son action doit se propager aussi entière que possible
à la colonne vertébrale, les conditions d'élasticité que
nous avons trouvées à l'attache du membre antérieur
ont disparu pour celui de derrière. La symphyse mus-

culeuse du premier est remplacée, pour celui qui nous occupe, par une articulation presque immobile, qui lie le coxal au rachis au moyen du sacrum, en même temps que les deux coxaux, réunis également par une synarthrose, augmentent leur force, diminuent les vacillations de la croupe, tout en formant avec le sacrum une cavité, qui reçoit le nom de *bassin*, et renferme une partie des viscères abdominaux.

§ 2. — **Muscles**.

Organes actifs de la locomotion, les muscles sont disposés autour des os et toujours placés dans le sens des mouvements de leurs articulations. Leur volume est très-variable; leur portion réellement active est formée d'une fibre rouge, dont le raccourcissement ou la *contraction* détermine le déplacement des leviers osseux, auxquels ils se trouvent fixés. Il existe, en outre, dans la plupart des muscles, une partie fibreuse, inextensible, en forme de cordon ou de membrane, sur laquelle les fibres contractiles s'attachent, pour transmettre aux os leur action.

L'étendue de la contraction des muscles ne se mesure pas par la longueur de leur portion charnue, mais par la longueur des fibres qui la forment. Elle est donc beaucoup plus grande dans les muscles simples, où la fibre s'étend d'une extrémité à l'autre, que dans les muscles composés, où la fibre, courte, oblique, est insérée sur des lames fibreuses. Mais, comme toujours, la force du muscle est en raison du nombre et non de la longueur de ses fibres, il s'ensuit que la force et l'étendue de la contraction sont toujours en raison inverse l'une de l'autre.

Les muscles sont généralement proportionnés, pour la force et la longueur, aux rayons osseux qu'ils doivent mouvoir; si quelques-uns semblent faire exception à cette règle en franchissant un certain nombre d'os courts, comme le fait l'ilio-spinal sur les vertèbres, il est facile de voir qu'ils sont, dans ce cas, composés d'une série de faisceaux, qui s'attachent successivement à tous les os, formant ainsi un assemblage de muscles courts, qui peuvent se contracter isolément ou ensemble, suivant le besoin.

Aux membres, qui sont formés d'os longs et qui doivent réunir la force à la légèreté des formes, les muscles sont disposés le long des os, de telle sorte que leur partie charnue, la plus renflée, réponde exactement à la partie amincie de ces organes, tandis que les tendons viennent se fixer à leurs extrémités renflées, près des articulations.

Les os, sur lesquels les muscles exercent leur action, représentent des bras de leviers de différents genres. Celui du troisième genre, le moins favorable à la puissance, est le plus fréquent dans l'économie, et cette circonstance, jointe à la forme allongée des membres, qui rapproche les muscles des bras de levier qu'ils doivent mouvoir, met ces organes dans une position désavantageuse à l'emploi de la force qu'ils sont susceptibles de développer.

Cet inconvénient est cependant atténué sur certains points par le développement d'éminences osseuses plus ou moins fortes, telles que l'olécrane, le calcanéum, le trochanter, ou par l'interposition d'os détachés, comme la rotule, l'os sus-carpien, les sésamoïdes, qui viennent, en écartant les muscles des bras de levier, donner plus d'intensité à leur puissance.

En outre, nous avons déjà vu que la disposition réciproquement infléchie des rayons des membres rend l'insertion des muscles plus perpendiculaire à leurs bras de levier, et augmente d'autant leur effet utile.

Le bras de levier sur lequel s'insèrent les muscles est toujours très-court, relativement à celui de la résistance qu'ils ont à vaincre ; cette disposition semble, au premier abord, un contre-sens de la nature, tandis qu'elle est, au contraire, une preuve de son admirable prévoyance. En effet, plus on diminue la longueur du bras de levier de la puissance, plus on augmente la vitesse des mouvements du rayon à déplacer. Ainsi, par exemple, dans un levier du troisième genre à bras très-court pour la puissance, si celle-ci parcourt une distance quelconque, l'extrémité du rayon en parcourra une beaucoup plus grande, et toujours d'autant plus considérable qu'il y aura plus de disproportion entre les deux bras de levier. La puissance, il est vrai, agira avec bien moins d'intensité, mais elle peut devenir beaucoup plus grande par la multiplication des fibres musculaires, qui, n'ayant à produire qu'un raccourcissement peu marqué, pourront être disposées obliquement, et beaucoup plus nombreuses dans le muscle que les fibres plus longues qui auraient occupé sans interruption toute son étendue.

D'un autre côté, si les muscles avaient eu leur insertion très-loin du point d'appui qui réside dans l'articulation, leur contraction, en les éloignant de ce point, eût privé le membre de cette forme svelte que lui donne la disposition contraire.

L'inégalité des bras produit le même effet pour le levier du premier genre que pour celui du troisième; mais pour le levier du second genre, le plus favorable à la puissance, l'effet est complétement opposé, par une suite nécessaire de la disposition réciproque des bras de levier.

Les membres avaient besoin d'une grande force, vers leur partie inférieure surtout, qui supporte à elle seule tout le poids du reste du corps, et doit réagir avec énergie après avoir éprouvé tout l'effet de la secousse dans les allures. Aussi est-ce surtout vers ce point que nous trouvons la plupart des leviers du second genre qui se rencontrent dans l'économie. L'extension du jarret, lorsque le pied pose sur le sol, le redressement de l'angle du boulet, dans la même position, ont lieu par le levier inter-résistant; et nous trouvons encore ici une nouvelle cause de la force plus grande du membre postérieur, le levier du second genre que forme le jarret n'ayant pas son analogue dans le genou.

La masse des muscles du membre postérieur est beaucoup plus considérable que celle des mêmes organes dans le membre antérieur. Borelli (1) attribue cette différence à la disposition en colonne verticale du dernier, qui exige pour cette cause une puissance musculaire moindre que celle nécessaire au membre postérieur, dont tous les rayons sont fléchis. Nous devons ajouter à cette cause la nécessité d'une grande force d'impulsion dans les membres abdominaux, qui sont essentiellement destinés à pousser le corps en avant.

(1) *De Motu animalium*, cap. XVIII, p. 248.

CHAPITRE III

Les actions produites par l'appareil que nous venons d'envisager d'une manière générale sont nombreuses et variées. Nous les diviserons en trois groupes, que nous étudierons dans l'ordre suivant :

1 Les attitudes.

2° Les mouvements sur place.

3° Les véritables mouvements de déplacement, ou les allures.

Dans un quatrième paragraphe, nous examinerons les modifications ou les défauts de ces dernières.

§ 1. — Attitudes.

Nous comprenons dans ce paragraphe la *station*, dans laquelle l'immobilité du corps n'est entretenue que par une continuité d'efforts musculaires, et le *coucher*, qui permet, au contraire, le repos à peu près complet de l'appareil.

STATION (1).

On désigne sous le nom de *station* l'état dans lequel

(1) De *stare*, se tenir debout.

les quadrupèdes restent immobiles sur le sol, appuyés sur leurs quatre membres.

On distingue la station en *station libre* et *station forcée*.

Dans la station libre, l'animal ne s'appuie pas également sur chaque extrémité; presque toujours, l'un des membres se repose plus ou moins aux dépens de son congénère, qui, plus tard, à son tour, se décharge d'une partie du poids du corps en le rejetant sur le premier. Dans certains cas aussi, l'un des bipèdes se trouve surchargé d'une partie de la masse que devrait supporter l'autre.

Dans la station forcée, les quatre extrémités sont placées sur le terrain de manière à former les quatre angles d'un rectangle. Dans cette position, le poids du corps est réparti, non pas également, comme on le dit souvent, mais d'une manière régulière sur les quatre membres, dont les antérieurs supportent toujours une plus forte part que les postérieurs.

Le cheval *placé,* ou en station forcée, ne peut conserver longtemps cette attitude, qui maintient dans une contraction permanente la plupart des muscles des membres et du rachis; on le voit bientôt reporter une partie de sa masse d'un côté, pour soulager un membre, puis un autre, et enfin revenir à la station libre, qui permet successivement à tous les muscles de réparer par un temps de repos la fatigue que leur avait fait éprouver la contraction.

Il ne faut pas confondre avec la station forcée ordi-

naire cette position *campée* que les écuyers donnent
quelquefois au cheval en lui faisant porter fortement
en avant les membres antérieurs, de manière à allonger
beaucoup le rectangle formé par les pieds. Dans cette
attitude, la fatigue est d'autant plus grande que le
centre de gravité est plus éloigné des points qui le supportent, et que le muscle ilio-spinal se trouve fortement contracté pour courber en bas la colonne vertébrale; c'est ce qui fait que l'animal ne peut rester
campé que très-peu de temps.

Avant de rechercher les indices de bonté ou de dé-
fectuosité que peut nous fournir la station, nous devons
jeter un coup d'œil sur le mécanisme de cette attitude,
rechercher comment les membres, formés d'une série
de rayons inclinés les uns sur les autres en sens inverse, peuvent acquérir une rigidité suffisante pour
fournir au tronc les quatre points d'appui qui le supportent.

En n'envisageant les muscles que comme organes
contractiles, nous pouvons expliquer la station pendant un certain temps, en admettant que les fléchisseurs ou les extenseurs, contractés simultanément.
contiennent dans de justes limites, par leur équilibre
mutuel, les angles formés par les rayons osseux.

Mais comme il est reconnu que la contraction de la
fibre musculaire doit être suivie d'un relâchement proportionné à sa durée, il faut rechercher dans les membres d'autres causes de fixité, que nous trouverons dans
la présence de cordons fibreux qui existent dans cer-

tains points, soit sous la simple forme de ligaments,
soit sous celle de lames tendineuses plus ou moins
fortes et associées aux muscles.

Si nous portons d'abord notre attention sur le membre antérieur, dont le premier rayon supporte dans
la station tout le poids de l'avant-main, nous trouvons
dans la corde tendineuse du coraco-radial, ou long fléchisseur de l'avant-bras, une puissance auxiliaire des
fibres contractiles de ce muscle, qui doit, en prenant
son point fixe à l'extrémité supérieure du radius, s'opposer à la flexion de l'épaule sur le bras, en retenant,
d'un côté, l'apophyse coracoïde du scapulum, qui s'é-
lèverait par l'abaissement de cet os en arrière, et, de
l'autre, la partie supérieure de l'humérus, qui tendrait
à se porter en avant.

Mais il faut, pour qu'il en soit ainsi, que le radius
soit maintenu dans une situation fixe; et cette position,
déjà aidée par la direction verticale du rayon, est facil-
lement obtenue par une légère contraction, pour laquelle suffisent les muscles volumineux de l'olécrane,
dans lesquels on ne trouve pas de ligament auxiliaire,
ces muscles pouvant se contracter alternativement.

Cette disposition en colonne verticale, se continuant
dans le canon, n'exige que très-peu d'efforts de la part
de l'extenseur du métacarpe pour être maintenue, et
nous trouvons dans l'extrémité inférieure du membre
un appareil fibreux bien plus remarquable encore par
sa force, qui devait, en effet, s'accroître en raison de la
diminution du volume des muscles, de l'obliquité des

phalanges, et de l'effort que doivent supporter ces derniers rayons pendant les actions locomotrices.

Là, en effet, un ligament très-fort, le suspenseur du boulet, empêche le rétrécissement de l'angle formé par le métacarpe et la première phalange ; un autre ligament, également très-solide, borne l'extension de la seconde phalange sur la première ; et si le ligament analogue, qui se porte de l'os de la couronne aux os du pied, présente moins de solidité, c'est que cette dernière articulation se trouve appuyée et affermie par le coussinet plantaire, sur lequel elle repose par l'intermédiaire de l'expansion tendineuse élargie du perforant.

Un appareil ligamenteux aussi solide permet facilement aux muscles fléchisseurs du pied de se reposer de leur contraction pendant la station, aidés qu'ils sont, en outre, par la forte bride fibreuse qui, du carpe et du tarse, va se réunir au tendon perforant.

Dans les membres postérieurs, la flexion du fémur sur le coxal n'est limitée supérieurement que par le muscle grand fessier ou grand ilio-trochantérien, dont les diverses portions peuvent se contracter isolément, et qui n'a d'ailleurs besoin que d'une action très-faible, le fémur étant retenu sur le tibia par deux causes puissantes : l'action de frottement de la rotule, qui, maintenue par la contraction la plus légère des gros muscles qu'elle possède, s'oppose énergiquement à la flexion de l'articulation fémoro-tibiale, et l'action de la portion tendineuse du fléchisseur du canon, qui remplit, à l'égard du tibia et du fémur, absolument les mêmes usages que celle du coraco-radial, relativement à l'humérus et au scapulum.

Pour maintenir en situation fixe le canon sollicité à se fléchir par la traction de cette corde, le bifémoro-calcanéen ne pouvait être en contraction permanente. Aussi trouvons-nous à la face postérieure de la jambe et du canon une corde tendineuse très-forte, garnie seulement de quelques fibres musculaires à sa naissance (le fémoro-phalangien), et se portant de l'extrémité inférieure du fémur aux phalanges, en passant sur la tête de calcanéum, qu'elle empêche de s'abaisser sous la pression du corps tant que le pied pose à plat sur le sol.

Enfin, pour le reste de l'extrémité, nous trouvons la répétition exacte de l'appareil ligamenteux que nous avons indiqué dans le membre antérieur.

En tenant compte du nombre et de la force des parties ligamenteuses qui maintiennent les rayons des membres dans la station, il est facile de voir que les membres postérieurs se trouvent favorisés. Il était nécessaire, en effet, qu'ils le fussent, pour qu'il y eût compensation de la condition défavorable que leur donne la disposition brisée, plus complète en eux que dans les membres antérieurs.

La disposition presque entièrement fibreuse du muscle perforé, ainsi réduit à l'état de véritable ligament, permet au cheval, plus qu'à tout autre quadrupède, de supporter longtemps l'arrière-main par un seul membre, et même de dormir quelquefois dans cette position.

Nous omettons à dessein, pour abréger, les considérations relatives au tronc, en faisant observer cependant que les muscles qui soutiennent la tête sont aidés dans leur action par le ligament cervical, corde fibreuse jaune et élastique, dont le volume est toujours en rapport, dans les divers animaux, avec le volume de cette partie du corps, la longueur de l'encolure, et sa position plus ou moins horizontale.

L'examen de l'animal pendant la station libre ou forcée peut nous conduire à quelques données importantes sur ses qualités ou ses défauts.

A l'état de station libre, il doit, dans l'appui inégal qui caractérise cette position, reposer alternativement ses membres, et si l'un se trouve plus souvent en repos que les autres, on doit présumer qu'il est plus fatigué ou souffrant. Dans le repos naturel, il n'y a qu'une simple flexion de tous les rayons du membre qui laissent abaisser le corps de ce côté ; mais le pied n'est pas très-éloigné du point d'appui ordinaire. S'il y a souffrance, au contraire, le pied est presque toujours dévié, et le plus souvent en avant, pour se soustraire plus complétement au poids du corps. Le membre antérieur, par exemple, va se poser bien en avant de son congénère, ce que l'on appelle vulgairement *montrer le chemin de Saint-Jacques*. Le membre postérieur, aussi porté en avant, a presque toujours le boulet fortement avancé hors de sa ligne ordinaire.

Dans la station forcée, les membres doivent suivre certaines directions, que nous examinerons dans l'article suivant, et constituent ce que l'on appelle *les aplombs*.

APLOMBS.

On a défini les aplombs « la répartition régulière du poids du corps sur les quatre extrémités. » Cette définition, juste en elle-même, n'est pas complète, car elle ne peut s'appliquer qu'aux membres considérés d'une manière générale. Aussi préférons-nous définir les aplombs : la direction que doivent suivre les membres du cheval, considérés dans leur ensemble ou dans leurs différentes régions en particulier, pour que le corps soit supporté de la manière la plus solide et en même temps la plus favorable à l'exécution des mouvements.

Pour examiner les aplombs d'un cheval, on doit le *placer*, c'est-à-dire le maintenir en repos, les quatre pieds formant les quatre coins d'un rectangle, qui représente la base de sustentation. Dans cette position, le poids du corps n'est pas également réparti sur chacun des membres, puisque, comme nous l'avons déjà vu, les extrémités antérieures sont plus chargées que les postérieures ; mais il est également réparti sur chaque bipède latéral.

C'est à Bourgelat que nous empruntons, sauf quelques modifications, les lignes d'aplomb que nous allons examiner successivement dans les membres antérieurs et postérieurs.

MEMBRES ANTÉRIEURS. 1° *Une ligne verticale, abais-sée de la pointe de l'épaule jusqu'au sol, doit rencontrer ce dernier un peu en avant de l'extrémité de la pince* (*fig*. 77).

Si cette ligne tombe à une grande distance en avant de la pince, le cheval est dit *sous lui du devant* (*fig*. 78).

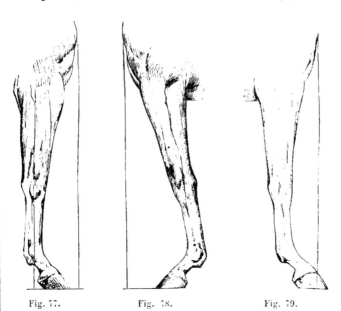

Fig. 77.   Fig. 78.   Fig. 79.

Si, au contraire, elle tombe sur le sabot avant de ren-contrer le sol, le cheval est *campé du devant* (*fig*. 79. Ces deux défauts d'aplomb entraînent des inconvé-nients assez graves.

En effet, si le bipède antérieur, destiné à soutenir le poids de l'avant-main, perd sa direction verticale, en se portant en arrière par son extrémité inférieure, il sera

nécessairement surchargé, puisqu'il se rapprochera du
centre de gravité; sa position oblique de haut en bas
et d'avant en arrière, détruisant l'aplomb de la colonne, rendra imminente la chute en avant, et l'angle
que forme le paturon étant rendu moins obtus par
cette position du membre, les tendons et les ligaments
seront fatigués par une traction plus considérable, ac-
crue encore par l'augmentation du poids à supporter.

Tous ces inconvénients deviendront encore bien plus
sensibles dans l'animal en action. L'allure sera, il est
vrai, aussi allongée que s'il était d'aplomb, mais le
cheval entamera d'autant plus difficilement que le
membre qui reste sur le sol sera plus surchargé. Le
corps, constamment sollicité en avant par l'inclinaison
du membre à l'appui, ne laissera pas à l'animal le
temps de lever assez haut le membre au soutien, et
celui-ci *rasant le tapis*, le cheval *butera* et sera exposé à
des faux pas et à des chutes fréquentes.

Aussi un cheval sous lui du devant est-il tout à fait
impropre au service de la selle; car, sous l'homme, la
difficulté de la marche et l'imminence de la chute ne
peuvent qu'augmenter, puisque le poids du cavalier
est toujours supporté en plus grande partie par l'avant-
main que par les membres postérieurs. C'est seulement pour le service du trait, et surtout du gros trait,
que l'on peut utiliser ce cheval, le collier lui fournissant un point d'appui et le préservant des chutes auxquelles il est exposé.

Dans le cheval *campé du devant*, le bipède antérieur

sera déchargé d'une partie du poids qu'il supporte
dans un cheval d'aplomb; mais cette diminution de
charge n'aura lieu qu'aux dépens du bipède postérieur,
et, de plus, la position inclinée de haut en bas et d'arrière en avant des membres de devant, arc-boutant
contre la masse du tronc, en rejettera le poids sur les
jarrets, et le cheval se trouvera acculé ou assis sur le
derrière. En même temps, l'appui du pied aura lieu
principalement sur le talon, et, quoique le poids supporté soit moindre, cette partie flexible et sensible du
pied sera fatiguée, et les bleimes seront plus fréquentes.

Lorsque l'animal sera en action, l'allure sera nécessairement raccourcie, puisque le membre, en se portant en avant, partira d'un point plus rapproché de
celui où s'opérera son appui. Les membres antérieurs, en arc-boutant contre le tronc en sens inverse
de celui de la progression, devront encore retarder la
marche, et, d'après ce principe, qu'une allure est d'autant plus rapide que la chute en avant est plus imminente, nous trouverons nécessairement une cause de
ralentissement dans le port en avant des membres antérieurs, qui diminue d'autant la longueur du bras de
levier que forme l'encolure au delà du point d'appui
du bipède.

L'angle du boulet étant plus ouvert, la percussion,
au lieu de s'amortir par la flexion de cet angle, se
transmettra en plus grande partie jusqu'à l'extrémité
de la région digitée, et agira plus rudement sur le talon, déjà surchargé par la direction du membre.

Il est à remarquer, en outre, que rarement le défaut d'aplomb qui nous occupe est dû à la conformation primitive de l'animal ; on l'observe beaucoup plus
souvent dans les chevaux à talons serrés, et dans ceux
qui ont éprouvé la fourbure et par suite une déformation du sabot. Aussi, indépendamment du raccourcissement de l'allure, remarque-t-on toujours dans ces chevaux une gêne dans les mouvements du membre, qui
semble quelquefois provenir des rayons supérieurs et
même des épaules.

2° *Une verticale abaissée du tiers postérieur de la partie supérieure et externe de l'avant-bras doit partager
également le genou, le canon et le boulet, et gagner le sol
à une certaine distance des talons (fig. 80).*

Si le genou fait saillie en avant de la ligne, on le
dit *arqué* ou *brassicourt* (fig. 81). S'il se porte, au
contraire, en arrière de la ligne, il est *creux, effacé,
genou de mouton* (fig. 82), et chacune de ces conformations, la première surtout, offre de graves inconvénients.

Ce n'est pas sans but, en effet, que la nature a donné
à la plus grande partie du membre de devant la forme
d'une colonne droite, forme la plus favorable pour
supporter, dans le sens vertical, un effort considérable.
Or, la déviation en avant du genou arqué doit rompre
la force de la colonne et lui donner une tendance à
augmenter sa flexion dans le sens où celle-ci est déjà
commencée, surtout lorsque, dans la progression, tout
le poids de l'avant-main sera supporté par un seul

membre. De là le peu de solidité des chevaux arqués
et le danger de s'en servir pour la selle.

D'ailleurs, à très-peu d'exceptions près, le genou
arqué est dû à la fatigue, à l'usure, et s'accompagne
presque toujours d'autres défauts des membres.

Le *genou de mouton, genou creux, effacé*, rompt aussi
la rectitude de la colonne, mais dans un sens opposé.
et dans lequel la flexion, bornée par les ligaments de

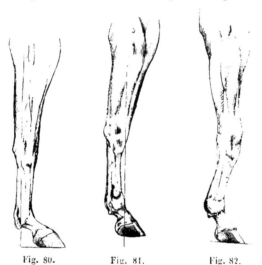

Fig. 80.   Fig. 81.   Fig. 82.

l'articulation du genou, ne peut augmenter qu'en les
tiraillant et en déterminant de la douleur, et, partant,
la ruine du membre, si ce défaut est porté à l'excès.
Cette conformation est, du reste, très-rare.

La même ligne verticale peut, après avoir partagé le
boulet, tomber trop en arrière des talons ou trop se
rapprocher de ces parties, ou traverser le pied lui-
même, après avoir divisé en deux toute la longueur

du paturon. D'autres fois même, la verticale peut quitter le canon avant d'avoir traversé le boulet, qui se trouve fortement porté en avant. De toutes ces fausses directions du boulet résultent des inconvénients qu'il importe d'étudier.

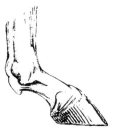

Fig. 83.

Si la ligne tombe trop en arrière des talons, le cheval est *long-jointé* (*fig*. 83), et s'il gagne par cette confor-

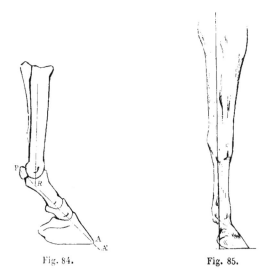

Fig. 84.   Fig. 85.

mation de la souplesse dans ses allures, il offre peu de

résistance à la fatigue ; car la longueur du paturon
augmente le bras de levier par lequel le poids du corps
agit pour fléchir l'angle du boulet, sans que celui de
la puissance qui le soutient, et qui s'étend jusqu'aux
sésamoïdes, soit augmenté en proportion égale. En effet.
le point d'appui étant en A (*fig.* 84), si nous représentons par la ligne AP le bras de levier de la puissance.
et par la ligne AR celui de la résistance ou du poids du
corps, il est de toute évidence que, si la longueur du
paturon porte en A' le point d'appui, le bras de levier
de la résistance sera proportionnellement plus allongé
que celui de la puissance, et que le ligament suspenseur du boulet, ainsi que les tendons fléchisseurs, auront à supporter un poids plus considérable.

Si, au contraire, la ligne verticale se rapproche trop
des talons ou les traverse, la direction du paturon se
rapproche de celle du canon ou devient la même, et le
cheval est dit *droit sur ses boulets* (*fig.* 85). Il y a alors
perte de cette élasticité, de ce ressort résultant de la
flexion de l'angle formé par ces deux régions. qui
amortissait une grande partie du choc et préservait le
pied d'abord, et ensuite tous les rayons du membre.
des secousses produites par l'appui successif des pieds
pendant les allures. De là résultent une ruine plus
prompte des extrémités et une dureté dans les réactions
qui rend les chevaux ainsi conformés peu propres au
service de la selle.

Si le boulet est tellement porté en avant que l'angle
formé par le canon et le paturon se trouve retourné.

alors survient pour cette articulation le même défaut
que celui inhérent au genou arqué ; c'est-à-dire que le
poids du corps, appuyant sur le boulet, sollicitera sa
flexion en avant et provoquera la chute de l'animal.

Le cheval peut être droit sur ses boulets par une
suite de sa conformation naturelle, surtout s'il est
court-jointé ; mais le plus souvent ce défaut d'aplomb
est dû à la fatigue, à l'usure, et se montre toujours

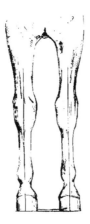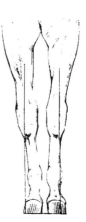

Fig. 86.   Fig. 87.

d'autant plus tôt que le paturon est plus court. Quant
au défaut d'aplomb poussé à l'extrème qui constitue
le cheval *bouleté*, il est toujours dû à un excès de travail du membre, et déprécie complétement le cheval.

3° *Une verticale abaissée de la partie la plus étroite de
la face antérieure de l'avant-bras doit partager toute la
partie inférieure de l'extrémité en deux parties égales
(fig. 86).*

Le membre considéré en masse peut se trouver en
dedans ou en dehors de cette ligne d'aplomb.

Dans le premier cas, le cheval est dit *serré du devant*
(*fig.* 87) ; ses pieds sont plus rapprochés l'un de

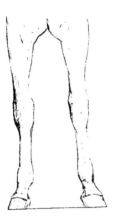

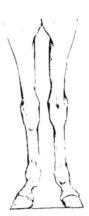

Fig. 88.   Fig. 87.

l'autre, et il présente, par conséquent, une base de
sustentation moins large dans le sens transversal du
corps. Il en résulte, il est vrai, moins de déplacement
horizontal dans les allures, mais le rapprochement des
extrémités expose l'animal à se couper, à se donner
des atteintes, et par suite à boiter fréquemment.

Si, au contraire, les membres s'écartent de la ligne
en dehors (*fig.* 88), la base de sustentation s'élargit
en proportion, l'animal ne se coupe plus, ne s'atteint
plus; mais son allure devient plus lourde, et s'accompagne d'un bercement nécessité par le déplacement horizontal beaucoup plus grand du centre de gravité.

La ligne d'aplomb peut aussi tomber en dedans ou

en dehors de la direction de la pince, sans qu'il y ait déviation, dans l'un ou dans l'autre de ces sens, de l'extrémité, qui alors est seulement contournée sur elle-même.

Si la pince est tournée en dehors, le cheval est dit *panard* (*fig.* 89). Le poids du corps repose alors principalement sur le quartier interne, déjà plus faible que l'autre, et la force du membre doit nécessairement souffrir de cette répartition inégale, sur le pied, de la masse à supporter. Ajoutons à cet inconvénient que, dans l'action, le pied panard est jeté en dehors par le fait même de sa direction ; ce qui fait *billarder* le cheval.

Le cheval est dit *cagneux* (*fig.* 90), lorsque la déviation du pied a lieu dans le sens contraire, c'est-à-dire en dedans. C'est alors le quartier externe qui supporte le principal appui, et l'expérience prouve que ce défaut d'aplomb porte moins de préjudice au cheval que le précédent.

Le cheval panard et le cheval cagneux sont très-exposés à se couper : le premier, avec l'éponge du fer, le second, avec la mamelle, surtout si l'on exige d'eux des allures accélérées.

La déviation qui constitue le cheval panard ou cagneux peut appartenir à tout le membre, à partir du coude, qui se trouve alors rentré dans le cheval panard et porté en dehors dans le cheval cagneux, ou provenir seulement des rayons inférieurs de l'extrémité.

Enfin le genou peut aussi s'écarter de la ligne d'aplomb, en dedans ou en dehors.

Porté en dehors, il est dit *cambré* (*fig*. 91). C'est
un défaut d'aplomb que l'on rencontre rarement.

On nomme *genou de bœuf* (*fig*. 92) celui qui se
porte en dedans, et ce défaut, beaucoup plus commun
que le précédent, coïncide toujours avec la direction
de la pince en dehors. Quoique l'on tire de bons ser-

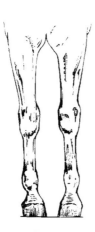

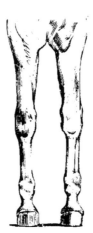

Fig. 90.   Fig. 91.

vices de beaucoup de chevaux à *genoux de bœuf*, cette
conformation n'en est pas moins vicieuse, ainsi que
celle opposée, puisque toutes deux rompent la colonne
droite que forme le membre antérieur. Dans toutes
ces déviations, d'ailleurs, il est facile de concevoir que
le poids du corps, au lieu de se répartir également
sur tous les points des surfaces articulaires, appuie
fortement sur une de leurs parties seulement, et que
les articulations se trouvent ainsi, de fait, rétrécies.

MEMBRES POSTÉRIEURS. 1° D'après Bourgelat, une

verticale abaissée du grasset doit répondre à l'extrémité de la pince.

Il suffit d'examiner un cheval placé, ou seulement
la figure jointe à l'ouvrage du fondateur des écoles,
pour reconnaître que cette ligne d'aplomb porte le
membre postérieur trop en avant et accule complètement le cheval. Nous rejetons donc cette ligne, et nous
la remplaçons par la suivante :

Une verticale abaissée de la pointe de la fesse (fig. 93)

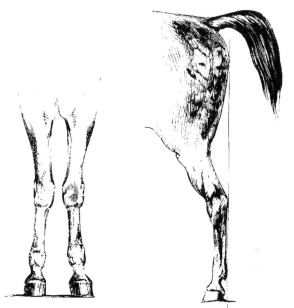

Fig. 92.   Fig. 93.

*doit rencontrer la pointe du jarret et longer la face pos-
térieure du canon avant d'arriver au sol.*

Si la ligne d'aplomb tombe en arrière du jarret et

du canon, le membre est engagé trop avant sous le corps, et le cheval est dit *sous lui du derrière* (fig. 94).

Nous trouvons ici, comme dans le cheval campé du devant, le poids d'une partie de l'avant-main reporté sur les membres postérieurs, en raison de leur plus

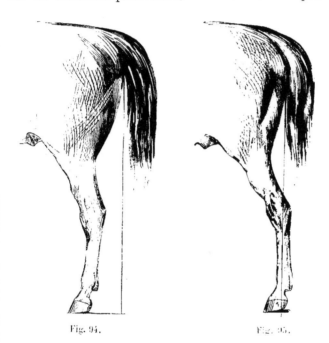

Fig. 94.   Fig. 95.

grande proximité du centre de gravité, et les jarrets d'autant plus fatigués que les membres se portent plus en avant.

Dans l'action, chaque membre postérieur se dégagera d'autant plus difficilement que celui qui reste à l'appui sera plus surchargé, et, par suite de la direction du membre, presque tout l'effort opéré par le jar-

ret sera employé à lancer le corps en haut sans le projeter en avant. Ajoutons à cela que, le centre de gravité
étant beaucoup moins rapproché de la limite antérieure de la base de sustentation, il y aura aussi par ce
fait ralentissement dans les allures, qui seront encore
raccourcies, comme dans le cheval campé du devant,
parce que le membre postérieur, déjà porté en avant,
embrassera nécessairement moins de terrain.

Si, au contraire, la ligne abaissée de l'angle de la
fesse coupe trop en avant le jarret et le canon, le cheval sera *campé du derrière* (*fig.* 95), et le poids du
corps, supporté principalement par les membres antérieurs, surchargera ce bipède. Il en résultera aussi que
les membres postérieurs, plus inclinés que dans l'a-
plomb naturel, pousseront davantage le corps en avant
et tendront à faire devenir le cheval sous lui du devant.

Dans la marche, si l'inclinaison est modérée, il y
aura accroissement de vitesse, car l'effort du membre
poussera beaucoup plus le tronc en avant qu'en haut ;
mais, si l'inclinaison est trop forte, le membre postérieur, se posant moins en avant, sera déjà appuyé trop
en arrière du tronc lorsqu'il arrivera à la fin de sa détente, et n'aura qu'une action beaucoup moindre sur
l'impulsion de la masse.

Il faut bien se garder, du reste, de confondre le
jarret droit et le jarret coudé, par leur conformation
naturelle, avec les mêmes formes de cette articulation
occasionnées par la direction des extrémités.

2° *Une verticale abaissée du milieu de la face pos-*

térieure de la pointe du jarret doit partager également

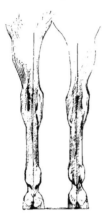 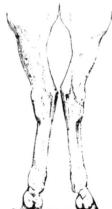

Fig. 96.   Fig. 97.

en deux moitiés latérales tout le reste de l'extrémité
(fig. 96).

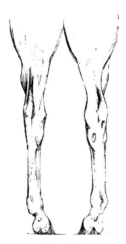

Fig. 98.

Les défauts d'aplomb relatifs à cette ligne sont les

mêmes que pour le membre antérieur. Le cheval peut
être panard ou cagneux du derrière comme du devant,
et ces défauts peuvent aussi provenir de la partie inférieure du membre seulement, ou en même temps des
rayons supérieurs. Dans ce dernier cas, le cheval panard
a les pointes des jarrets rapprochées l'une de l'autre,
et on le dit *clos du derrière*, *crochu* (*fig*. 97), tandis que
le cheval cagneux a les pointes des jarrets écartées et
est dit *ouvert du derrière* (*fig*. 98).

Le cheval peut aussi être ouvert ou serré du derrière
comme du devant, sans qu'il y ait déviation en dedans
ou en dehors des rayons inférieurs des membres.

Nous ne répéterons pas ici ce que nous avons déjà
dit des défauts d'aplomb du boulet : leurs effets sont
les mêmes que pour les membres antérieurs.

COUCHER OU DECUBITUS.

Le coucher est l'attitude que prend l'animal fatigué
par un exercice violent, ou par une station prolongée,
pour reposer ses muscles ou se livrer au sommeil.

Les grands quadrupèdes, comme le cheval, le bœuf,
sont rarement dans un repos complet pendant le coucher; ils ne reposent guère que leurs muscles des
membres et de l'arrière-main, car la position relevée
de leur encolure et de leur tête exige un certain degré
d'action de la part des muscles de ces régions, soulagés,
il est vrai, par le ligament cervical. L'abandon complet
de la masse du corps, ou le coucher sur le côté, est

même presque toujours chez eux un indice de faiblesse
ou de maladie.

En général, les chevaux se couchent rarement,
quelques-uns restent presque toujours debout, repo-
sant successivement chacun de leurs membres par une
diminution de l'appui, et dorment même dans cette
position. Cette habitude fatigue en pure perte les extrémités, et il est préférable que le cheval se couche de
temps en temps, surtout lorsqu'il est soumis habituellement à un travail pénible. Un cheval qui se couche
trop souvent et trop longtemps annonce de la mollesse.

Les animaux de l'espèce bovine, au contraire, se
couchent très-fréquemment. Ils prennent cette position
dès qu'ils ont fini de manger, afin de se reposer et de
ruminer à leur aise; la prolongation du coucher favorise
chez eux le développement de la graisse ou la sécrétion du lait. Le bœuf de travail se couche même souvent
dans le sillon lorsqu'on lui laisse un instant de repos.

Le moment du lever des bêtes bovines peut donner
des indices sur leur état de santé. Il est marqué par
une pandiculation, c'est-à-dire par un mouvement
particulier d'élévation, puis d'abaissement et d'allongement de l'échine; l'animal *s'étend*, comme on le
dit vulgairement, et jamais il n'exécute cette action
lorsqu'il est malade. Ce signe est d'autant plus facile à
observer que souvent les bêtes bovines sont couchées
lorsqu'on arrive près d'elles pour les examiner.

Le coucher des petits animaux n'offre d'intérêt que
pour l'histoire naturelle. Chez eux, l'abandon du corps

est souvent complet ; le chien a aussi l'habitude de se
ployer en cercle pour dormir.

§ 2. — **Mouvements sur place.**

Nous décrivons sous ce nom des actions de l'appareil locomoteur qui s'exécutent à peu près sans déplacement général, comme le *cabrer* et la *ruade*, ou qui
ne transportent le corps qu'à de petites distances,
comme le *saut* et le *reculer*.

CABRER.

Le cabrer est une attitude dans laquelle l'animal
élève le train antérieur sur les membres abdominaux,
qui supportent à eux seuls le poids du corps, pendant
un temps ordinairement très-court.

Lorsque le cheval veut se cabrer, il rejette le poids
de l'avant-main en arrière, en même temps qu'il engage les extrémités postérieures sous le centre de gravité ; il élève alors l'avant-main ; mais, comme l'appui
des pieds postérieurs n'a lieu que sur une surface très-
étroite, il ne peut redresser son corps complétement,
car il serait bientôt entraîné en arrière et éprouverait
une chute dangereuse. La disposition des articulations
et des muscles s'oppose d'ailleurs à ce redressement
complet, et lorsqu'un cheval se renverse en se cabrant,
l'accident est dû à une flexion trop grande des rayons
des membres postérieurs. En effet, ceux-ci supportent
un tel poids dans le cabrer que cette position fatigante

ne peut durer qu'un instant, d'autant plus que le centre
de gravité arrive rarement assez en arrière pour que la
ligne de gravitation gagne le sol entre les pieds postérieurs. Il est cependant des chevaux qui exécutent le
cabrer avec la plus grande facilité ; Girard cite l'exemple
d'un étalon qui se cabrait, dès qu'il apercevait la jument, et marchait à elle dans cette position.

Le cabrer nécessaire à l'accouplement fatigue beaucoup les jarrets de l'étalon, surtout lorsqu'au lieu de
faire avancer la jument, on le fait reculer pour descendre. On reconnaît presque toujours à la ruine des jarrets
les étalons réformés, surtout lorsqu'ils sont de race
massive.

Pour exécuter le cabrer, non-seulement les gros animaux enlèvent le train de devant, par l'action des
muscles ischio-tibiaux et grand ilio-trochantérien,
mais ils impriment encore une impulsion à l'avant-
main, par la détente subite des membres antérieurs.
Sans cette impulsion, qui, lançant le corps à une certaine hauteur, raccourcit les bras de levier de la résistance, l'action des muscles de la fesse et de la
croupe serait insuffisante pour élever les parties antérieures.

Quant à la mécanique du cabrer, il nous sera facile
d'établir que les muscles principaux qui concourent
à cet acte agissent sur des leviers du premier et du
troisième genre, et non sur un levier du second genre,
comme on l'a avancé.

Le point d'appui, dans le cabrer, est bien évidemment représenté par les deux articulations coxo-fémorales ; la résistance, par toute la partie du corps située en avant de la ligne qui réunit ces articulations; et la puissance se trouve dans deux masses musculaires, formées, l'une par les trois muscles ischio-tibiaux, l'autre par le muscle grand ilio-trochantérien. Examinons successivement l'action de ces deux masses.

Les muscles ischio-tibiaux, par leur contraction, tendent à élever la partie antérieure du bassin en abaissant la postérieure ; ils agissent donc sur un levier du premier genre, et le bras de levier de leur action consiste dans la distance existant entre l'articulation coxofémorale et la tubérosité ischiale : bras de levier bien court pour être opposé à la longueur totale de la portion du corps située en avant de l'articulation.

Le muscle grand ilio-trochantérien, fixé par son énorme tendon au sommet et à la crête du trochanter, agit sur toute la portion de l'ilium située en avant du point d'appui, et prolonge son action jusque sur les vertèbres lombaires, par son appendice pyramidal. Il doit donc, par sa position, agir sur un levier du troisième genre, dont les bras s'étendent, pour la puissance, de l'articulation à la pointe du prolongement pyramidal du muscle, et, pour la résistance, du même point jusqu'à l'extrémité la plus antérieure du corps.

Telles sont les deux puissances dont l'action détermine le cabrer; mais il faut, pour qu'elles puissent agir, qu'elles soient aidées, d'abord par tous les muscles du membre postérieur qui en maintiennent les

articulations en situation fixe, ensuite par les muscles
de la colonne vertébrale, et surtout par le grand ilio-
spinal, dont la contraction donne à la colonne la solidité, la rigidité nécessaires pour qu'elle puisse se soulever comme une verge inflexible, en même temps que
tous les faisceaux qui composent ce muscle la recour-
bent en arrière, pour reporter de ce côté le poids du
tronc.

Mais, remarquons-le bien, ce sont les muscles de
la croupe et de la fesse qui continuent le mouvement
d'ascension commencé par la détente du bipède antérieur, et il est de toute impossibilité que le muscle
ilio-spinal exécute ce mouvement par son action propre, ou qu'il en exécute même le commencement,
comme l'ont avancé des auteurs d'un grand mérite (1).
En effet, l'ilio-spinal ne peut que redresser chaque
vertèbre sur celle qui lui est postérieure, et produire
ainsi une courbure de l'épine vertébrale, qui ne la
fera pas pivoter sur l'articulation coxo-fémorale, puisque l'attache la plus postérieure du muscle a lieu en
avant de cette articulation, et sur la portion du corps
qui subit elle-même le mouvement de bascule.

Quant à l'action que peut exercer le prolongement
pyramidal du muscle grand-fessier sur l'aponévrose
de l'ilio-spinal, la disposition en éventail des fibres de
cette portion musculaire dissémine promptement son

1. Girard, Traité d'Anatomie vétérinaire, 1843, t. I, p. 122.
Mignon, Quelques réflexions sur la mécanique animale, dans
le Recueil de Médecine vétérinaire, année 1841, p. 65.

action sur les vertèbres lombaires et les dernières dorsales, d'une part, et, de l'autre, sur les dernières
côtes (1).

Le mouvement du cabrer se retrouve dans beaucoup d'airs de manége, et le cheval l'exécute toujours
d'autant mieux qu'il joint à la légèreté de l'avant-main
une plus grande force dans les reins et les jarrets.
Quelques chevaux contractent la mauvaise habitude de
se cabrer à chaque instant et de se fatiguer ainsi les
jarrets en pure perte, en même temps qu'ils exposent
à des chutes celui qui les monte. Il suffit souvent de
l'emploi de la martingale pour les corriger de ce défaut.

Le cabrer, dans le bœuf, s'exécute avec moins de
facilité que dans le cheval ; ce qui tient au moins de
fermeté de la colonne vertébrale, à sa longueur plus
grande, et surtout aussi au poids toujours considérable
des parties antérieures.

Dans le chien, cette attitude est bien plus facile à
exécuter, et moins fatigante qu'elle ne l'est pour les
gros animaux. On voit des chiens dressés à se tenir
cabrés pendant un temps assez long, à marcher et
même à sauter dans cette position ; mais jamais ils ne
peuvent rester debout sans mouvement, à moins qu'ils
ne s'asseoient sur toute l'étendue du pied, en amenant
sur le sol la pointe du jarret. Le peu de longueur du

(1) Voir, pour plus de détails sur la mécanique du cabrer, *Recueil de Médecine vétérinaire*, année 1843, pages 574 à 577 et 894
à 895.

pied de ces animaux explique la fatigue beaucoup
moindre qu'éprouvent les muscles qui meuvent ce
rayon. Le chien peut, en raison du moindre volume
de son corps, se cabrer sans la détente des membres
antérieurs; mais toutes les fois que cela lui est possible, il a recours à ce puissant auxiliaire.

RUADE.

On appelle *ruade* une action locomotive dans laquelle l'arrière-main, subitement élevé, permet aux
membres postérieurs d'effectuer une détente rapide en
arrière.

Le cheval emploie la ruade pour frapper l'ennemi
qu'il attaque ou contre lequel il se défend, et quelquefois aussi pour compléter le saut, lorsqu'il franchit un
obstacle plus ou moins élevé qui pourrait arrêter les
membres postérieurs au passage.

Le mouvement d'élévation de la croupe, dans la
ruade, est dû presque entièrement à la détente des
membres postérieurs, aidés cependant par l'abaissement de la tête, qui reporte une partie du poids sur
les extrémités antérieures avant le soulèvement de
l'arrière-main, et donne, par ce déplacement, aux attaches cervicales du muscle ilio-spinal la disposition
la plus favorable pour augmenter la contraction de ce
muscle, qui est un puissant auxiliaire de la ruade.
L'ilio-spinal n'agit pas cependant avec assez d'énergie
pour retenir la croupe élevée, et l'animal n'a que le

temps d'opérer la détente des membres en arrière et de les ramener promptement en avant pour recevoir le poids du corps et prévenir une chute dangereuse.

Il est facile de comprendre, d'après ce qui précède, que, pour rendre la ruade difficile, sinon impossible, il suffit de relever fortement la tête de l'animal et de surcharger ainsi l'arrière-main, en même temps qu'en reculant par cette manœuvre les attaches du muscle ilio-spinal, on en diminue la contraction. Ce principe est d'une application journalière pour l'équitation et pour la pratique des opérations chirurgicales sur les parties postérieures du corps.

Le mulet et l'âne ruent plus souvent que le cheval. Le dernier surtout abaisse fortement la tête pour détacher la ruade et la cache presque entre ses membres antérieurs, qu'il porte en avant pour prévenir la chute que pourrait occasionner la vive détente des membres postérieurs.

Le bœuf rue rarement. Quand il frappe avec ses pieds postérieurs, il les emploie isolément et les dirige plutôt sur le côté qu'en arrière.

SAUT.

Le saut est un déplacement subit du corps dans des directions variables, mais le plus souvent en avant, opéré par la détente rapide, soit des quatre membres, soit de membres isolés ou réunis par paires. Le saut fait partie de plusieurs allures; on le retrouve dans le trot et dans les différentes espèces de galop.

Dans le saut, comme dans tous les mouvements de déplacement, il faut que l'action soit précédée par une préparation (1), que les articulations se fléchissent d'autant plus que l'impulsion sera plus forte.

Le saut, d'après Borelli, est d'autant plus long que les leviers de l'extrémité des membres ont plus de longueur (2). En effet, dit-il, puisque la détente de tous les muscles extenseurs des articulations se fait avec la même vélocité, plus ces leviers seront longs, plus long sera le cercle décrit par eux, et plus vite ils devront se mouvoir dans un temps donné ; aussi voyons-nous les animaux dont les extrémités postérieures sont très-développées, comme le lièvre, le kanguroo, courir très-vite et par bonds ; et l'on trouve généralement, dans les chevaux bons coureurs, la jambe plus allongée que dans les autres.

Lorsque le corps a été élevé au-dessus du sol par le saut, les extrémités qui le reçoivent doivent se fléchir de nouveau, et d'autant plus que le corps retombe de plus haut ou qu'il est lancé avec plus de force ; car, sans cette flexion, les articulations, malgré leur solidité, ne résisteraient pas au choc, et les organes contenus dans les cavités splanchniques éprouveraient une secousse qui leur deviendrait fatale. Si l'impulsion est horizontale, le mouvement ne peut s'arrêter subitement ; il faut qu'il soit suivi d'une série d'autres sauts,

(1) *Saltus non fit nisi priùs articuli pedum inflectantur.* Borelli, cap. XXI, p. 272.

(2) *Quò longiores sunt rectæ extremi crurum, saltus majores fiunt.* Cap. XXI, p. 280.

qui diminuent successivement d'étendue et de vitesse.

La direction du saut est toujours influencée par celle de l'encolure. Si l'animal veut franchir un obstacle, s'élever fortement, il relève la tête, et par ce simple mouvement l'avant-main, refoulé sur l'arrière-main, donne à la détente une direction plus verticale. Si, au contraire, il veut seulement, comme dans la course, avancer rapidement sur un plan horizontal, l'encolure devient parallèle au terrain, et la tête, passant au plus grand degré d'extension, porte aussi en avant qu'il est possible le centre de gravité, en même temps que cette disposition redresse les voies respiratoires et donne à l'air un accès plus facile vers le poumon. Les extrémités postérieures chassent alors le corps, en l'élevant de terre seulement de la quantité nécessaire pour permettre aux membres d'exécuter leurs mouvements.

RECULER.

L'action de reculer est celle qui présente, pour les grands quadrupèdes, le plus de difficulté ; cela devait être, puisque tout est disposé dans l'appareil locomoteur pour faciliter le mouvement en avant.

Le cheval qui recule doit vaincre la résistance opposée au mouvement par la position défavorable du centre de gravité et par la disposition des membres postérieurs, inclinés dans un sens opposé à celui dans lequel le corps se dirige; et, pour surmonter cette double cause de résistance, pour déterminer l'impulsion

en arrière, il ne peut employer que les membres antérieurs, qui n'ont aucune des conditions nécessaires
pour cette action. En effet, la forme brisée, qui dans
les membres postérieurs favorise l'impulsion en avant,
manque dans les membres thoraciques, dont la direction verticale tend plutôt à soulever l'avant-main qu'à
pousser franchement le corps en arrière ; et l'extension
du genou est loin de déterminer une puissance égale
à celle que développe l'extension du jarret dans la marche. En outre, le bipède postérieur, fortement engagé
sous le corps qui recule, se trouve surchargé, et les
jarrets, centres du mouvement des membres abdominaux, éprouvent de violents tiraillements.

Lorsque le cheval recule de lui-même, il le fait assez facilement, parce que, sa volonté seule le poussant à
ce mouvement, il dégage ses pieds postérieurs avant d'a-
voir surchargé l'arrière-main ; on le voit même reculer
la tête et l'encolure abaissées. Mais lorsqu'on le force
à exécuter cette action, il relève la tête et la porte fortement en arrière, repoussant ainsi le centre de gravité
dans cette direction ; il voûte fortement les reins, et
lorsque le corps se trouve menacé d'être renversé, il
détache alors du sol, avec beaucoup de peine, un
membre postérieur, qu'il replace en arrière à peu près
dans sa position naturelle ; un mouvement analogue
est ensuite exécuté par le membre antérieur opposé en
diagonale, et l'action se complète dans le même ordre,
mais avec beaucoup de lenteur et avec un déplacement
latéral (bercement) très-marqué de l'arrière-main. La

difficulté qu'éprouve le cheval dans cette action fait
que toujours un seul pied quitte le sol à la fois, les trois
autres lui servant de point d'appui.

Lorsque l'animal recule étant attelé, l'avaloir lui
fournissant un large point d'appui, il s'y asseoit avec
assez de franchise ; mais l'action est toujours gênée, et
les plus grands efforts sont nécessaires pour imprimer
à la charge un léger mouvement rétrograde. Le reculer,
dans ce cas, est toujours d'autant plus pénible qu'un
seul cheval, ou deux chevaux au plus agissent pour reculer la charge tirée par plusieurs.

Le membre postérieur du cheval attelé représente
assez bien, dans le reculer, un levier du second genre
dont le point d'appui serait au sol, la puissance au point
où le membre se détache du tronc. par conséquent à
la tête du fémur, et la résistance au point de contact
de la fesse sur l'avaloire. Il en résulte que le pied appuyé sur le sol supporte, outre le poids déjà augmenté
de l'arrière-main, tout l'effort de la résistance opposée
par la charge. et que les glissades en avant, rendues
si fréquentes par cette double cause, ôtent au cheval
une grande partie de sa force et l'exposent à des efforts
des articulations du membre postérieur.

Le mouvement de reculer est donc très-fatigant pour
le cheval; les reins, les jarrets surtout, en éprouvent
souvent des effets funestes. Nous avons déjà dit que l'on
reconnaît fréquemment à la ruine de ces articulations
les chevaux qui ont servi à la monte dans leur jeunesse, et chez lesquels l'action de reculer a été exécutée

en même temps que celle du cabrer, qui s'en rapproche sous beaucoup de rapports.

Il est des chevaux qui refusent de reculer ; mais ce
refus est dû le plus souvent à quelque maladie, soit
des reins, soit des jarrets, soit encore à cette maladie
nerveuse que l'on désigne sous le nom d'*immobilité*. Le
cheval *immobile*, lorsqu'on veut le faire reculer, tend
à se renverser ou à se jeter de côté ; et si l'on persiste à
vouloir le diriger en arrière, il finit quelquefois par
exécuter ce mouvement, mais sans que ses pieds quit-
tent le sol, qu'ils labourent en décrivant une courbe.
D'autres symptômes d'ailleurs se joignent à ceux-ci,
et font distinguer ce refus de reculer de celui qui est
dû à la faiblesse ou à la douleur des jarrets et de la
colonne dorso-lombaire.

Une plaie des barres suffit pour empêcher le cheval
de reculer, si l'on emploie le mors pour le déterminer
à ce mouvement.

§ 3. — **Allures** (1).

On désigne sous le nom d'*allures* une suite de mouvements diversement combinés et plus ou moins rapides
par lesquels les quadrupèdes se transportent d'un lieu
dans un autre.

C'est surtout chez le cheval que les allures méritent

(1) Nous ne saurions trop engager les personnes qui veulent faire
une étude approfondie des allures à consulter le travail si intéres-
sant de M. le professeur Marey, intitulé : *La machine animale. Locomotion terrestre et aérienne.*

une attention particulière, puisque de la force et de la
liberté des mouvements de cet animal dépend la somme
des services qu'il peut rendre.

Les allures peuvent être naturelles ou acquises par
l'éducation. Les premières, qui doivent seules nous
occuper ici, ont été divisées en *bonnes* et en *défectueuses*.
Nous n'en laisserons qu'une, l'*aubin*, dans cette seconde
catégorie ; car si l'*amble*, le *traquenard* et le *pas relevé*
sont, avec raison, rejetés des manéges, nous ne pouvons
cependant regarder ces allures comme défectueuses,
du moment qu'on les recherche pour certains services,
et nous les ajouterons aux trois allures admises seules
comme bonnes par les écuyers : le *pas*, le *trot* et le
galop.

Nous nous attacherons, dans la description de ces
allures, à procéder du simple au compliqué, sans nous
inquiéter en rien, pour l'ordre à suivre, du plus ou
moins de rapidité de chacune d'elles et de l'usage
plus ou moins fréquent que l'animal fait des unes ou
des autres.

Il est dans l'étude des allures quelques points qui
se rattachent à toutes indistinctement, et que nous
devons étudier avant de passer à leur description particulière.

Quelle que soit, en effet, l'allure, chacun des membres est successivement appuyé sur le sol et soutenu
en l'air. Le membre est à l'*appui* dans le premier cas :
il est au *soutien* dans le second. On peut décomposer en
deux temps secondaires ces deux temps primitifs. Ainsi

l'on distingue dans le premier le *poser*, moment où le membre touche le sol, et l'*appui*, moment pendant lequel il supporte réellement le poids du corps. On admet dans le *soutien* le *lever*, instant où le membre quitte le terrain, et le *soutien* proprement dit, pendant lequel il est complétement en l'air. Cette décomposition de l'action de chaque membre peut être utile quelquefois; mais les dénominations d'*appui* et de *soutien* suffisent dans le plus grand nombre de cas.

Dans une allure, quelle qu'elle soit, on désigne sous le nom de *pas complet* la succession des mouvements des quatre extrémités, soit que celles-ci agissent deux à deux, comme dans le trot, soit qu'elles agissent isolément, comme dans le pas.

Dans toute allure aussi on distingue avant le déplacement des pieds un temps de préparation toujours très-court, pendant lequel a lieu une légère flexion des membres et un déplacement du centre de gravité, qui varie suivant l'allure à laquelle l'animal se prépare, mais qui décharge, toujours autant que possible, le membre qui doit entamer. Aussi suffit-il, pour faire entamer l'allure à droite ou à gauche, de faire porter l'animal à gauche ou à droite au moment du départ.

Quoique Borelli avance le contraire (1), c'est toujours un membre antérieur qui entame l'allure lorsqu'elle est entamée par un membre seul; mais le déplacement

(1) *Incipit postea gressus ab uno pede postico* (Borelli, *de Motu animalium*, t. I, cap. xx, p. 266).

réel ne commence à avoir lieu que par l'impulsion du pied postérieur, dont l'action suit immédiatement le lever de celui qui a entamé.

Le transport du corps d'un lieu à un autre n'a lieu que par un déplacement du centre de gravité en avant, par conséquent par une rupture de l'équilibre qui existait pendant la station. Les membres se portent successivement en avant pour empêcher la chute du corps, et toujours avec d'autant plus de rapidité que cette chute est plus imminente. De là ce principe admis que l'*instabilité*, dans les allures des animaux, *est la mesure de la vitesse des mouvements*. C'est ainsi que le galop, par exemple, n'est la plus rapide des allures qu'en raison de la manière peu stable dont le corps est supporté par les extrémités pendant ce mode de progression.

On a avec raison comparé l'appui successif des membres pour supporter le centre de gravité déplacé en avant à la succession des rayons d'une roue qui arrivent chacun à leur tour pour soutenir le moyeu sur lequel repose un poids plus ou moins lourd.

Le centre de gravité, en se portant en avant, ne suit pas une ligne droite. Il éprouve des déplacements, soit dans le sens horizontal, par son support alternatif sur les membres droits et gauches, soit dans le sens vertical, par les différents degrés successifs d'obliquité des colonnes de support ; et si le déplacement vertical est le plus réel, c'est que le déplacement horizontal est diminué par des efforts musculaires qui sont en raison directe du degré d'écartement qu'aurait dû éprouver le centre de gravité à droite ou à gauche de sa position normale dans la station, par suite de l'écartement plus ou moins grand qui existe entre chaque bipède latéral.

Nous tâcherons d'apprécier d'après le jeu des membres ces déplacements dans chacune des allures principales, et nous les représenterons par des lignes qui seront, non pas l'expression exacte du déplacement réel, mais celle du déplacement qui aurait lieu sans les efforts musculaires qui le diminuent ; nous obtiendrons ainsi des tableaux comparatifs qui nous indiqueront pourquoi, abstraction faite de la vitesse déployée. telle allure exige plus d'efforts musculaires et fatigue plus le cheval que telle autre.

Nous emploierons aussi quelques signes pour rendre plus intelligible et plus sensible la succession des mouvements des membres dans chaque allure. A cet effet, nous décomposerons les mouvements de chacun d'eux en plusieurs temps, que nous représenterons par des zéros vides pour le soutien. et par des zéros pleins pour l'appui. Cette méthode, très-facile à comprendre pour les allures les plus simples, telles que l'amble et le trot, qui nous occuperont d'abord. nous sera d'un grand secours pour l'étude du pas et du galop. où nous trouverons beaucoup plus de complication. Nous la préférons à l'échelle *odochronométrique* de Vincent et Goiffon (1), qui a l'inconvénient de déplacer les membres de leur position pour pouvoir représenter leur

(1) *Mémoire artificielle des principes relatifs à la fidèle représentation des animaux*, etc., t. I, p. 87.

appui et leur soutien par des lignes pleines et des lignes ponctuées.

AMBLE.

Dans cette allure, qui de toutes est la plus facile à comprendre, le corps de l'animal est constamment porté par deux pieds appartenant au même bipède latéral, les bipèdes latéraux se succédant alternativement sans aucune interruption. Ainsi, pendant que le bipède latéral gauche supporte le corps, le bipède latéral droit est au soutien, et l'instant du poser de ce dernier est celui du lever de l'autre.

Le mouvement de l'amble est donc parfaitement

Fig. 99.

représenté par celui de deux hommes marchant au pas, l'un suivant l'autre à une certaine distance; et en accordant à chaque pas complet de cette allure une durée de deux secondes, nous pouvons représenter l'action des membres de la manière suivante (*fig.* 99) : en prenant le cheval au moment où il est appuyé sur le bipède latéral gauche, nous aurons, pour la première seconde, les deux pieds de ce bipède représentés par des zéros pleins, et ceux du bipède opposé par des zéros ouverts. Le contraire aura lieu de toute nécessité pour la deuxième seconde; et ce résultat est si clair que nous n'établissons ici la figure

que comme acheminement à des démonstrations plus
compliquées.

L'espace parcouru par chaque bipède, lorsqu'il se
porte en avant, est plus étendu d'un tiers environ que
la distance qui existe naturellement entre le pied antérieur et le pied postérieur; de telle sorte que, le bipède
revenant à l'appui, le pied postérieur vient se placer
fortement en avant de la piste qu'a laissée le pied de
devant du même côté.

Cette succession de mouvements, qui donne au *pas
complet* de l'amble une étendue égale à celle du *pas
complet* du pas, s'exécute avec une rapidité beaucoup
plus grande, et nous en trouverons facilement la raison dans les déplacements qu'éprouve le centre de
gravité.

En effet, le corps étant supporté successivement
par chacun des bipèdes latéraux, le centre de gravité
doit à chaque pas complet, se porter successivement
sur la ligne qui joint les deux pieds de chacun de ces
bipèdes. Ainsi, lorsque le corps est supporté (*fig.* 100)

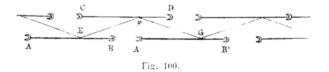

Fig. 100.

par le bipède latéral droit AB, le centre de gravité se
trouve au point E de la ligne comprise entre les pieds
A et B, d'où il se portera en F sur la ligne qui réunit
les pieds C et D, lorsque le bipède latéral gauche fera

son appui pour, de là, se porter en G sur la ligne A'B', lorsque le retour du bipède latéral droit à l'appui viendra compléter le pas.

Or, plus le centre de gravité se trouve en dehors de la partie centrale du rectangle dont les quatre extrémités forment les angles, plus l'équilibre est instable dans le sens latéral et moins, par conséquent, le corps peut rester dans la même position. De là la nécessité d'une succession vive de l'action des deux bipèdes ; rapidité qui explique aussi pourquoi l'allure est très-basse, l'animal n'ayant pas le temps de relever les extrémités, qu'il doit porter de suite en avant. Il est facile, d'ailleurs, de concevoir que s'il cherchait, en repoussant la masse du corps sur le bipède à l'appui, à donner plus de liberté au bipède opposé, il risquerait de faire dépasser au centre de gravité la ligne qui représente sa base très-étroite de sustentation et d'éprouver une chute sur le côté. Aussi est-il obligé d'empêcher par des efforts musculaires continuels le transport du centre de gravité sur cette ligne, où nous le trouvons en envisageant les mouvements d'une manière purement physique.

Quant au déplacement vertical du centre de gravité, il sera peu considérable, d'après ce que nous venons de voir. Le corps étant, dans un pas complet, supporté successivement par les deux bipèdes latéraux, le centre de gravité s'élèvera deux fois, et décrira, par conséquent, deux arcs dont l'élévation sera peu considérable, puisque le corps n'a pas le temps de s'enle-

ver. Nous pouvons donc représenter ce déplacement
vertical, pour un pas complet, par les deux arcs EF
et FG (*fig.* 101).

Si l'amble est, avec raison, rejeté du manége par les
écuyers; si même cette allure est pour le cheval une
cause fréquente de faux pas, ce qui s'explique facilement par le peu d'élévation des pieds, elle n'en est pas
moins recherchée, à cause de la douceur de ses réactions, par les personnes qui préfèrent leur commodité
aux allures brillantes de leur monture. Mais il faut

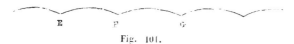

E   F   G

Fig. 101.

bien distinguer ici le cheval naturellement *ambleur* de
celui chez lequel cette allure est un résultat de l'éducation ou même de la faiblesse.

Le vrai cheval ambleur est généralement fort, bien
constitué, et fournit des courses très-longues et très-
rapides, sans faire éprouver de fatigue au cavalier qui
le monte. Mais il butte fréquemment, comme nous
venons de le dire, et les efforts musculaires qu'exige
son allure le ruinent de bonne heure.

On parvient à force de soins à faire contracter l'allure de l'amble à des chevaux qui ne l'exécutent pas
naturellement, en réunissant les membres par bipèdes
latéraux, au moyen d'entraves placées au-dessus des
genoux et des jarrets; mais il est rare qu'il conservent
l'allure qu'ils ont acquise par ce moyen; chez eux,
comme chez ceux qui deviennent ambleurs par suite

d'usure, l'allure n'est jamais bien régulière, et l'on distingue un petit intervalle entre les battues des deux pieds de chaque bipède latéral.

On voit souvent de jeunes poulains aller l'amble ; mais presque toujours ils perdent cette allure à mesure qu'ils prennent de l'âge et de la force.

L'amble est l'allure naturelle de quelques animaux, tels que le chameau et la girafe. Remarquons, sans cependant en tirer pour le moment aucune conclusion, que chez ces animaux l'avant-main est surchargé, soit par le développement, soit par la direction de l'encolure; de même que, le plus souvent, les chevaux ambleurs présentent une tête volumineuse et une encolure horizontale.

TROT.

La succession des membres dans le trot, quoiqu'un peu plus compliquée que dans l'amble, est à peu près aussi facile à saisir. Le corps de l'animal est, comme dans cette dernière allure, supporté par deux membres à la fois ; mais ces extrémités sont toujours disposées en diagonale. Ainsi, dans un *pas complet* du trot, le cheval est supporté successivement par le bipède diagonal droit, par exemple, et par le bipède diagonal gauche ; et les deux pieds formant chacun de ces bipèdes se meuvent avec un ensemble parfait, de manière à ne faire entendre qu'une seule battue par bipède, deux battues, par conséquent, pour le pas complet.

Dans le trot rapide, qu'on désigne sous le nom de

grand trot, les extrémités droites et les extrémités
gauches n'impriment sur le terrain qu'une seule piste
de chaque côté, le pied de derrière venant occuper la
place que laisse le pied de devant. L'observation de ce
fait suffit pour indiquer qu'il est un moment où le
corps est suspendu en l'air, puisque le pied de derrière, dans une allure à deux temps, ne peut prendre
la place de celui de devant qu'après que celui-ci l'a
abandonnée.

Il existe d'ailleurs un autre moyen de s'assurer que
le corps est un instant sans support ; c'est d'examiner
un cheval lancé au grand trot, en se plaçant dans un
enfoncement, de manière à ce que les yeux se trouvent
au niveau du plan sur lequel il chemine.

Vincent et Goiffon admettent que ce moment de
suspension est égal, dans le grand trot, au temps
d'appui de chaque membre, de telle sorte que, pendant cette allure, ceux-ci seraient au soutien trois fois
autant de temps qu'ils seraient à l'appui. Cette opinion
peut être vraie pour quelques trotteurs remarquables ;
mais, pour le plus grand nombre, cette estimation
serait fortement exagérée. Quoique nous admettions
le temps de suspension toutes les fois que le pied
postérieur couvre l'empreinte du pied antérieur,
nous croyons ce temps beaucoup moindre, et nous
le négligerons même un moment pour établir plus
clairement la succession figurée des membres dans
l'allure qui nous occupe.

En supposant que le pas complet dure deux secondes, et en prenant le cheval sur le bipède diagonal droit, nous aurons (*fig.* 102) pour la première se-

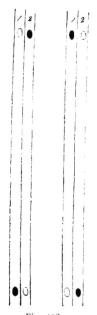

conde les deux pieds de ce bipède représentés par des zéros pleins, et les deux autres par des zéros vides, tandis que ce sera le contraire pour la deuxième seconde, et il restera à prendre sur le temps de l'appui le léger moment de suspension que nous avons négligé dans la figure.

La succession des membres dans le trot étant établie, il nous sera facile d'étudier les déplacements du centre de gravité dans cette allure.

Pour ce qui concerne le déplacement horizontal, puisque le corps est supporté successivement par des bipèdes diagonaux, le centre de gra-

Fig. 102.

vité devra toujours se trouver sur un point de la ligne qui réunit les deux membres; et si nous le prenons (*fig.* 103) sur le point C de la diagonale AB, nous le

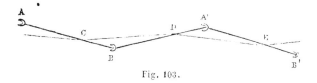

Fig. 103.

trouverons en D sur la diagonale BA', lorsque le bipède diagonal gauche sera venu à l'appui, et il retournera en E sur la diagonale A'B', lorsque l'appui du bi-

pède diagonal droit aura complété le pas. Nous voyons
donc que, dans le pas complet du trot, la ligne parcourue par le centre de gravité, plus longue que dans l'amble, forme des angles moins aigus, se rapproche moins
des bords du rectangle des membres, et que, par conséquent, une condition plus favorable pour l'équilibre
coïncide avec des efforts musculaires moins considérables *pour une distance égale*, puisque la dépense de
contraction est toujours d'autant plus forte que le
centre de gravité tend davantage à s'écarter de la ligne
médiane du corps.

Le déplacement vertical ne peut plus être ici représenté par les deux courbes uniformes que nous
avons trouvées dans l'amble. Comme le corps est
enlevé par l'effort des membres et retombe ensuite,
le centre de gravité doit, de toute nécessité, décrire
deux lignes paraboliques, telles que CD, DE (*fig.* 104).

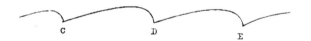

Fig. 104.

le poids du corps retombant avec plus de vitesse
qu'il n'a été enlevé, quoique l'impulsion en avant
soit toujours uniforme.

Nous avons jusqu'ici étudié ce qu'on nomme le
grand trot; mais cette allure peut être moins vive
ou présenter plus de rapidité. Dans le premier cas,
il arrive souvent que la piste du pied antérieur n'est

pas recouverte par celle du pied postérieur, qui tombe
à l'appui avant de la rejoindre. Il n'y a plus alors le
moment de suspension que nous trouvions dans le
grand trot, et l'on compte quatre empreintes pour le
pas complet, tandis que nous n'en trouvions que deux
dans l'allure rapide.

Lorsqu'au contraire le trot s'exécute avec une extrême vitesse, les extrémités postérieures dépassent
de beaucoup la trace de celles de devant, qui doivent
nécessairement quitter le terrain bien avant que les
pieds de derrière le rencontrent. Dans ce cas encore,
on compte quatre pistes pour le pas complet; mais
elles sont disposées d'une manière inverse de celles
du petit trot, c'est-à-dire que la piste du pied de derrière, qui dans ce dernier se trouvait en arrière de
celle du pied de devant, dépasse celle-ci en avant dans
le trot accéléré.

D'après Vincent et Goiffon, pendant l'allure du
trot, l'épine dorsale est courbée en bas, et ce changement de position écarte les extrémités antérieures
des postérieures, de telle sorte que leurs pistes sont
plus éloignées l'une de l'autre que ne le sont les pieds
pendant la station. Cette disposition n'existe que dans
un trot très-allongé ; lorsque l'allure est ordinaire et
que les deux pistes se recouvrent, chaque pas complet
ne peut porter l'animal en avant que de deux fois la
longueur de l'espace qui, dans la station, sépare le
membre antérieur de celui de derrière. Cette différence dans la courbure de la colonne pourrait peut-

être expliquer pourquoi les réactions éprouvées par le cavalier sont moins dures dans le trot rapide que dans le trot ordinaire.

D'après l'ordre dans lequel se succèdent les extrémités, on ne doit entendre dans le pas complet du trot que deux foulées, exécutées chacune par le poser simultané de deux membres appartenant à un bipède diagonal. Quelques chevaux faibles n'exécutent pas cette allure d'une manière bien régulière, et font entendre dans chaque foulée combinée celle des deux pieds qui y contribuent, séparées l'une de l'autre par un espace de temps presque imperceptible. On dit alors que le trot est *décousu*.

Le trot est l'allure dans laquelle les réactions sont les plus dures et les mouvements les plus réguliers. Aussi est-ce celle à laquelle on soumet les animaux pour reconnaître les défauts et les qualités qu'ils peuvent posséder dans leurs actions locomotrices.

PAS.

Le pas, la moins rapide des allures du cheval, paraît aussi au premier abord être la plus simple ; et cependant nous sommes bien loin d'y trouver la simplicité que nous offrent l'amble et le trot, que nous venons d'étudier. Il faut un examen très-attentif pour reconnaître dans cette allure la succession des mouvements des membres, que Bourgelat a si bien décrite, et l'on s'étonne de ne pas voir sa théorie reproduite dans les ouvrages imprimés depuis son *Extérieur*.

Borelli a établi en principe que dans le pas un seul pied quitte le sol, tandis que les trois autres sont pendant ce temps à l'appui (1), et cette erreur de ce physicien célèbre se trouve répétée dans tous les ouvrages, malgré l'explication si précise et si complète donnée par le fondateur des écoles vétérinaires (2).

Dugès, en reprochant, avec raison, à Borelli d'attribuer l'impulsion en avant au membre qui quitte le sol, et non à ceux qui y restent appuyés, partage son erreur sur le nombre des pieds qui posent à la fois sur le terrain dans le pas. Il est dans le vrai lorsqu'il dit que « les quatre jambes du cheval peuvent être re- « présentées à l'esprit par deux paires latérales agis- « sant l'une après l'autre, et dans chacune desquelles « le mouvement du membre antérieur est toujours « immédiatement précédé de celui du membre posté- « rieur (3). »

C'est bien ce que l'on remarque dans le cheval déjà en action. Mais c'est à tort qu'il reproche à Barthez de prendre le point de départ dans le membre antérieur, car l'observation prouve la justesse de ce qu'a avancé Barthez.

Dans le pas, en supposant que l'animal entame à gauche, l'action des membres s'exercera successivement dans l'ordre suivant : 1° membre antérieur

(1) *Semper unicus pes à terra elevatur tribus reliquis firmis manentibus...* (Borelli, *De Motu animalium*, cap. XX, p. 265).

(2) *Traité de la Conformation extérieure du cheval*, 8ᵉ édition, pages 209 et suiv.

(3) *Traité de Physiologie comparée*, t. II, p. 170.

gauche ; 2° membre postérieur droit ; 3° membre antérieur droit ; 4° membre postérieur gauche, pour revenir au membre antérieur gauche, et ainsi de suite.
L'action des membres a donc lieu en diagonale, mais
séparément, de telle sorte que chaque extrémité fait
entendre sa battue. Mais chaque membre n'attend pas,
pour se lever, que celui qui le précède ait effectué son
poser, ainsi que le dit Borelli. C'est quand un membre
est à la moitié de son soutien que celui qui doit le suivre commence le sien, et ainsi des autres ; ce qui fait
que l'animal, excepté au départ et à l'arrêt, a constamment deux pieds posés et deux pieds levés, quoiqu'il y
ait dans un pas complet quatre levers et quatre posers
bien distincts.

Pour bien comprendre cette succession des membres
dans l'allure du pas, considérons d'abord isolément
chacun des deux bipèdes, antérieur et postérieur. Il est
de toute évidence que, dans une allure où il n'y a point
de saut, le moment du lever d'un membre est celui du
poser du membre qui lui correspond, et réciproquement. Ainsi, tant que le membre antérieur ou postérieur gauche est à l'appui, le membre antérieur ou postérieur droit est nécessairement au soutien ; et comme
ici les membres se succèdent régulièrement, nous trouvons dans l'appui et le soutien de l'un d'eux la durée
totale d'un pas complet.

Ceci posé, essayons de démontrer par une figure
le mode d'après lequel les extrémités se succèdent.

Nous supposons que le pas complet dure quatre se-

condes, et nous représentons, par conséquent, chaque
membre par quatre zéros, que nous numérotons 1, 2,
3, 4 (*fig.* 105).

En prenant d'abord le bipède antérieur, et en com-

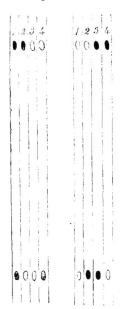

mençant par le membre gauche,
nous trouverons nécessairement
que, pendant les quatre secondes que nous avons accordées
au pas complet ce membre est
deux secondes à l'appui et deux
secondes au soutien. Nous remplissons donc les deux premiers
zéros et laissons les deux autres
ouverts. D'après ce que nous
avons vu précédemment, le membre antérieur droit doit présenter absolument le contraire,
c'est-à-dire être au soutien quand
le gauche est à l'appui, et à l'appui quand ce dernier est au
soutien. Nous laissons donc ou-

Fig. 105.

verts au membre antérieur droit les zéros **1** et **2**, et
nous remplissons les deux autres.

Passant maintenant à l'extrémité postérieure gauche, nous savons qu'elle doit commencer son soutien
quand l'antérieure droite a fait la moitié du sien. Or,
ce n'est qu'à la fin de la première seconde que cette
dernière en est à ce point ; c'est donc à la deuxième
seconde que l'extrémité postérieure gauche commen-

cera son soutien, qu'elle devra nécessairement prolonger pendant la troisième, puisqu'elle doit être en
l'air deux secondes et un temps égal sur le terrain.
Nous laissons donc ouverts les deuxième et troisième
zéros, et nous remplissons les deux autres.

Quant au membre postérieur droit, comme il est au
soutien quand le gauche est à l'appui, et réciproquement, il nous reste à remplir le deuxième et le troisième
zéro et à laisser ouverts le premier et le quatrième.

Si maintenant nous reprenons l'ensemble des
quatre membres dans chacune des quatre secondes
que nous avons accordées à la durée du pas complet,
nous trouverons le résultat suivant :

Dans la première seconde,
le corps reposera sur les pieds
antérieur gauche et posté-
rieur gauche. . . . . 1° bipède lat. gauche.

Dans la deuxième seconde,
il portera sur les pieds antérieur gauche et postérieur
droit. . . . . 2° bipède diag. gauc.

Dans la troisième seconde,
il sera supporté par les pieds
antérieur droit et postérieur
droit. . . . . 3° bipède lat. droit.

Enfin dans la quatrième
seconde, le point d'appui sera
fourni par les pieds antérieur
droit et postérieur gauche. . . 4° bipède diag. droit.

Le centre de gravité est donc supporté alternativement dans le pas par un bipède latéral et par un bipède diagonal. Le support sur un bipède latéral se forme par l'appui d'un pied antérieur, qui s'éloigne du postérieur, et celui sur un bipède diagonal, par l'appui d'un pied postérieur qui se rapproche de l'antérieur, de sorte que la ligne de sustentation latérale est la plus longue et celle diagonale la plus courte.

Le plus grand espace qu'embrasse un pas complet à cette allure est, d'après Goiffon et Vincent, égal à la hauteur du cheval, mesuré du garrot à terre. On trouve cet espace dans la distance qui sépare le point que quitte un pied, n'importe lequel, de celui où il fait de nouveau son appui. On conçoit d'après cela que toujours le pied postérieur viendra, comme dans le trot, prendre la place du pied antérieur du même côté; mais ici le saut ne sera pas nécessaire, puisque, en supposant que le pas complet dure quatre secondes, il devra s'en écouler une entre le lever du pied antérieur et le poser du pied postérieur correspondant.

Dans tout ce que nous venons d'exposer, nous avons admis, comme tous les auteurs, que les quatre foulées d'un pas complet étaient régulièrement distantes l'une de l'autre, et séparaient par conséquent la durée d'un pas complet en quatre temps égaux. Cette manière d'envisager le pas nous a rendu plus facile l'explication de cette allure, et cependant elle n'est pas rigoureusement exacte. Si l'on écoute avec soin un cheval marchant au pas, on se convaincra bientôt que les quatre foulées qu'il fait entendre sont associées deux à deux, c'est-à-dire que les temps qui les séparent sont alternativement plus longs et plus courts ; et si l'on examine l'animal, on s'apercevra bientôt que le temps le plus court s'écoule entre la battue d'un pied postérieur et celle du pied antérieur qui forme avec lui un bipède latéral, et le temps le plus long entre la foulée de ce dernier et celle du pied postérieur qui lui est opposé en diagonale. Il résulte de cette inégalité dans les temps d'intervalle que le corps est plus longtemps supporté par le bipède latéral que par le bipède diagonal ; mais cette différence est si petite que nous pouvons la négliger pour la plupart de nos explications (1).

Jusqu'à présent, dans l'étude que nous avons faite du pas, nous avons supposé le cheval libre ou chargé d'un cavalier, mais non attelé, et cheminant sur un plan horizontal. Si maintenant nous examinons l'animal remontant un plan incliné, le pas se trouvera nécessairement d'autant plus raccourci que la montée sera plus rapide, puisque le centre de gravité, reporté en arrière par la position du corps, ne pourra plus être porté aussi en avant par la même force musculaire. Le

---

(1) Ces observations s'appliquent au cheval possédant encore ses allures naturelles et non modifiées par les leçons du manége, marchant au pas ordinaire, et non à ce pas accéléré qui indique le passage à l'allure du trot ; au cheval dont la marche n'est pas entravée par le tirage d'un lourd fardeau.

pied postérieur n'atteindra plus la place laissée par l'antérieur, et nous aurons, comme dans le trot rac-courci, quatre pistes au lieu de deux pour un pas complet. De même, si le cheval est attelé à une voi-ture pesante, le fardeau à traîner retiendra le centre de gravité, le pas sera raccourci comme si l'animal re-montait une pente; et si le fardeau est très-lourd, le temps de l'appui l'emportant en longueur sur celui du soutien, le corps sera presque constamment alors sup-porté par trois pieds à la fois, chaque extrémité retar-dant son lever jusqu'au poser de celle qui l'a précédée dans l'action. Nous aurons donc ici, par exception, ce que tous les auteurs, excepté Bourgelat, ont considéré comme l'état normal de l'allure.

Si, au contraire, le cheval descend le plan incliné, le centre de gravité, se portant plus en avant, se dépla-cera plus facilement, le pas s'allongera, et la piste du pied antérieur sera dépassée plus ou moins par celle du pied postérieur; mais ce résultat n'arrivera que si l'animal est libre ou peu chargé, car s'il a à retenir un fardeau un peu lourd, ou si la pente est très-rapide, il aura soin de raccourcir son allure pour éviter d'être entraîné par l'accélération du mouvement.

On voit, du reste, des chevaux dont le pied posté-rieur dépasse ou n'atteint pas la piste de l'antérieur, même sur un plan horizontal. Dans le premier cas, l'allure est plus allongée : mais on doit s'assurer avec soin s'ils ne forgent pas, s'ils ne s'atteignent pas, et surtout s'ils sont fermes à l'arrêt; car souvent c'est à la faiblesse des reins qu'il faut attribuer cet excès d'ouverture de l'enjambée.

Quant à ceux qui sur un terrain horizontal et sans être attelés ne couvrent pas avec le pied postérieur la piste du pied antérieur, l'allure est toujours chez eux d'autant plus raccourcie qu'il reste plus d'écartement entre les deux pistes.

La succession des membres dans le pas étant connue, cherchons maintenant quels devront être les déplacements du centre de gravité dans cette allure.

Nous avons vu que le corps était supporté alternativement sur un bipède latéral ou sur un bipède diagonal. Or, dans les quatre combinaisons des extrémités qui composent un pas complet, le centre de gravité se trouvera deux fois sur la ligne du bipède latéral, et par conséquent à droite et à gauche, sur le bord du rectangle circonscrit par les quatre membres, comme cela arrive dans les deux temps qui composent le pas de l'amble. Le déplacement doit, par conséquent, pour une égale longueur de chemin parcouru, être le même que pour cette dernière allure (1), avec cette différence, cependant, qu'à chaque changement de direction il repasse sur la ligne formée par le bipède diagonal, ce qui diminue l'imminence de la chute et rend par conséquent l'allure bien moins précipitée.

Ainsi, le corps étant supporté par le bipède latéral droit AB (*fig.* 106), ensuite sur le diagonal CB, puis

(1) L'amble ne serait donc pas plus fatigant que le pas s'il pouvait être exécuté avec la même lenteur.

sur le latéral gauche **CD**, puis enfin sur le diagonal
BD, pour revenir au latéral **BA'**, le centre de gravité,
que nous prenons en **E** sur la ligne **AB**, se portera pendant la moitié de la durée du pas en **F** sur la ligne **CD**,
puis pendant la seconde moitié en **G** sur la ligne **BA'**,

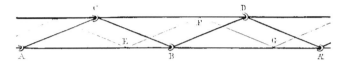

Fig. 106.

en traversant dans ces deux déplacements complets les
lignes **CB** et **BD**, qui représentent l'appui du corps sur
les bipèdes diagonaux.

Quant au déplacement vertical, son appréciation
exacte est rendue assez difficile par les diverses combinaisons des extrémités. Il peut cependant, à peu de
chose près, se résumer, pour un pas complet, dans les
deux courbes décrites par le centre d'action des membres antérieurs.

Pour l'apprécier d'une manière plus rigoureuse,
nous pouvons comparer chaque membre à une colonne droite dont le point supérieur parcourra, lors
de l'appui de chacun d'eux, un arc de cercle, que nous
supposerons régulier pour faciliter la démonstration.
Pour rendre également plus apparent le trajet parcouru
par le centre de gravité, nous diminuerons la longueur proportionnelle des droites représentant les membres.

Si nous prenons le cheval au moment où il vient de tomber sur un bipède latéral, comme cet appui se forme par le poser d'un membre antérieur, celui-ci, CD (*fig.* 107), sera, par suite de son extension en avant, à son point le plus bas ; le postérieur AB, au contraire, étant au milieu de son appui, se trouvera à sa plus grande élévation, et le centre de gravité se trouvera au point H sur la ligne AC, tirée du sommet de l'un des membres à celui de l'autre, et représentant le tronc.

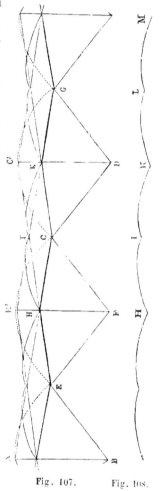

Pendant que l'appui se fera sur le bipède latéral, les membres qui le forment changeront de position ; et lorsque se formera l'appui sur le bipède diagonal, le membre postérieur AB se sera porté en EB et l'antérieur CD en C'D. Le centre de gravité se sera donc porté de H en I sur la ligne EC'.

Fig. 107.   Fig. 108.

Pour que le corps arrive de nouveau sur un bipède latéral, le second membre postérieur, venu à l'appui

en EF, se portera en E'F', et le membre antérieur,
déjà parvenu en C'D, arrivera à la fin de son arc en
GD. Donc le centre de gravité aura dû se porter de I
en K, sur la ligne E'G, et aura par conséquent, pendant le demi-pas, parcouru les deux arcs HI, IK,
pour recommencer le même parcours dans la seconde
moitié du pas, par un jeu semblable des extrémités
qui le supportent. La succession des courbes HI. IK,
KL, LM (*fig.* 108), nous donne donc, avec une exagération qui le fait mieux comprendre, le déplacement vertical du centre de gravité pendant un pas
complet.

Le pas est l'allure la plus lente du cheval, et la
moins fatigante tant qu'on ne cherche pas à l'accélé-
rer ; mais si l'on veut *forcer* le pas, l'animal se fatigue bientôt de ce mode de progression et passe à un
petit trot, qui lui fait faire plus de chemin avec moins
d'efforts, le déplacement horizontal du centre de gravité étant, comme nous l'avons vu, beaucoup moindre
dans le trot que dans le pas.

GALOP.

Cette allure, la plus rapide pour le cheval, est
aussi la plus fatigante, non-seulement à cause de sa
rapidité, mais aussi à cause du mode de succession
des extrémités.

On distingue plusieurs espèces de galop.

1° Le galop ordinaire, encore appelé galop à *trois
temps* ou galop de *chasse*.

2° Le galop de *manége* ou à *quatre temps*.

3° Enfin le galop de *course*, qui constitue la plus rapide des allures.

GALOP A TROIS TEMPS.

Dans le galop ordinaire, qui doit surtout nous occuper, le corps est, pendant un pas complet, 1° supporté par un pied postérieur ; 2° par un bipède diagonal ; 3° par un pied antérieur ; 4° complétement en l'air ; et cette succession des extrémités a lieu de telle sorte que toujours la piste d'un bipède latéral dépasse sur le terrain la piste du bipède latéral opposé. On dit que l'animal galope à *droite* ou à *gauche*, suivant que c'est le bipède latéral droit ou le gauche qui marque sa piste plus en avant.

Ainsi donc, dans un cheval galopant à droite, et pris dans le moment où le corps se trouve en l'air sans support, le pied postérieur gauche regagnera le sol le premier et sera bientôt remplacé dans l'appui par le bipède diagonal gauche, qui quittera lui-même le terrain au moment où le membre antérieur droit opérera sa percussion ; et ce dernier, se relevant immédiatement, laissera de nouveau le corps sans appui. Aussi entend-on dans le pas complet du galop trois battues bien distinctes, paraissant être à égale distance l'une de l'autre, et séparées des trois du pas suivant par un intervalle égal à peu près à celui qu'aurait exigé une quatrième battue.

Pour figurer la succession de l'appui et du sou-

tien des membres pendant le galop, comme nous l'a-
vons fait pour les autres allures, nous devrons diviser
en quatre parties le temps d'action de chaque membre. Si nous prenons le galop à droite, au moment
où le corps regagne le sol (*fig*. 109), nous aurons pendant ce premier quart de temps à
remplir seulement le premier zéro
du membre postérieur gauche. Dans
le second temps, nous remplirons
les zéros des membres antérieur
gauche et postérieur droit. Dans le
troisième, il ne restera à noircir que
le zéro du membre antérieur droit.
Enfin, dans le quatrième, le corps
étant en l'air, tous les zéros reste-
ront ouverts. En examinant maintenant la figure ainsi formée, nous
verrons que, pendant un pas complet du galop, chaque membre n'est
qu'un quart de temps à l'appui, et
trois quarts au soutien ; ce qui doit

Fig. 109.

donner au corps une grande instabilité, et par conséquent une grande vitesse.

Le galop ne présentant pas, comme les autres allures, une succession symétrique des mouvements des
membres, la fatigue qu'éprouve chacun d'eux ne doit
pas être la même. Ainsi, par exemple, en supposant
toujours le galop à droite, le bipède diagonal gauche
sera moins fatigué que les deux autres membres, qui,

chacun à leur tour, sont les seuls supports du corps ;
et de ces deux le postérieur éprouvera une fatigue
bien plus grande que l'antérieur, parce qu'il reçoit le
premier l'effort du corps, qui retombe et doit, avant
de quitter le sol, lui imprimer une nouvelle impulsion,
qui sera complétée par l'action du membre antérieur,
ce dernier soulevant l'avant-main et remettant le
corps dans une position telle qu'il puisse retomber
au pas suivant sur le membre postérieur. On conçoit
facilement que dans cette espèce de mouvement de
bascule le bipède diagonal, servant de point d'appui
intermédiaire, éprouve moins de fatigue, ayant d'ailleurs la force combinée de deux membres pour résister au poids qu'il doit supporter.

Ce que nous indique la théorie, la pratique nous le
démontre de la manière la plus évidente, surtout en
ce qui concerne le membre postérieur. Un cheval que
l'on fait constamment galoper du même côté se ruine
bientôt de l'extrémité postérieure opposée. Aussi les
écuyers ont-ils le soin de changer de main leurs chevaux pour éviter cette usure inégale, lorsqu'ils leur
font souvent prendre cette allure. Si l'on voit des chevaux galoper d'eux-mêmes sur un membre postérieur
plus ruiné que son congénère, cela tient à ce qu'ils ont
conservé l'habitude qui a causé la ruine du premier.

Si nous recherchons maintenant quel sera le déplacement horizontal du centre de gravité dans le
galop, nous verrons que, de même qu'il n'y a pas de
symétrie dans la succession des extrémités, de même

aussi la symétrie manque dans ce déplacement. Ainsi,
le centre de gravité, supporté d'abord par le membre
postérieur gauche A (*fig.* 110), se porte en E, sur la
ligne comprise entre les deux extrémités BC formant

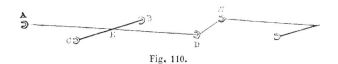

Fig. 110.

le bipède diagonal gauche, et de là en D, sur l'extrémité antérieure droite. Entre la foulée de ce membre
et celle du pied postérieur gauche qui la suit, et par
conséquent pendant le temps de suspension du corps,
il se porte en A' pour recommencer la même succession
de déplacements.

Quant au mouvement vertical du centre de gravité,
il décrit, comme dans le trot, une parabole plus grande,
à la vérité, et plus courbée que dans cette allure, mais
il faut observer que le pas complet du galop n'en exige
qu'une seule, tandis qu'il en faut deux pour compléter
le pas du trot.

Le galop présente parfois dans son exécution quelques défectuosités. Il peut être *faux* ou *désuni*.

Le galop est faux lorsque, le cheval galopant en
cercle, à droite ou à gauche, la piste du bipède latéral
situé en dedans du cercle se trouve plus en arrière
que celle du bipède opposé. En d'autres termes, le galop est faux, lorsque le cheval, tournant à droite, galope à gauche, ou galope à droite en tournant du côté

opposé. Le galop peut donc être faux à droite et à gauche, et, dans l'un comme dans l'autre cas, il fait perdre au cheval une grande partie de sa solidité. En effet, l'animal, galopant en cercle, est forcé, pour résister à la force centrifuge, de se pencher en dedans et surtout d'incliner dans ce sens l'avant-main pour conserver la direction circulaire. Il sera donc toujours plus solide lorsque le pied antérieur placé de ce côté se portera le plus en avant, pour soutenir la partie que son poids et sa position exposent à une chute plus imminente.

Le galop est désuni lorsque, la piste d'un pied antérieur étant la plus avancée, celle du pied postérieur du même côté reste en arrière de la piste du pied postérieur opposé. L'allure peut être désunie à droite ou à gauche. Ce défaut est beaucoup plus grave que le précédent; il ôte à l'animal toute sa solidité, et l'expose à des chutes d'autant plus fréquentes qu'il n'y a plus la moindre régularité dans l'action des deux bipèdes latéraux, dont l'un trace ses pistes rapprochées, tandis que l'autre leur laisse un grand écartement.

GALOP A QUATRE TEMPS.

Le galop à quatre temps, ou de *manége*, est une allure presque toujours artificielle, beaucoup plus relevée que le galop de chasse, et dans laquelle le bipède diagonal, au lieu d'une battue unique, laisse entendre d'abord celle du pied postérieur, puis celle du pied de devant. Cette séparation des deux battues du bipède est due à ce que l'élévation plus grande de l'avant-main ne permet pas au pied antérieur de retomber aussi vite que le postérieur.

On trouve dans cette allure plus de symétrie dans le déplacement horizontal du centre de gravité, mais aussi un allongement de la ligne parcourue par ce point, qui établit une large compensation. D'ailleurs le galop à quatre temps fatigue toujours plus le cheval, par le rejet du poids de l'avant-main sur les jarrets, et le corps, toujours plus enlevé dans cette allure, perd en vitesse ce que l'animal gagne en élégance.

GALOP DE COURSE.

Le galop de course a été à tort considéré comme une allure particulière, dans laquelle le corps serait transporté par une succession de sauts, exécutés dans une direction aussi horizontale que possible par l'action successive des bipèdes antérieur et postérieur. Ce galop n'est autre que le galop à trois temps extrêmement allongé, exécuté très-près de terre, et laissant entendre, comme le galop ordinaire, les trois battues séparées à chaque pas complet par un intervalle (1). Cette allure, la plus rapide de toutes, exige de très-grands efforts, et ne peut être exécutée que par quelques chevaux (2).

---

(1) Dans la première édition de cet ouvrage j'avais partagé l'erreur presque générale qui fait du galop de course un galop à deux temps. Cette erreur m'a été démontrée par mon confrère et excellent ami, M. Richard, et j'ai, depuis, à plusieurs reprises, pu me convaincre de l'exactitude de sa remarque.

(2) De ce que je conviens que le galop de course ne peut être exé-

Dans la course, le déplacement horizontal du centre
de gravité a lieu dans le sens le plus favorable, c'est-à-
dire en ligne presque droite, parce que le pas complet
embrasse une très-grande étendue de terrain. Le déplacement vertical consiste, pour chaque pas, dans une
courbe parabolique d'autant plus légère que le cheval
court plus près de terre, condition essentielle pour la
rapidité, parce que la force employée à soulever le
corps est perdue pour son impulsion en avant.

Le cheval lancé à la course ne peut soutenir pendant longtemps cette allure avec toute sa rapidité.
Lorsqu'il ne s'y livre que pendant quelques minutes,
il peut arriver à parcourir un peu plus de quatorze
mètres par seconde.

PAS RELEVÉ.

On désigne sous le nom de *pas relevé* une allure dans
laquelle le cheval fait entendre, comme dans le pas,
quatre battues, qui ont lieu dans le même ordre, mais
qui sont plus précipitées, et ne présentent pas la même
régularité dans les espaces qui les séparent.

cuté que par quelques chevaux, M. Merche déduit cette conclusion
singulière que ce n'est pas un galop à trois temps (p. 581. Pour lui,
dans le galop à droite, les deux membres thoraciques viennent
toucher terre *presque* simultanément; cependant le gauche arrive
le premier... (p. 584). Je cherche ici la différence avec le galop à
trois temps et ne la trouve que dans la rapidité plus grande qui
des trois battues réelles fait les deux battues *un peu traînées* de
M. Merche.

Nous devons à M. Mazure (1) un mémoire assez
étendu sur les chevaux de pas relevé, qui forment, en
Normandie, une race peu répandue, quoique recherchée pour certains services. Nous empruntons à ce
travail la plupart des détails qui suivent.

En général, les chevaux de pas relevé, qu'on appelle
encore chevaux de *haut pas*, *bidets d'allure*, présentent
une conformation qui se fait surtout remarquer par
le développement des muscles. Ils ont la tête assez
grosse, l'encolure forte et plutôt horizontale que relevée, les reins courts et forts, la croupe bien développée, et surtout la fesse épaisse, longue et descendant
bas sur la jambe.

Le nom de *pas relevé*, de *haut pas*, donné à l'allure
qui caractérise ces chevaux, porterait à croire que,
chez eux, le corps s'élève fortement pendant l'action.
Au contraire, la rapidité avec laquelle s'exécute le pas
relevé, qui chez eux remplace le trot, ne permet pas
un grand déplacement vertical du centre de gravité;
il n'y a pas de saut dans cette allure, et les membres,
obligés d'arriver promptement à l'appui, ne peuvent
que très-peu s'élever de terre. Tout l'effort est donc
utilement employé à chasser le corps en avant, et le
pas relevé, très-doux pour le cavalier, est surtout re-
cherché par les marchands de chevaux et de bestiaux,
qui sont presque constamment à cheval. Ces avantages,
il est vrai, sont atténués par l'inconvénient que doivent

(1) *Mémoires de la Société vétérinaire du Calvados et de la Manche,*
8ᵉ année. p. 134. — 1837.

naturellement présenter les bidets d'allure, de *raser le tapis*, et par conséquent de butter souvent sur les chemins peu unis, comme les routes de traverse.

D'après M. Mazure, l'allure la plus lente, le pas ordinaire du cheval de pas relevé se fait remarquer par l'exagération de l'intervalle existant entre les foulées d'un bipède latéral et celle du bipède latéral opposé, de telle sorte qu'une personne exercée distingue facilement à cette marche le cheval de pas relevé du cheval trotteur.

Dans le pas relevé, au contraire, véritable allure de ce cheval, ce sont les foulées des bipèdes diagonaux qui se succèdent immédiatement, et l'intervalle le plus grand, au lieu d'être comme dans le pas entre les deux battues du bipède diagonal, se trouve entre celles du bipède latéral.

Le pas relevé n'est donc, à proprement parler, qu'un trot décousu, au dernier degré, c'est-à-dire dans lequel le pied antérieur a déjà effectué son poser quand son opposé en diagonal opère le sien, mais un trot dans lequel il n'y a pas de saut, et dans lequel aussi jamais la piste du pied postérieur n'arrive à couvrir celle de l'antérieur.

Tous les chevaux n'exécutent pas de même le pas relevé. Il en est que l'on appelle *patineurs*, en Normandie, chez lesquels les battues sont espacées par des temps à peu près égaux, et ne diffèrent de celles du pas ordinaire que par la rapidité avec laquelle elles se succèdent et par une moindre élévation des membres.

Cette allure fatigue beaucoup plus le cavalier que le pas relevé ordinaire, par le bercement qu'elle occasionne, bercement qui est toujours d'autant plus grand qu'une allure quelconque s'éloigne davantage du trot.

Le pas relevé nécessite un déplacement horizontal du centre de gravité analogue à celui qui a lieu dans le pas, et toujours d'autant plus grand que les foulées sont plus régulièrement espacées. Ce déplacement a lieu, en outre, avec une vitesse à peu près égale à celle du trot. Aussi le haut pas doit être très-fatigant pour l'animal; et si les bidets d'allure y résistent longtemps, on ne doit l'attribuer qu'à la grande force musculaire que possèdent ces chevaux. Quelques-uns même ne peuvent supporter cette allure lorsqu'on les pousse vivement, et ils prennent le trot, qui, à vitesse égale, est bien moins fatigant.

On peut faire prendre artificiellement le pas relevé à de jeunes chevaux, en réunissant leurs membres en diagonale au moyen de cordes, et en les poussant ainsi entravés, sans leur permettre de prendre le véritable trot; mais jamais cette allure acquise ne vaut le pas relevé naturel.

Les véritables bidets d'allure exécutent le galop à la manière ordinaire; mais la pesanteur de leur corps s'oppose à ce que cette allure, qu'ils prennent d'ailleurs rarement, soit chez eux aussi accélérée et aussi légère que chez les autres animaux.

TRAQUENARD.

Le *traquenard*, ou *amble rompu*, est assez rare, et regardé comme défectueux par les écuyers.

Dans cette allure, les battues des quatre extrémités sont distinctes, et séparées par des intervalles inégaux comme dans le pas relevé; mais ce qui établit la différence entre ces deux allures, c'est que dans le pas relevé les battues sont rapprochées par bipèdes diagonaux, tandis qu'elles le sont par bipèdes latéraux, dans le traquenard.

En effet, dans cette allure, les membres agissent par paires latérales comme dans l'amble; mais, au lieu de se lever et de se poser simultanément, les deux membres du même côté laissent entre leurs battues un intervalle assez court, dont la brièveté est rendue plus sensible par la longueur de celui qui sépare les deux battues de chaque bipède latéral des deux battues du bipède latéral opposé.

Le traquenard présente, comme le pas relevé, une grande rapidité dans les mouvements des membres, et peu d'élévation de la masse du corps, en même temps qu'un déplacement horizontal assez analogue à celui du pas, et d'autant plus fatigant pour l'animal qu'il ne peut l'exécuter que très-vite, le traquenard remplaçant pour lui l'allure du trot.

On peut regarder le traquenard comme un pas très-accéléré, se rapprochant de l'amble; tandis que le pas relevé se rapproche du trot par la succession des membres seulement, mais non par l'impulsion en hauteur. En d'autres termes, le traquenard est à l'amble ce que le pas relevé est au trot.

Si l'allure du traquenard est avec raison rejetée des manéges, elle n'en est pas moins convenable, comme le pas relevé, aux personnes qui sont souvent et longtemps à cheval. Mais l'animal doué de cette allure se ruine promptement ; car il n'a pas ordinairement, comme le bidet d'allure, une force musculaire en rapport avec la fatigue qu'il éprouve dans l'exercice.

AUBIN.

L'*aubin* est la seule allure réellement et complétement défectueuse. Il consiste dans un mélange confus des mouvements du trot et du galop.

On voit souvent de vieux chevaux, arrivés au dernier degré d'usure, qui, pressés par le fouet de leur conducteur et ne pouvant soutenir un trot accéléré, cherchent à se soulager momentanément en prenant le galop. Leur force n'étant plus en rapport avec leur volonté, ils élèvent bien l'avant-main comme s'ils allaient galoper : mais leurs membres postérieurs n'ont plus assez d'énergie pour qu'un seul des deux puisse à la fois supporter la masse du corps, et la rejeter rapidement en haut et en avant ; et, malgré l'enlèvement de l'avant-main, le train postérieur continue le trot, ne pouvant faire davantage.

L'aubin ne peut donc être exécuté que pendant quelques pas, et toujours il indique une ruine complète de

l'animal, auquel il donne d'ailleurs une démarche très-
disgracieuse.

§ 4. — Défectuosités des allures.

Quelle que soit l'allure que l'on examine, elle sera
toujours bonne si les mouvements de l'animal sont
francs, rapides, *trides*, comme l'on dit en terme de
manége ; s'il entame bien le terrain, sans se donner
trop de mouvement ; si les battues sont régulièrement
espacées, si les membres, en un mot, présentent dans
leur action la souplesse et la vigueur réunies.

Si le cheval, en trottant, relève fortement les extrémités antérieures, on dit qu'il *trousse*. Cette action lui
donne un certain brillant qui peut convenir au cheval
de manége ou de parade ; mais lorsqu'elle est portée à
l'excès, elle enlève à l'animal une partie de sa force,
qu'il pourrait employer avec plus d'avantage à accroître sa vitesse.

Si, au contraire, le cheval ne lève pas assez les membres, s'il semble les glisser en quelque sorte sur le terrain, on dit qu'il *rase le tapis*, et cette manière de marcher l'expose à *butter*, à faire des faux pas, à *s'abattre*.

Quelques allures, à cause de leur rapidité, exigent
que l'animal rase le tapis. Ainsi, dans l'amble, où le
corps supporté par un bipède latéral tomberait bientôt
si le bipède opposé n'arrivait promptement au soutien,
la rapidité du mouvement exige que toute la force soit
employée à porter les membres en avant, en les élevant
aussi peu que possible.

La même circonstance se présente dans le pas relevé, à cause de la grande vitesse imprimée au corps dans ce mode de progression.

Les allures présentent plusieurs défectuosités plus importantes, dépendant, les unes de la conformation ou de l'habitude de l'animal, les autres d'un état maladif de quelque région des membres. Ces dernières constituent les boiteries ou claudications. Nous allons passer rapidement en revue ces divers défauts.

CHEVAUX QUI SE BERCENT.

On dit que le cheval *se berce* lorsque, pendant les allures, son corps éprouve un balancement latéral très-prononcé, que l'on a comparé aux oscillations d'un berceau.

Dans la plupart des allures, le déplacement horizontal du centre de gravité détermine un balancement latéral, dont l'étendue varie suivant la conformation de l'animal, et suivant son degré d'énergie.

On peut, sous le rapport de la conformation, calculer par l'écartement des pieds sur le sol quelle sera l'étendue du mouvement de *bercement*. Tout cheval fortement étoffé, à poitrail et à croupe larges, se berce naturellement plus que celui dont la conformation est opposée, parce que chez lui le déplacement horizontal du centre de gravité est plus grand. Il en sera de même des chevaux panards ou à genoux de bœuf, chez lesquels l'extrémité est déviée en dehors.

Le cheval peut se bercer du devant ou du derrière, ou des deux trains à la fois.

Dans tous les cas, ce mouvement absorbe toujours une partie de la force destinée à l'impulsion de la masse en avant, et plus un cheval se berce, moins par conséquent il est propre aux allures rapides.

Le galop, à cause de sa rapidité, permet peu au cheval de se bercer. Dans le galop de course, ce mouvement est impossible, puisque le centre de gravité, n'éprouvant presque pas le déplacement latéral permet au cheval d'employer toute sa force à l'impulsion en avant. On voit cependant un assez grand nombre de chevaux de course se bercer assez fortement au petit trot.

Quant aux chevaux qui se bercent sans que leur conformation justifie ce défaut, on doit l'attribuer chez eux à la faiblesse, et s'assurer si celle-ci tient à l'âge, à la fatigue des articulations ou à la constitution naturelle de l'animal.

CHEVAUX QUI BILLARDENT.

Par cette expression de *billarder*, on désigne un défaut dans lequel le cheval, en marchant, jette en dehors ses pieds antérieurs, employant à cette action une force qui est soustraite à la progression véritable.

Les chevaux panards, ceux à genoux de bœuf, sont sujets à billarder, en proportion de leur vice de conformation. Les chevaux dont le pied est plat et large sont aussi sujets à ce défaut, forcés qu'ils sont d'écarter les pieds pour éviter de s'atteindre et de se couper.

Le cheval qui billarde manque de franchise dans les allures, et les grands mouvements qu'il se donne le fatiguent en pure perte, sans servir à la locomotion.

CHEVAUX QUI SE COUPENT.

Les chevaux *s'attrapent*, *s'atteignent*, *se coupent*, lorsque, pendant les allures, le sabot d'un membre ou le fer qu'il porte touche la couronne ou le boulet d'un autre membre, et détermine, suivant la gravité du choc, soit une simple contusion, soit une plaie plus ou moins profonde.

Les chevaux peuvent s'attraper ou se couper par suite de faiblesse ou de mauvaise conformation. La ferrure peut aussi, par sa mauvaise exécution, donner lieu à ce défaut.

Les chevaux trop serrés du devant ou du derrière, ceux surtout qui ont les pieds plats et larges, se coupent ou s'attrapent fréquemment.

Les jeunes chevaux sont assez sujets à se couper lorsqu'on les exerce trop longtemps ou lorsqu'ils ne sont pas encore dressés; mais chez eux ce défaut disparaît avec l'âge. La fatigue peut aussi faire couper les chevaux faits, et l'on voit tel cheval, qui, reposé, ne s'attrape même pas, se couper fortement après une longue course.

Nous avons parlé plus haut (page 142) des altérations du boulet qui peuvent indiquer que l'animal se coupe, et qui doivent engager à surveiller avec plus d'attention le jeu des membres dans l'examen des allures.

CHEVAUX QUI FORGENT.

On dit qu'un cheval *forge* lorsque, pendant le trot surtout, et quelquefois aussi pendant le pas accéléré, il fait entendre un bruit particulier, provenant du choc de son pied postérieur sur le pied antérieur qui lui correspond. On dit que l'animal forge *en éponge* ou en *voûte* suivant la partie du fer de devant qui est frappée par la pince du fer de derrière.

L'action de forger indique un défaut d'harmonie dans le mouvement réciproque des bipèdes antérieur et postérieur. Ou l'action de ce dernier n'est pas assez bornée en avant, ou le lever des pieds antérieurs est retardé. Il résulte de cette irrégularité dans l'allure de graves inconvénients. Non-seulement le cheval peut se déferrer et même s'abattre, mais, quelquefois, le pied frappe plus haut que le fer, attaque les talons, produit des atteintes, et par suite le javart. Il est même des chevaux qui s'atteignent les tendons, et produisent cet engorgement que l'on désignait autrefois sous le nom de *nerf-férure*.

Chabert, dans un Mémoire sur les chevaux qui forgent (1), attribue ce défaut à plusieurs causes, qu'il importe de connaître pour en apprécier la gravité.

Les chevaux peuvent forger par la faute du cavalier, qui, se portant trop en avant et laissant trop de

(1) *Instructions et Observations sur les maladies des animaux domestiques*, t. V, p. 222.

longueur aux rênes, surcharge ainsi les membres
antérieurs et en retarde le lever.

Les chevaux que l'on monte trop jeunes sont sujets
à forger ; mais on peut espérer de voir disparaître ce
défaut lorsqu'avec l'âge ils prendront de la force. On
voit d'ailleurs des chevaux qui ne forgent pas habituellement, le faire lorsqu'ils sont fatigués.

On a moins l'espérance de voir disparaître ce défaut lorsqu'il est dû, soit à une trop grande pesanteur
de l'avant-main, qui retarde le lever des membres antérieurs ; soit à des membres postérieurs trop longs et
qui se portent trop en avant ; soit encore à une trop
grande longueur des reins, qui engage le cheval à
voûter la colonne vertébrale et à rapprocher ainsi les
membres postérieurs des antérieurs.

La ferrure, il est vrai, peut jusqu'à un certain point
remédier à ce défaut, mais il est difficile de l'empêcher de reparaître, surtout après un exercice violent
et prolongé. On doit, dans tous les cas, se méfier des
allures d'un cheval chez lequel on voit aux pieds de
derrière des fers à pince tronquée, et à ceux de devant
des fers très-dégagés en voûte ou à éponges raccourcies.

ÉPAULES FROIDES, ÉPAULES CHEVILLÉES.

Le libre mouvement des épaules est une des conditions principales de l'étendue des allures ; car la quantité de chemin parcouru à chaque pas est toujours me-
surée par la distance à laquelle peut s'étendre le

membre antérieur. On peut dire que ce membre règle
le pas et que le membre postérieur l'exécute.

Quelquefois les mouvements de l'épaule, au lieu
de présenter l'étendue convenable, sont raccourcis,
exécutés péniblement; on dit alors que le cheval a *les
épaules froides*, qu'il est *pris des épaules*. Si le défaut
est exagéré, si les épaules semblent fixées au thorax,
on dit qu'elles sont *chevillées*, pour indiquer qu'elles
semblent unies entre elles par une cheville qui les
empêche de se mouvoir sur la poitrine.

Les épaules chevillées indiquent toujours un état
maladif ou l'usure. Les épaules froides peuvent dépendre des mêmes causes; mais elles sont dues aussi
quelquefois à une espèce d'engourdissement amené par
un repos trop prolongé, et reprennent leur liberté de
mouvement sous l'influence d'un exercice bien dirigé.
On voit souvent aussi le travail du manége *développer*
les épaules chez de jeunes chevaux en qui elles manquaient de mouvement.

On confond souvent avec l'effet des épaules froides
la gêne, la contrainte dans la marche, qui est due à des
talons étroits ou à l'encastelure.

ÉPARVIN SEC.

On a désigné sous le nom d'*éparvin sec* et décrit
jusqu'à présent avec les maladies apparentes du jarret
un défaut qui ne se décèle par aucun signe dans le cheval en repos, et que l'on reconnaît seulement pendant
l'action, surtout dans l'allure du pas.

Le cheval affecté d'éparvin sec fléchit le jarret par un mouvement prompt et comme convulsif, dès que le pied quitte le sol; et cette flexion, plus ou moins forte, suivant le degré de la maladie, porte quelquefois le membre jusque contre l'abdomen à chaque pas que fait le cheval. On désigne cette action par le nom de *harper*.

La plupart des chevaux affectés d'éparvin sec harpent plus en sortant de l'écurie que lorsqu'ils sont échauffés. L'exercice fait même quelquefois disparaître ce défaut, qui se remontre après le repos.

On ne connaît pas encore la véritable cause de cette flexion du jarret, que l'on remarque plus souvent sur les chevaux fins que sur ceux de race commune. L'attribuer constamment à une maladie de l'articulation du tarse, c'est oublier que les rayons du membre ne peuvent se mouvoir isolément, et que la flexion convulsive d'une articulation suffit pour entraîner celle de toutes les autres. Si la flexion du jarret frappe plus les yeux que celle des articulations supérieures, est-ce une raison pour qu'elle soit le point de départ du mouvement anormal du membre?

Au reste, quelle qu'en soit la cause, l'éparvin sec, rompant la régularité de l'allure et ne laissant aucun espoir de guérison, diminue toujours beaucoup la valeur du cheval.

JARRETS VACILLANTS.

Il est quelques chevaux chez lesquels l'appui des

membres postérieurs ne se fait pas avec fermeté. Au
moment où le poids de l'arrière-main repose sur un
des membres, le jarret, mal affermi, éprouve quelques
mouvements latéraux, qui font dire que l'animal a les
jarrets *vacillants*. Ce défaut annonce toujours de la
faiblesse, et s'oppose surtout à ce que le cheval puisse
reculer facilement ou retenir avec avantage dans les
descentes.

EFFORT DE REINS.

On désigne sous ce nom un état douloureux de la
région lombaire, dû à un effort ou à toute autre cause,
et qui ôte à l'animal toute la force de l'arrière-main,
en détruisant l'harmonie qu'établit la colonne vertébrale entre la partie antérieure et la partie postérieure du corps.

Le cheval affecté d'effort de reins offre dans la marche une vacillation très-forte du train postérieur, dont
les membres se posent sur le sol sans régularité et sans
solidité, imitant jusqu'à un certain point la marche d'un
homme ivre. Lorsqu'on veut le faire tourner, l'avant-
main seule exécute le mouvement, les pieds de derrière
restent à peu près fixes, servent de pivot, et ne se dé-
placent que lorsque la croupe est prête à tomber.

Si l'on essaye de le faire reculer, on ne peut y par-
venir, et l'on détermine chez lui une douleur qui le
porte à se jeter de côté pour éviter toute contraction un
peu forte des muscles de la colone vertébrale.

L'effort de reins, même léger, doit faire rejeter le cheval qui en est atteint, car cette maladie est rarement suivie de guérison complète.

BOITERIES OU CLAUDICATIONS.

On dit qu'un cheval boite lorsque pendant les allures à percussion régulière un membre ne prolonge pas son appui autant que les trois autres, et ne fait pas entendre une battue aussi forte.

La claudication consiste donc dans l'action inégale de l'une des extrémités; elle n'est qu'un symptôme annonçant l'existence d'une maladie sur un point quelconque de ce membre.

La boiterie peut être plus ou moins forte. Lorsqu'elle est légère, on dit que l'animal *feint*. Si elle est très-marquée, on dit qu'il *boite tout bas*. Enfin, il est des cas dans lesquels le membre malade n'appuie pas sur le sol, l'animal s'avançant avec beaucoup de difficulté sur trois jambes.

La claudication bien développée se reconnaît facilement. L'animal, pour soulager le membre malade, rejette le poids du corps sur les autres membres au moment de l'appui de celui-là ; et le moyen qu'il emploie est différent, suivant qu'il boite d'un membre antérieur ou postérieur.

Le cheval boitant du devant, au moment où il pose le membre malade, rejette la tête en arrière et un peu de côté, pour reposer sur le bipède postérieur, et sur le membre antérieur non souffrant une forte partie du poids du corps. L'appui du membre douloureux est plus court que celui de son congénère, qui prolonge le sien pour suppléer à la diminution de celui de l'extrémité souffrante.

Si, au contraire, le cheval boite d'un membre postérieur, c'est la croupe qui se soulève au moment de l'appui, pour diminuer le poids que supportera le membre; et souvent, en même temps, l'abaissement de la tête attire sur le bipède antérieur le poids de l'arrièremain. Dans ce cas, comme dans le précédent, on observe l'inégalité de l'appui des deux membres du bipède.

Tels sont les caractères généraux qui font distinguer que l'animal boite de tel ou tel membre. Mais il en est d'autres accessoires, qui peuvent, jusqu'à un certain point, indiquer sur quelle région du membre réside la douleur qui fait boiter le cheval.

Le plus grand nombre des boiteries ont leur cause dans le pied; et, pour peu qu'il y ait doute sur le siège de la douleur, cette partie est toujours celle que l'on doit explorer en premier lieu. La chaleur du sabot, l'appui sur la pince pendant la marche, rendent encore cet examen plus indispensable.

M. Beugnot a indiqué un moyen qu'il a employé plusieurs fois avec avantage pour distinguer si la boiterie est due à la souffrance du pied ou des autres régions du membre. « En faisant marcher l'animal boi-« teux sur un fumier épais, la claudication diminue ou « disparaît si elle provient d'une altération du pied; « elle persiste ou elle augmente si elle est occasionnée « par une tout autre cause (1). »

(1) *Maison rustique du XIXe siècle*, t. II, p. 333.

Si la boiterie a son siége dans l'épaule, le membre s'élève à peine pour se porter en avant et décrit une courbe en dehors ; on dit alors que l'animal *fauche*. Ce symptôme accompagne la plupart des maladies qui s'opposent à la libre flexion des articulations, surtout de celles des rayons supérieurs, et que l'on désigne généralement sous le nom d'*écarts*, attribuant à une distension, et même à une rupture des fibres des muscles qui unissent le membre antérieur au tronc, une douleur qui résulte presque toujours d'un *effort* de l'articulation scapulo-humérale.

Si le mal réside dans l'articulation coxo-fémorale, si le cheval boite de la *hanche*, comme on le dit vulgairement, le mouvement de soulèvement de la croupe au moment de l'appui est plus prononcé que dans les autres boiteries.

La claudication provenant du grasset est caractérisée par la difficulté qu'éprouve l'animal à lever et à porter en avant le membre malade : symptôme facile à expliquer lorsqu'on se rappelle que tous les extenseurs de la jambe prennent leur insertion à la rotule.

L'effort du genou ou du jarret se manifeste, pendant l'action, par la difficulté qu'éprouve l'animal à fléchir ces articulations, et par l'arc de cercle que décrit le membre en dehors.

Nous avons déjà vu (p. 313) que la position des membres pendant la station libre peut indiquer leur état de souffrance. La position presque toujours avancée du boulet, dans ce cas, ne doit pas être regardée comme un signe constant de maladie de cette articulation, car elle accompagne l'état douloureux de presque tous les rayons du membre.

La douleur que l'on fait développer par la pression des différentes régions du membre et par les divers mouvements que l'on fait exécuter à leurs rayons ; la chaleur que l'on perçoit par l'application de la main ; l'existence de tumeurs, de plaies, etc., surtout près des articulations; l'examen attentif de la ferrure, sont autant de moyens qui aident à reconnaître le siége de la boiterie. Malheureusement, les fortes masses musculaires qui entourent les rayons supérieurs des membres de nos grands animaux domestiques en rendent impossible l'exploration complète.

Il est quelques boiteries chroniques qui ne sont pas apparentes dans toutes les circonstances. On les désigne sous le nom de *boiteries intermittentes pour cause de vieux mal*. Les unes, apparentes au moment où l'animal reposé sort de l'écurie, disparaissent après un exercice plus ou moins long : ce sont les boiteries *apparentes à froid*. Les autres, plus rares, ne se montrent au contraire que lorsque le cheval a été exercé pendant un certain temps : on les appelle boiteries *apparentes à chaud*.

Rien n'est plus facile que d'exposer en vente le cheval affecté de la boiterie intermittente, après l'avoir mis dans la condition où la maladie n'est pas apparente. Aussi cette affection a été admise au nombre des vices rédhibitoires par la loi du 20 mai 1838.

Les boiteries, lorsqu'elles sont peu intenses, sont souvent difficiles à reconnaître. On doit, pour les rendre plus sensibles, faire exercer le cheval sur un terrain dur, pavé s'il est possible, et l'examiner surtout au trot ; car les vives percussions qui ont lieu dans cette allure augmentent toujours la douleur, en même temps que la moindre irrégularité devient plus facile à saisir dans une allure à deux temps. On peut, en outre, s'il y a encore doute, faire tourner l'animal sur l'extrémité soupçonnée ; celle-ci, éprouvant une surcharge, se fléchira promptement pour s'y soustraire.

Les boiteries, dans l'espèce bovine, se décèlent par les mêmes signes que dans les solipèdes.

Dans l'espèce du mouton, elles doivent attirer fortement l'attention, car souvent elles sont dues au piétin, maladie qui peut se communiquer à tout le troupeau si l'on ne séquestre pas promptement les animaux qui en sont attaqués.

TROISIÈME PARTIE

SIGNALEMENTS.

On donne le nom de signalement à une énumération plus ou moins complète des différentes particularités qui peuvent servir à faire distinguer un animal d'un autre.

Parmi les éléments qui composent le signalement, et que nous énumérerons plus loin, il en est trois principaux : l'âge, la robe et la taille, dont l'étude exige quelques développements ; les autres n'ont besoin que d'être indiqués pour être compris.

CHAPITRE PREMIER

AGE.

L'âge des animaux influant beaucoup sur leur valeur, on s'est attaché depuis longtemps à découvrir des moyens de le reconnaître. Les dents fournissent à cet égard les indices les plus sûrs, auxquels viennent se joindre, pour les animaux pourvus de cornes, ceux que l'on tire de ces organes.

Tous les anciens ouvrages d'hippiatrique traitent de la connaissance de l'âge du cheval par les dents ; mais les principes qu'on y trouve, fondés seulement sur la chute et le remplacement des incisives caduques, ne nous conduisent avec certitude que jusque vers l'âge de huit ans ; car les signes tirés des incisives supérieures jusque vers l'âge de douze ans sont si peu certains, qu'on a toujours regardé comme *hors d'âge*, et qu'on désigne encore aujourd'hui par cette qualification, les chevaux qui ont passé huit ans.

Pessina a reculé de beaucoup les limites de la connaissance de l'âge, en établissant, d'après la forme des dents incisives, des périodes annuelles et même plus courtes à compter de huit ans jusqu'à vingt ans, et même plus. Mais, quoiqu'on lui doive l'idée première

de ces nouvelles connaissances, on trouve dans ses indications une précision qui n'existe pas dans la nature,
et qui rend par conséquent impossible l'application
exacte de ses principes. Aussi n'est-ce réellement que
depuis la publication du mémoire de Girard fils que
nous possédons des connaissances certaines, autant du
moins qu'elles peuvent l'être, sur l'âge du cheval au-
dessus de huit ans. Girard père, en donnant deux nouvelles éditions de ce mémoire, dont une partie des matériaux lui appartenait, l'a complété par la description
de l'âge du bœuf, du mouton, du chien et du porc ; c'est
du travail commun à ces deux savants professeurs que
nous extrairons la plupart des principes qui vont
suivre.

§1. — Age du Cheval.

Il est impossible de bien comprendre les bases sur
lesquelles est établie la connaissance de l'âge par les
dents, si l'on ne connaît parfaitement la forme de ces
organes, leur structure et les changements qu'ils éprouvent depuis l'époque de leur formation jusqu'à l'âge le
plus avancé de l'animal. Nous commencerons donc par
étudier les dents, et nous ferons ensuite l'application
des connaissances que nous aura fournies cette étude.

ANATOMIE DES DENTS.

Les dents sont des corps solides, très-durs, ayant
beaucoup d'analogie avec les os pour leur aspect et leur
composition, mais en différant complétement sous le

(1) *Traité de l'Age du Cheval*, par feu N.-F. Girard. 3e édition.

rapport de leur formation et de leur accroissement, qui les rapprochent des poils.

Ces organes, dont le nombre varie de trente-six à quarante-quatre dans les solipèdes, se trouvent fixés dans les cavités ou alvéoles que leur fournissent les mâchoires, de manière à former pour chacune de celles-ci une espèce d'arcade parabolique, dont les deux parties latérales sont interrompues par un espace appelé *interdentaire*, de chaque côté de l'ouverture de la bouche.

On divise les dents en *incisives*, *canines* et *molaires*.

Les dents des solipèdes sont, pendant toute la vie de l'animal, chassées des alvéoles à mesure qu'elles s'usent au dehors. Il en résulte qu'elles conservent toujours à peu près la même longueur. Lorsque la dent a cessé de croître, sa racine diminue, parce qu'elle est toujours poussée au dehors et que des portions auparavant renfermées dans l'alvéole viennent former la partie libre, d'abord, et ensuite la *table* de la dent.

Deux substances bien distinctes concourent à former les dents : l'une, tapissant toute la face extérieure de l'organe et s'enfonçant dans diverses cavités, constitue l'*émail*; l'autre, entièrement renfermée dans la première lorsque la dent n'est pas encore usée, constitue l'*ivoire* ou *substance osseuse*. Leur disposition réciproque variant dans chaque espèce de dent, nous ne nous occuperons ici que des caractères propres de ces deux substances.

L'émail, substance blanche, très-dure, faisant feu avec le briquet, présente dans sa composition très-peu

de matière animale et une grande quantité de phosphate de chaux. Il ne se rencontre jamais en masse,
mais bien en couches plus ou moins épaisses. Son aspect extérieur varie suivant le degré de frottement qu'il
a éprouvé. Lorsque la dent vient de sortir de l'alvéole,
la surface de l'émail, finement striée, lui donne un aspect grisâtre tellement différent de ce qu'il sera plus
tard, que Ténon a pris la couche externe émailleuse
pour une troisième substance, qu'il a désignée sous le
nom de *corticale*. Mais lorsque le frottement a détruit
cette première surface rugueuse, l'émail prend un beau
poli, qui est toujours plus parfait sur les parties saillantes que dans les enfoncements. Si par sa disposition la
surface se trouve soustraite au frottement, comme nous
le verrons dans le cornet ou le cul-de-sac extérieur des
incisives, l'émail, conservant sa surface rugueuse, s'imprègne de matières étrangères et prend une couleur
noirâtre.

L'ivoire se rapproche de la matière osseuse beaucoup
plus que l'émail, par sa couleur jaunâtre, sa dureté
moins grande, et par sa composition, qui admet une
quantité plus considérable de matière animale, unie,
comme dans l'émail, à du phosphate de chaux. Il forme
la partie centrale des dents et se trouve recouvert par
l'émail, qui lui est intimement uni, mais qui s'en détache par plaques sous l'influence prolongée des vicissitudes atmosphériques.

La quantité d'ivoire augmente dans les dents à mesure
que la cavité de la pulpe diminue ; mais cette substance

de nouvelle formation prend une teinte plus foncée, plus jaune que l'ivoire primitif.

L'ivoire est formé par la papille renfermée dans l'intérieur de la dent, tandis que l'émail est sécrété par la membrane qui tapisse l'alvéole. Ces deux substances offrent dans leur organisation un assemblage de fibres, parallèles à la longueur de la dent dans l'ivoire, et disposées perpendiculairement à cette direction dans l'émail, comme les filaments du velours le sont à la trame de cette étoffe.

On trouve encore dans les dents une troisième substance, qui n'est qu'accessoire, et qui peut s'enlever par couches sans grands efforts. C'est ce dépôt qui se forme vers leur base, à leur point d'union avec la gencive, et que l'on appelle le *tartre de la dent*. Cette substance, abondante surtout sur les molaires des ruminants, présente quelquefois un reflet doré très-remarquable chez les bêtes bovines. Elle est noire chez le mouton et d'un jaune sale dans le cheval. Elle paraît être sécrétée par la gencive.

DENTS INCISIVES.

Les incisives (*fig.* 111), ainsi appelées à cause de leur usage (1), sont placées à l'extrémité de chaque mâchoire, de manière à former par leur réunion, dans l'âge adulte, un demi-cercle assez régulier. Elles sont reçu de leur position des noms particuliers. On appelle *pinces*, A, les deux qui se trouvent en avant au centre de l'arcade;

(1) De *incidere*, couper.

mitoyennes, BB, celles qui les touchent en dehors ;
coins, cc, celles qui terminent le demi-cercle. Elles ne
diffèrent à chaque mâchoire que par la longueur plus
grande des incisives supérieures, dont la largeur dépasse aussi un peu celle des inférieures. Elles sont tou-

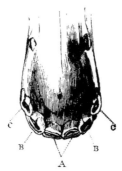

Fig. 111.

jours d'autant plus régulières dans leur forme qu'elles
se rapprochent davantage du centre de l'arcade.

On distingue à chaque dent incisive deux parties :
l'une libre, l'autre enchâssée dans l'alvéole et formant
la racine.

La partie libre nous offre à étudier une face antérieure,
une face postérieure ; deux bords, dont un interne et
l'autre externe ; enfin une surface de frottement, qui
se trouve inférieure ou supérieure, suivant qu'on l'examine à l'une ou à l'autre mâchoire.

La face antérieure A (*fig.* 112) offre un sillon longitu-
dinal bien prononcé, remplacé dans certains chevaux
par quelques stries moins profondes.

La face postérieure B, arrondie d'un côté à l'autre,

présente quelquefois, surtout dans le *coin*, un sillon qui
se prolonge jusqu'au bord de la surface de frottement.

Le bord interne c, arrondi, est toujours plus large
que l'externe D, qui est un peu anguleux.

La surface de frottement, qui doit surtout servir à
la connaissance de l'âge, présente de grandes différences, selon l'époque à laquelle on l'examine. Dans la dent

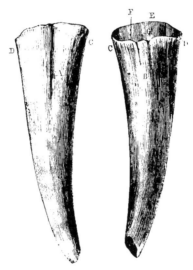

Fig. 112.

vierge, c'est-à-dire dans celle qui n'a pas encore usé,
cette surface n'existe pas, et se trouve remplacée par
deux bords tranchants, un antérieur E, et l'autre postérieur F, ce dernier moins élevé que l'autre, séparés
par une cavité profonde G, véritable cul-de-sac conique,
dans lequel on remarque bientôt une substance de couleur noirâtre, qui constitue ce que l'on nomme le *germe*

de fève. Ce n'est que lorsque la dent a commencé à user qu'il existe une véritable surface de frottement, à laquelle on donne le nom de *table* (voyez *fig.* 114), et qui conserve encore, jusqu'à un certain âge, le cul-de-sac ou cornet dentaire, dont la largeur et la profondeur ont d'autant plus diminué que la dent a usé davantage. Nous reviendrons plus loin sur les formes que présente cette surface.

La partie enchâssée, ou la racine, va toujours en diminuant de largeur sur ses côtés, quoiqu'elle conserve la même épaisseur d'avant en arrière, presque jusqu'au fond de l'alvéole, où elle est solidement retenue, et, de plus, affermie par la gencive. Dans les dents encore jeunes, elle offre à l'extrémité une ouverture communiquant avec une cavité intérieure, dans laquelle se trouve la pulpe ou le bulbe de la dent. A mesure que l'animal vieillit, cette cavité diminue et finit par disparaître complétement.

La disposition respective des deux substances qui forment la dent incisive mérite une attention particulière. Si l'on scie en deux, dans sa longueur et d'arrière en avant, une incisive qui n'ait pas encore usé (*fig.* 113), on verra l'émail *a, a'* formant une couche qui entoure toute la dent, même la plus grande partie de sa racine, surtout en avant, et qui, à l'extrémité libre, se replie et pénètre dans le cul-de-sac externe, dont elle forme les parois, se prolongeant en cône ou cheville émailleuse bien au delà de la cavité proprement dite. Cette espèce de cornet émailleux se rapproche d'autant plus de la partie postérieure de la dent qu'on l'examine plus près de sa terminaison.

Dans toute la partie enveloppée par cette lame continue d'émail, on trouve la substance éburnée b, b', remplissant tout l'intérieur de la dent, sauf toutefois la cavité de la pulpe c, qui communique avec l'ouverture

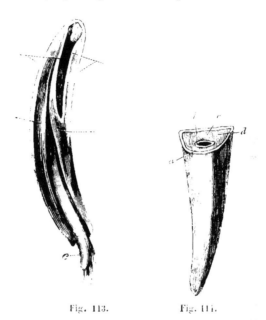

Fig. 113.   Fig. 114.

de l'extrémité de la racine et qui se prolonge dans la partie libre, entre la face antérieure de la dent et le cul-de-sac externe, avec lequel elle se chevauche. Lorsque l'âge a amené la disparition de la cavité interne, la substance qui la remplit est d'une couleur plus jaune que le reste de l'ivoire. Cette disposition, sur laquelle Girard a le premier appelé l'attention dans sa lettre à Tessier, nous fournira un caractère de plus pour l'appréciation de l'âge.

Si la dent que nous examinons a déjà usé (*fig.* 114), il n'y a plus de continuité entre l'émail qui l'entoure et celui qui se replie pour former le cul-de-sac externe. C'est alors seulement que la dent présente une véritable surface de frottement, dans laquelle on distingue un cercle d'émail qui l'entoure, et que l'on nomme *émail d'encadrement a ;* au centre, une portion d'émail qui entoure le cul-de-sac, et qui constitue l'*émail central b ;* et, entre ces deux portions distinctes de l'émail, la substance éburnée *d*, toujours un peu plus enfoncée que la première, parce que le frottement l'use plus facilement. Sur cette surface d'ivoire apparaît, à une certaine époque, entre la partie antérieure de la dent et le cul-de-sac, une bande jaune *c*, allongée transversalement, se rapprochant plus tard de la forme carrée, puis arrondie, et qui n'est autre chose que la substance éburnée de nouvelle formation qui a rempli la cavité où se trouvait la pulpe de la dent. C'est à cette marque que Girard donne le nom d'*étoile dentaire*.

La forme de la dent incisive varie beaucoup, suivant le point de sa longueur auquel on l'examine. Elle est aplatie d'avant en arrière à son extrémité libre ; plus loin elle devient ovale, puis ronde, puis triangulaire, et en dernier lieu, aplatie d'un côté à l'autre ; de telle sorte que, si l'on divise la longueur d'une incisive en une série de tranches de quelques millimètres d'épaisseur (*fig.* 115), on obtient successivement une table présen-

tant ces différentes formes. Nous verrons plus loin que la
connaissance de cette disposition forme la base principale de celle de l'âge dans la seconde moitié de la vie
de l'animal.

Les dents incisives qui se montrent immédiatement
après la naissance, dans les solipèdes, ne durent qu'un

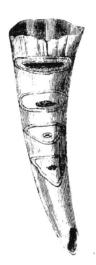
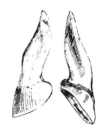

Fig. 115.   Fig. 116.

certain temps, après lequel elles tombent, pour faire place
aux *remplaçantes* ou *dents de cheval*. On distingue facilement celles-ci des *caduques* ou *dents de lait* (*fig.* 116).
en ce que ces dernières sont beaucoup plus petites, portent des stries fines au lieu d'un sillon sur leur face antérieure, et présentent au point de réunion de la partie
libre et de la partie enchâssée une dépression, véritable *collet* qu'on ne remarque pas dans les dents d'adulte.

La profondeur du cul-de-sac des incisives caduques est proportionnée à leur moindre volume.

Les remplaçantes ne sont pas placées immédiatement au-dessous, mais bien un peu en arrière des caduques; elles en déterminent la chute en détruisant peu à peu leur racine, dont une portion reste en avant, et forme une espèce de queue dans la partie soustraite au contact de la dent qui pousse.

Que l'incisive soit caduque ou remplaçante, elle ne fait jamais son éruption par ses deux bords tranchants à la fois. L'antérieur sort toujours le premier, agissant sur l'alvéole et la gencive comme une espèce de coin, qui facilite la sortie du bord postérieur, toujours plus bas dans la dent qui n'a pas usé. Les incisives, avant d'être arrivées au dehors, sont toujours placées de travers. C'est encore à Girard père que nous devons cette observation, que nous utiliserons en son lieu.

A mesure que ces dents sont chassées des alvéoles pour remplacer la portion usée, elles se rapprochent les unes des autres, et l'arcade dentaire se rétrécit, par conséquent, à un tel point que celle d'un même cheval, examinée à six ans et à dix-huit ou vingt, a perdu, à cette dernière époque, un tiers à peu près de sa largeur. En même temps, aussi, le rond régulier que formait l'arcade pendant la jeunesse se déprime par le milieu, se rapproche de plus en plus de la ligne droite, et le bout de la mâchoire, bien recourbé en pince dans le jeune âge, s'abaisse en avant et s'allonge à mesure que l'animal vieillit.

CANINES OU CROCHETS (*fig.* 117).

Les crochets des solipèdes n'existent que dans le
mâle. Ce n'est que par exception qu'on les rencontre
quelquefois chez la jument, et même ceux qu'elle

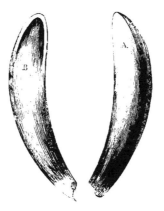

Fig. 117.

porte dans ce cas sont rarement aussi forts que ceux
du cheval.

Ces dents, au nombre de quatre, sont placées une à
chaque côté de chaque mâchoire, un peu en arrière
de l'arcade incisive, dont les canines inférieures sont
beaucoup plus rapprochées que les supérieures. Elles
laissent, en outre, entre elles et la première molaire un
espace considérable, qui constitue la barre à la mâchoire inférieure.

La portion libre du crochet, légèrement courbée et
déjetée en dehors, surtout à la mâchoire inférieure,
nous offre à considérer deux faces, l'une externe et

l'autre interne, séparées l'une de l'autre par deux bords tranchants, inclinés du côté interne et se rencontrant en pointe à l'extrémité de la dent.

La face externe A, légèrement arrondie, présente une série de stries fines, longitudinales et parallèles.

L'interne B porte sur son milieu une éminence conique, dont la pointe est dirigée vers celle de la dent, et qui se trouve séparée de chaque bord par un sillon profond.

La racine du crochet, plus courbée que la partie libre, porte intérieurement une cavité analogue à celle de la racine des incisives, diminuant et disparaissant comme elle avec l'âge, mais toujours relativement plus grande, à cause de l'absence du cornet extérieur dans les dents canines.

La forme que nous venons d'assigner aux canines est celle qu'elles présentent étant encore fraîches. A mesure que le cheval vieillit, elles perdent leur blancheur et s'usent d'une manière irrégulière, le plus souvent par l'action du mors ou du billot qui fait partie de la bride; car la différence de position de ces dents aux deux mâchoires fait qu'elles ne frottent pas l'une contre l'autre.

Les crochets ne poussent qu'une fois, et l'époque de leur apparition varie tellement qu'ils ne peuvent donner pour l'âge que des notions approximatives. Quelques vétérinaires, et entre autres Forthomme et Rigot, ont observé des cas de remplacement de crochets; mais ces exceptions, très-rares, ne peuvent pas faire regar-

der ces dents comme sujettes au remplacement. Il ne
faut pas confondre avec ces faits exceptionnels la
chute d'une petite cheville dentaire très-mince, espèce
d'aiguille qui précède, chez la plupart des chevaux, la
sortie des véritables crochets.

La disposition des deux substances constituantes est
très-simple dans les crochets. L'ivoire forme la base de
la dent et se trouve recouvert par l'émail, présentant
son maximum d'épaisseur aux deux bords inclinés en
dedans qui séparent les deux faces. L'éminence conique de la face interne est presque dépourvue d'é-
mail, et la couche diminue fortement d'épaisseur en
se portant sur la racine.

MOLAIRES.

Les molaires sont au nombre de vingt-quatre, six à
chaque côté de chaque mâchoire. Quelquefois, en
outre, il existe des molaires supplémentaires, que l'on
rencontre en avant des vraies molaires et qui peuvent
être au nombre de quatre. Ce sont de petites dents,
ayant peu d'analogie avec les autres, et qui tombent
le plus souvent avec la première molaire caduque,
pour ne plus être remplacées.

Les arcades molaires, considérées d'une manière
générale, n'ont pas la même disposition aux deux mâchoires. Plus écartées l'une de l'autre à la mâchoire
supérieure, elles affectent une ligne légèrement courbe, dont la convexité est en dehors. A la mâchoire inférieure, au contraire, la ligne décrite par les molaires

présente, en dedans, une légère convexité, en même temps que les deux arcades s'écartent en forme de V vers le fond de la bouche. Au lieu de se rencontrer par des surfaces droites, les molaires s'opposent par des plans inclinés, de telle sorte que le bord interne est plus élevé que l'externe, dans les molaires infé-rieures, tandis que le contraire existe pour les supé-rieures.

Chaque molaire nous offre à étudier, comme les in-cisives, une partie libre et une partie enchâssée.

La partie libre, à peu près carrée dans les molaires supérieures, un peu plus étroite que longue dans les inférieures, offre à sa face externe, dans les premières, deux sillons longitudinaux, dont l'antérieur est le plus profond, et qui se continuent sur la partie enchâssée. Cette disposition n'existe pas dans les molaires infé-rieures, où l'on ne trouve qu'un seul sillon étroit et souvent peu marqué.

La face interne, aux deux mâchoires, n'offre qu'un seul sillon très-peu prononcé, qui se trouve placé en arrière, aux molaires supérieures, et devient plus ap-parent vers la racine.

Les faces antérieure et postérieure sont en rapport avec les faces correspondantes des molaires voisines, excepté aux extrémités des arcades, où la face isolée se convertit en un bord rétréci.

Quant à la face de frottement, elle est inclinée, comme nous l'avons déjà vu, en dehors, à la mâchoire inférieure, et en dedans, à la mâchoire opposée ; ce qui

fait que les mouvements latéraux de la mâchoire ne
peuvent avoir lieu sans que les incisives s'écartent et
se trouvent soustraites au frottement. Cette face, dans
la molaire vierge, est complétement recouverte d'émail
et fortement ondulée. Mais, quand elle a usé, les rubans d'émail se trouvent séparés par des rubans de
matière éburnée, et l'usure inégale de ces deux substances de densité différente entretient la rugosité de
la surface et en fait une véritable meule à broyer, indice certain du genre de nourriture de l'animal. La
surface de frottement des molaires supérieures imite
assez bien, ainsi que le fait observer Bracy-Clark (1),
un 入 乂 gothique, tourné vers le dedans de la bouche,
et portant à sa boucle la plus rapprochée de l'ouverture
buccale un petit appendice.

La partie enchâssée, examinée peu de temps après l'é-
ruption de la partie libre, ne présente qu'un fût de la
forme de cette dernière, sans apparence de racines, et
portant dans son intérieur une grande cavité. Ce n'est
qu'à mesure que la dent est chassée de l'alvéole et
qu'elle s'use à sa couronne, que les racines se forment,
creuses d'abord, pour se remplir plus tard, ainsi que la
cavité de la dent, par le formation d'une nouvelle quantité d'ivoire. A partir de ce moment, les racines ne
croissent plus ; mais la dent, constamment poussée hors
des alvéoles, laisse se rapprocher les parois de ces cavités, et, dans l'extrême vieillesse, il arrive que le fût,

(1) *On the knowledge of the age of the horse by his teeth*, etc.
London, 1822, in-4° p. 9.

complétement usé, laisse à la place de la dent plusieurs chicots formés par les racines.

Les molaires des deux mâchoires offrent un nombre de racines différent. On en compte trois dans les molaires qui terminent les arcades, soit en avant, soit en arrière, à l'une et à l'autre mâchoire. Quant aux molaires intermédiaires, elles offrent quatre racines à la mâchoire supérieure et deux seulement à l'inférieure.

Les molaires s'écartent les unes des autres par leur partie enchâssée, surtout aux deux extrémités de l'arcade : disposition qui les renforce, en faisant converger vers le milieu de la ligne l'effort éprouvé par celles de ces dents qui la terminent.

On a cru longtemps que les molaires des solipèdes étaient toutes des dents persistantes. Cette erreur, appuyée sur l'autorité d'Aristote, s'était tellement enracinée que, bien que Ruini (1) eût découvert, à la fin du seizième siècle, l'existence de deux molaires caduques, Bourgelat n'y croyait pas encore lorsqu'il fonda les écoles, et n'y crut que lorsque Ténon eut prouvé, en 1770, par les pièces mêmes, que les trois premières molaires de chaque arcade sont caduques.

Le remplacement de ces douze molaires ne se fait pas tout à fait comme celui des incisives. La molaire d'adulte pousse immédiatement sous la caduque et divise en quatre ses deux racines, jusqu'à ce que le corps de la dent, réduit à une simple plaque, tombe, pour laisser paraître le sommet rétréci de la remplaçante,

(1) *Exquisita anatomia del cavallo*. In-folio, Venet., 1599.

qui le pousse et se trouve bientôt de niveau avec le reste de l'arcade.

La première molaire de remplacement, toujours un peu plus allongée que celle qu'elle chasse, fait le plus souvent tomber avec elle la molaire supplémentaire ; ce qui fait que, si quarante-quatre dents peuvent se développer dans le cheval mâle, il est très-rare qu'elles existent à la fois.

SIGNES FOURNIS PAR LES DENTS POUR LA CONNAISSANCE DE L'AGE.

Les bases principales sur lesquelles on s'appuie pour l'appréciation de l'âge des solipèdes sont les suivantes :

1° L'éruption et le rasement des incisives caduques ;

2° L'éruption et le rasement des incisives de remplacement ;

3° L'apparition au dehors de l'ivoire de nouvelle formation, qui remplit la cavité interne de la dent ;

4° La disparition de la cheville émailleuse qui persiste après le rasement, faisant suite au cul-de-sac externe ;

5° Les différentes formes que prend successivement la table des incisives.

D'autres indices, auxquels on a recours moins souvent, peuvent encore servir comme moyens de contrôle ou de rectification ; ce sont :

1° L'éruption et l'usure des crochets ;

2° Le remplacement des avant-molaires ;

3° L'éruption des arrière-molaires ;

4° Le plus ou moins de perfection du cercle formé par l'arcade incisive ;

5° Le plus ou moins d'horizontalité de la mâchoire inférieure ;

6° On peut y ajouter, mais comme indice très-vague, le plus ou moins d'épaisseur de la partie droite du bord postérieur du maxillaire.

Ces bases étant posées, examinons les changements

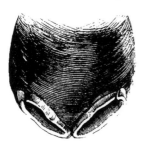

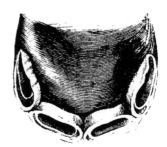

Fig. 118.   Fig. 119.

successifs qui surviennent dans la mâchoire, depuis la naissance jusqu'à l'âge le plus avancé.

Le poulain naît presque toujours sans aucune incisive apparente ; mais ces organes ne tardent pas à se montrer, et du sixième au douzième jour (fig. 118), les pinces sont sorties, par leur bord antérieur seulement, le bord postérieur n'arrivant au niveau qu'environ à un mois.

A la même époque, c'est-à-dire du trentième au quarantième jour, les mitoyennes commencent à se montrer, et le poulain reste assez longtemps avec huit incisives seulement (fig. 119).

Les coins varient beaucoup plus dans leur éruption,
qui a lieu généralement du sixième au dixième mois
(*fig.* 120), d'après Girard. Bracy-Clark admet leur pre-

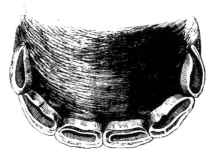

Fig. 120.

mière apparition à trois mois, et leur nivellement à
six.

Du reste, pendant cette période, le poulain, par ses
formes et sa taille, ainsi que par l'époque connue de la
naissance de presque tous les chevaux au mois d'avril
ou de mai, ne peut devenir le sujet d'une erreur grave
dans l'appréciation de son âge.

Le cul-de-sac externe des dents caduques, peu profond en raison du volume moins grand de ces organes,
disparaît promptement. Les pinces et les mitoyennes
sont ordinairement rasées de dix mois à un an, tandis
que les coins, arrivés plus tard, ne rasent que vers dix-
huit mois, et toujours avec une irrégularité proportionnée à celle de leur éruption.

Il reste alors un intervalle d'un an, pendant lequel
on ne peut plus se baser que sur le plus ou moins

d'usure des incisives, sur le déchaussement progressif
des pinces et sur l'époque présumée de la naissance.

Les molaires pourraient cependant encore servir de
point de repère, si leur examen était plus facile ; car
l'éruption de la première arrière-molaire a lieu à un
an, et celle de la seconde à deux ans, en même temps
qu'à cette dernière époque a lieu ordinairement le remplacement de la première avant-molaire.

Bientôt commence une nouvelle période, marquée par
la chute et le remplacement des incisives de lait.

Les pinces tombent à deux ans et demi environ

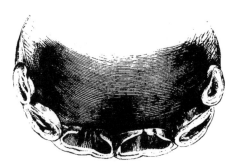

Fig. 121.

(*fig.* 121), et leurs remplaçantes, apparentes au moment
de leur chute, sont en grande partie sorties à trois ans.

A trois ans et demi (*fig.* 122), les mitoyennes disparaissent, et sont remplacées, comme les pinces, à quatre ans.

Enfin les coins, tombés à quatre ans et demi, se
trouvent remplacés à cinq (*fig.* 123).

Pendant ce temps, il s'est opéré aussi des change-

ments dans l'arcade molaire. La seconde caduque a été
remplacée vers trois ans ou trois ans et demi'; la troisième a suivi de près. Enfin, la dernière arrière-mo-

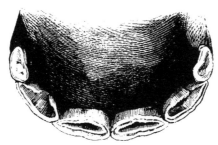

Fig. 122.

laire a commencé son éruption à quatre ans, et présente
à cinq ans sa table au niveau de l'arcade.

Les crochets, qui ne peuvent servir d'indice exact à

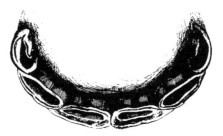

Fig. 123.

cause de l'irrégularité de leur éruption, commencent
le plus souvent à pointer vers trois ans et demi, et se
trouvent bien sortis à quatre ans, quoique moins longs
qu'ils ne le seront à cinq et surtout à six ou sept, époque à laquelle ils ont acquis leur plus grand développement.

De cinq à huit ans, le point de repère principal consiste dans la diminution et la disparition de la cavité extérieure, ou dans le rasement, des incisives inférieures.

Les pinces, qui ont dû commencer à user depuis

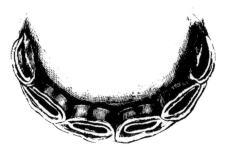

Fig. 124.

qu'elles se sont trouvées en contact avec celles de la
mâchoire supérieure, à trois ans, sont presque toujours
rasées avant l'âge de six ans, quelquefois à cinq ; on ne

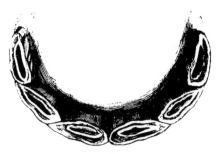

Fig. 125.

peut donc s'en rapporter à leur rasement seul, et c'est
surtout le coin qui sert d'indice pour l'âge de six ans
(*fig.* 124), époque à laquelle son bord antérieur a déjà
usé assez largement, tandis que son bord postérieur, à

peine arrivé au niveau à cinq ans faits, n'a encore usé
que très-peu.

A sept ans (*fig.* 125), les mitoyennes ont aussi rasé, et
souvent, à cet âge, une échancrure se fait remarquer
aux coins de la mâchoire supérieure, dont le demi-cercle est un peu plus large que celui de l'inférieure. Cette
échancrure persiste au delà de cet âge, mais n'apparaît
presque jamais avant.

A huit ans (*fig.* 126), la cavité a disparu aussi dans les
coins ; mais, dans ces dents, le rasement est bien moins

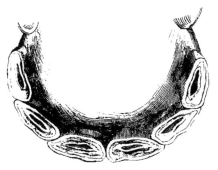

Fig. 126.

régulier que dans les autres. On voit aussi apparaître à
cet âge, entre le bord antérieur et l'émail central des
pinces et des mitoyennes, une bande jaune, allongée,
qui n'est autre chose que le fond du cul-de-sac interne
de la dent, oblitéré par l'ivoire lors de la diminution de
la pulpe qui le remplissait dans le principe.

Pendant cette période de cinq à huit ans, la forme
des dents a déjà changé. Aplaties d'arrière en avant
à l'époque de leur éruption, elles ont pris une forme

ovale, plus prononcée dans les pinces que dans les mitoyennes, et plus dans celles-ci que dans les coins.

A partir de huit ans, jusqu'à onze ou douze, on n'avait, il y a peu d'années encore, d'autres indices que le rasement des incisives supérieures, qui a lieu, pour les pinces, à neuf ans, pour les mitoyennes, à dix, et pour les coins, à onze ou douze ans. L'examen des incisives inférieures donne des caractères beaucoup plus certains, et l'on n'a plus recours au rasement des incisives supérieures que pour se procurer un moyen de rectification, souvent très-utile, et que l'on néglige à tort.

A neuf ans (*fig.* 127), les pinces passent de la forme

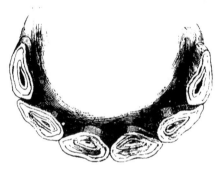

Fig. 127.

ovale à la forme arrondie ; l'émail central, reste du cornet dentaire, se rétrécit et se porte en arrière. La marque jaunâtre, ou *étoile dentaire* de Girard, devient beaucoup plus apparente.

A dix ans, les mêmes changements se manifestent dans les mitoyennes.

A onze ans, on les trouve dans les coins, où ils sont toujours moins marqués.

A douze ans (*fig.* 128), les coins achèvent de s'arron-

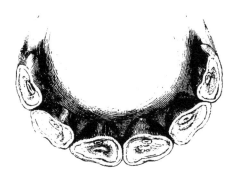

Fig. 128.

dir, l'émail central est réduit à très-peu de chose dans toutes les incisives; souvent il a disparu dans les pin-

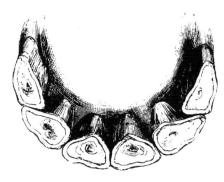

Fig. 129.

ces, et l'étoile dentaire s'est portée en arrière, de manière à occuper à peu près le milieu de la table de la dent.

A treize ans, toutes les incisives inférieures sont bien arrondies, et les pinces commencent à prendre légèrement la forme triangulaire; l'émail central a disparu et se trouve remplacé par l'étoile dentaire que nous rencontrerons désormais seule sur la surface de frottement. L'émail central des coins supérieurs a ordinairement disparu.

De quatorze (*fig.* 129) à dix-sept ans (*fig.* 130), appa-

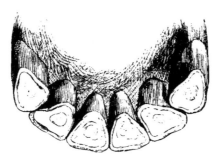

Fig. 130.

raît dans les dents une nouvelle forme, qui donne à la table une surface triangulaire. Ce changement a lieu, pour les pinces, à quatorze ans; pour les mitoyennes, à quinze, et pour les coins, de seize à dix-sept.

Les mitoyennes supérieures perdent leur émail central vers seize ans; il disparaît dans les pinces un an plus tard; mais il y a cependant peu de régularité dans cette disparition.

A partir de dix-huit ans (*fig.* 131), et à peu près d'année en année, les triangles formés par la surface des pinces, des mitoyennes et des coins s'allongent d'avant

en arrière, en même temps qu'ils se rétrécissent latéralement, de telle sorte qu'à vingt ou vingt et un ans (*fig.* 132)
toutes les incisives ont la même forme *triangulaire*.

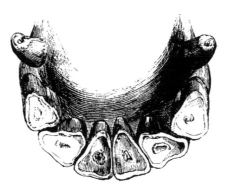

Fig. 131.

Pendant que tous ces changements se manifestent
dans les dents, considérées isolément, il en survient

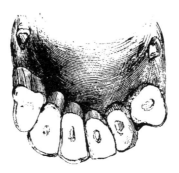

Fig. 132.

aussi de très-remarquables dans l'arcade dentaire, étu-
diée dans son ensemble.

Les dents, chassées des alvéoles en proportion de

l'usure de leur extrémité libre, diminuent de largeur à mesure que l'animal avance en âge, et leur ensemble, par conséquent, doit suivre cette diminution, bien plus saisissable sur six dents réunies que sur un seul de ces organes. C'est surtout à partir de l'âge de douze à treize ans que ce rétrécissement devient sensible, ainsi que le redressement de l'arc régulier que forment les incisives dans la jeunesse de l'animal.

A mesure aussi que les dents diminuent de longueur par l'usure, après qu'elles ont terminé leur accroissement, l'arc que forme leur corps devient moindre, et la mâchoire, auparavant relevée pour former la pince avec son opposée, devient de plus en plus horizontale.

Les molaires, chassées aussi de leurs alvéoles après la formation complète de leurs racines, déterminent un changement dans la forme des branches maxillaires. qui, rondes et épaisses postérieurement dans la jeunesse, s'amincissent à mesure que l'animal avance en âge et finissent par devenir tranchantes. En même temps, le chanfrein s'est affaissé pour la même cause, et les lèvres, moins soutenues par les arcades incisives, dont la largeur a diminué, ont pris une forme allongée et pointue, qui suffit souvent pour indiquer la vieillesse avant même qu'on ait ouvert la bouche du cheval.

Au-dessus de vingt ans, on n'a plus aucun signe certain pour la connaissance de l'âge. Très-peu de chevaux, d'ailleurs, dépassent cette époque, à partir de laquelle les dents se raccourcissent, se déchaussent, l'arcade se rétrécit de plus en plus à sa surface de frottement, tandis qu'elle paraît plus large vers la racine, etc.

Tels sont les indices les plus certains pour l'appréciation de l'âge du cheval. Il ne faut pas croire cependant qu'ils présentent la même exactitude pour toutes les périodes de la vie de l'animal. Plus on s'éloigne de l'âge de huit ans, plus on est exposé à l'erreur, qui devient heureusement d'autant moins préjudiciable qu'on se rapproche d'avantage d'un âge avancé. On doit surtout s'attacher aux trois périodes de *rotondité*, de *triangularité* et de *biangularité*. La distinction des degrés intermédiaires de chacune devient ensuite d'autant plus facile que l'on pratique davantage.

Plusieurs circonstances, d'ailleurs, peuvent rendre la connaissance de l'âge difficile, ou même impossible. Nous les examinerons dans l'article suivant.

CHEVAUX MAL DENTÉS.

Par cette expression de chevaux *mal dentés*, ou encore *mal bouchés*, on désigne ceux chez lesquels une mauvaise conformation des dents, une usure trop ou trop peu considérable, une disposition vicieuse de ces organes ou des mâchoires, etc., s'opposent à ce que l'on puisse reconnaître leur âge, ou en rendent au moins l'appréciation plus difficile. Nous allons examiner successivement la plupart de ces dispositions anormales.

USURE TROP LENTE OU TROP RAPIDE DES DENTS.

Les recherches de Pessina ont démontré que les dents des solipèdes présentent au dehors des gencives une longueur moyenne d'environ seize millimètres, et usent chaque année de trois millimètres à peu près dans les chevaux fins, et de quatre dans les chevaux communs. Il est des chevaux chez lesquels l'usure est plus prompte ou plus lente, et, comme la forme de la table est toujours en raison de la portion de dent usée, il s'ensuit qu'ils ne peuvent marquer l'âge qu'ils ont réellement. et paraissent plus jeunes si la dent use peu, plus vieux si l'usure est trop prompte.

Pour apprécier plus exactement l'âge de ces chevaux, on doit, pour ceux chez lesquels la dent est trop courte, retrancher de l'âge accusé par la mâchoire autant d'années que la dent présente de fois trois ou quatre millimètres de moins que la longueur ordinaire. Ainsi, lorsqu'un cheval marquera douze ans, et que ses dents n'auront que treize millimètres environ de longueur, on devra lui donner onze ans seulement. car l'usure aura dépassé de trois millimètres sa limite ordinaire.

Si, au contraire, le cheval marque le même âge de douze ans, les dents ayant une longueur de vingt-deux millimètres, il faudra ajouter deux ans et lui donner l'âge de quatorze ans, qu'il a réellement, puisque, la dent étant en retard de six millimètres dans son usure, la table doit être en retard de deux ans pour son changement de forme. On conçoit facilement qu'il ne faut pas attendre de ce moyen une grande précision.

CHEVAUX BÉGUS (*fig.* 133).

On appelle ainsi les chevaux chez lesquels, à l'époque où la mâchoire devrait avoir rasé, la cavité persiste dans les dents incisives et indique ainsi un âge inférieur à celui qu'a réellement l'animal. Ce n'est pas toujours

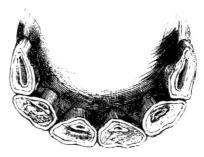

Fig. 133.

à un défaut d'usure qu'il faut attribuer cette anomalie, mais à une plus grande profondeur du cornet dentaire.

Cette disposition peut exister dans toutes les dents incisives; mais on la remarque surtout dans les coins, plus rarement dans les mitoyennes, plus rarement encore dans les pinces.

Pour reconnaître l'âge réel de l'animal, il faut donc avoir recours à des signes autres que le rasement, et c'est dans la forme de la dent que l'on trouve le moyen de rectification nécessaire. Supposons, par exemple, qu'un cheval ait encore la cavité bien marquée dans le coin. Si nous ne faisons attention qu'à cet indice, nous lui donnerons sept ans; mais si nous observons en même temps, dans les pinces et les mitoyennes, la forme arrondie et l'élargissement de l'étoile dentaire, nous reconnaîtrons que l'animal est bégu, et nous lui donnerons l'âge de dix ans, qu'il a réellement.

Cependant presque toujours on est porté à rajeunir le cheval bégu, parce que la longueur plus grande du cornet est souvent accompagnée d'une largeur proportionnée de la dent, qui retarde son changement de forme.

CHEVAUX FAUX BÉGUS.

On dit que le cheval est faux bégu, lorsque la cheville émailleuse qui fait suite au cornet dentaire n'a pas disparu à l'époque ordinaire, c'est-à-dire vers douze à treize ans.

La persistance de cette cheville est très-commune, et l'on doit encore ici, comme pour les chevaux bégus. s'en rapporter principalement à la forme de la dent.

CHEVAUX TIQUEURS.

L'usure irrégulière (*fig.* 134) produite par le frottement des corps extérieurs sur la mâchoire des chevaux tiqueurs, en détruisant le bord antérieur de la dent, qu'elle transforme en plan incliné, et en ouvrant même quelquefois le cornet dentaire dans sa longueur, déforme complétement la table et rend la connaissance de l'âge difficile ou impossible.

SURDENTS.

Les surdents sont le plus souvent des dents de lait qui n'ont pas été chassées par les dents de remplacement, entre lesquelles elles sont restées enchâssées, et qu'elles font dévier de leur position.

D'autres fois, ce sont de véritables dents d'adulte,

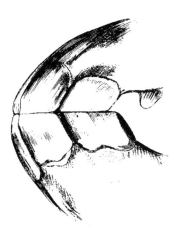

Fig. 134.

venues en sus du nombre ordinaire et détruisant la régularité de l'arcade dentaire.

Dans l'un comme dans l'autre cas, elles nuisent à la connaissance de l'âge, en rendant le frottement réciproque des dents imparfait ou irrégulier.

ANOMALIES DES DENTS ET DES MACHOIRES.

Enfin il est des chevaux chez lesquels la disposition réciproque des mâchoires, ou le mode d'implantation des incisives à chacune d'elles, sont tellement irréguliers, qu'il est de toute impossibilité de tirer de ces parties aucun signe indiquant l'âge réel de ces animaux.

Dans ce cas, comme dans les deux précédents, on

ne peut se procurer que des données approximatives par
des moyens tout à fait secondaires, tels que la fraîcheur
des gencives et du palais, la forme plus ou moins renflée du chanfrein, et surtout celle plus ou moins arrondie du bord postérieur de la partie droite du maxillaire.

MOYENS EMPLOYÉS POUR TROMPER SUR L'AGE DU CHEVAL.

La valeur du cheval étant toujours d'autant plus grande
que son âge se rapproche davantage de cinq ou six ans,
époque où il jouit de toute la plénitude de sa force, il
n'est pas étonnant qu'on ait imaginé un certain nombre
de moyens pour rapprocher autant que possible la mâchoire de cet animal de l'état qu'elle présente à cet
âge, soit en le vieillissant, soit en le rajeunissant. Il est
important, dans ces deux cas, de reconnaître l'âge véritable du cheval, même lorsqu'il est plus jeune que
ne l'indique la dent; car il est facile de concevoir que,
si l'on soumet un poulain de quatre ans au service
qu'on exigerait d'un cheval de cinq ans, on déterminera chez lui une ruine prématurée, et l'on s'exposera
même quelquefois à le perdre.

MOYENS EMPLOYÉS POUR VIEILLIR LE CHEVAL.

Dans la plupart des pays d'élève, on est dans l'habitude, aussitôt que les poulains ont fait leurs dents de
trois ans, de leur arracher les mitoyennes caduques,
pour leur donner un an de plus. Si le poulain n'a pas

été vendu dans cet état, aussitôt que les mitoyennes de remplacement ont opéré leur éruption, que l'arrachement des caduques a rendue plus précoce, on enlève les coins de lait, et l'animal, ayant à peine quatre ans en réalité, est vendu comme âgé de cinq ans.

Il est plusieurs indices qui peuvent faire reconnaître que les dents de lait ont été arrachées.

Si l'arrachement est récent, les gencives sont contuses, gonflées, douloureuses, et souvent la queue que forme à la dent de lait la racine rongée par la remplaçante qui la pousse est restée engagée dans l'alvéole, ayant été brisée lors de l'arrachement.

Si ces premiers indices ont eu le temps de disparaître, il reste d'autres moyens de découvrir la ruse.

Lorsque la dent caduque tombe naturellement, on voit, aussitôt après sa chute, le bord de celle qui la remplace apparaître au niveau de l'alvéole; tandis que, si la dent a été arrachée longtemps avant l'époque où elle devait tomber naturellement, la dent de remplacement étant encore enfoncée dans l'os, non-seulement on ne voit pas son bord, mais on ne peut même le toucher en enfonçant le doigt dans l'alvéole.

Lorsque la mitoyenne de lait a été arrachée, on peut encore le reconnaître à l'état de la pince de remplacement, qui doit avoir déjà usé et formé sa table lorsque la mitoyenne sort naturellement, et qui se trouve encore presque vierge, si sa voisine a été arrachée.

Enfin, comme l'a fait observer Girard, l'arrachement des dents de lait, hâtant la sortie des remplaçantes, ne

leur laisse pas le temps de quitter la position oblique
qu'elles occupaient dans l'alvéole ; et l'arcade dentaire,
au lieu de présenter un demi-cercle bien dessiné, se
trouve irrégulière et formée par étages.

L'examen de la dernière molaire, quoique difficile,
peut encore donner la preuve de l'âge véritable de l'animal ; car, s'il a réellement cinq ans, cette dent doit
être au niveau des autres et avoir formé sa table, tandis qu'à quatre ans, elle porte encore les lobes arrondis
que présente sa face de frottement avant d'avoir usé.

MOYENS EMPLOYÉS POUR RAJEUNIR LE CHEVAL.

Lorsque le cheval a rasé, lorsqu'il est *hors d'âge*, il a
perdu une grande partie de sa valeur, et des marchands
de mauvaise foi cherchent souvent à le rajeunir.

On regarde généralement les dents longues comme
un indice de vieillesse, et l'on cherche par conséquent
à les raccourcir en les sciant, pour rajeunir l'animal.
Cette ruse, qui peut en imposer aux personnes qui n'ont
pas l'habitude d'examiner la dent, ne fait, au contraire,
que donner à l'animal l'âge qu'il a réellement et qu'il
ne marquait pas auparavant. Nous avons vu, en effet,
que, lorsqu'un cheval avait les dents trop longues, on
devait ajouter à l'âge accusé par elles autant d'années
qu'il y avait de fois trois millimètres environ en sus de
la longueur normale. Ici la scie a retranché en réalité
la portion en excès que l'on ne retranchait que par le
raisonnement, et si le cheval marquait, par exemple,
douze ans avant la résection de ses dents, il en mar-

quera quatorze, son âge réel, si on lui en a retranché cinq ou six millimètres.

La scie n'opère pas une section assez nette pour qu'il ne soit pas nécessaire d'avoir recours à l'action de la lime, dont on voit souvent les traces sur la dent, en même temps que de petits éclats occasionnés sur ses bords par l'opération.

En raccourcissant les incisives, on a détruit le rapport qui existait entre les deux arcades formées par ces dents, car la longueur des molaires est restée la même ; il suffit donc d'écarter les lèvres de l'animal pour reconnaître la ruse avant même de lui ouvrir les mâchoires.

Le plus souvent, on ne se borne pas au raccourcissement des incisives ; mais sur ces dents raccourcies, ou courtes naturellement, on cherche à rétablir la cavité qui existait pendant la jeunesse, et la couleur noire qui la rend plus apparente. Les marchands *burinent* ou *contre-marquent* (*fig.* 135) les dents plus ou moins adroitement ; nous devons donc chercher les moyens de reconnaître cette ruse.

Si la dent, quoique rasée, conserve la cheville émailleuse, on ne peut faire la fausse marque vers le milieu de la table ; elle se trouve alors entre le cornet et le bord antérieur, et l'on voit de suite qu'il ne peut y avoir deux culs-de-sac dentaires, et que, par conséquent, la marque n'est pas naturelle.

En outre, dans ce premier cas, et dans ceux où la cheville d'émail n'existerait plus ou aurait été enlevée

par le burin, ce qui se voit rarement, il suffit d'examiner la marque avec attention pour reconnaître qu'elle
manque du rebord émailleux qui entoure la marque
naturelle, et que, par conséquent, elle a été creusée
artificiellement dans l'ivoire.

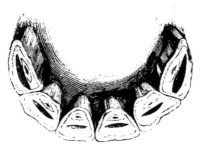

Fig. 135.

Tels sont les caractères relatifs à la fausse marque
considérée en elle-même.

Maintenant, si l'on a égard à la forme de la dent,
on verra qu'elle ne s'accorde en rien avec l'âge accusé
par la mâchoire burinée, et que la marque elle-même
manque de la largeur qu'on ne pouvait lui donner
sur une dent arrondie ou triangulaire, et dont le diamètre transversal est, par conséquent, fortement diminué.

Enfin, si l'âge de l'animal est déjà très-avancé, la
forme générale de l'arcade dentaire, le redressement
de la ligne courbe qu'elle offrait dans le jeune âge,
l'horizontalité du bout de la mâchoire, viennent encore appuyer les indices beaucoup plus sûrs que nous
avons exposés précédemment.

Ainsi donc, si l'âge réel de l'animal n'a pas dépassé douze à treize ans, on retrouve le cornet dentaire en arrière du cul-de-sac artificiel. Si le cheval a dépassé cet âge, cet indice manque, mais la forme de la dent et de la mâchoire ne permet pas l'erreur. Celle-ci devient plus facile lorsque, au lieu de former une cavité nouvelle, le marchand s'est borné à creuser celle qui n'a disparu que depuis peu, et dont le bord émailleux a conservé encore une certaine étendue ; mais, dans ce cas, on ne peut être trompé que d'un an ou deux, et encore un examen très-attentif de la forme de la dent marquée, de l'étendue de la marque, ainsi que de la mâchoire supérieure, peut faire reconnaître la fraude.

Lorsqu'un cheval a été contre-marqué, on lui a presque toujours donné l'âge de six à sept ans, et la petite marque ajoutée aux pinces pour simuler un rasement effectué depuis peu est souvent plus facile à reconnaître que les autres.

Pour rendre la fraude moins apercevable, on a soin d'introduire dans la bouche de l'animal des substances excitantes, qui le font fortement écumer et rendent difficile l'examen de la mâchoire : cette circonstance doit toujours faire redoubler d'attention. Il en est de même de l'indocilité de l'animal, qui peut avoir été maltraité exprès, ou se souvenir encore de la gêne ou de la souffrance que lui a fait éprouver l'opération.

PARTICULARITÉS RELATIVES A L'AGE DE L'ANE ET DU MULET.

L'âne et le mulet sont loin de présenter, dans les divers changements de forme de leurs incisives, la même régularité que le cheval. Passé l'époque de six à sept ans, l'âge devient difficile à reconnaître d'une manière exacte dans ces animaux. Chez les uns, le cornet dentaire persiste très-longtemps ; chez d'autres, les pinces et les mitoyennes ont rasé complétement au moment où les coins viennent d'arriver au niveau ; enfin, chez quelques-uns, on trouve à toutes les dents ce sillon postérieur que l'on voit quelquefois aux coins du cheval, et qui résulte de l'absence de la paroi postérieure du cornet dentaire.

On doit donc, dans l'appréciation de l'âge de ces animaux, apporter la plus grande attention et la plus grande réserve, surtout dans les périodes établies sur la disparition du cornet dentaire et sur la forme ronde ou triangulaire des incisives. Plus tard, la biangularité se manifeste bien régulièrement, mais toujours à une époque de la vie plus avancée que pour le cheval. Cette circonstance tient sans doute à une dureté plus grande des substances qui forment la dent chez ces solipèdes.

§ 2. — Age du Bœuf.

Les connaissances que nous possédons sur l'âge du bœuf sont loin d'être aussi exactes et aussi complètes que celles acquises sur l'âge du cheval. On peut, dans l'espèce bovine, avoir recours pour l'appréciation de l'âge à deux moyens différents : l'examen des dents et celui des cornes ; ces deux ordres d'indices, contrôlés l'un par l'autre, nous amènent à des résultats assez satisfaisants.

CONNAISSANCE DE L'AGE PAR LES DENTS.

Nous suivons ici le même ordre que pour l'étude de l'âge du cheval. Nous diviserons donc cet article en deux parties, l'une relative à l'anatomie des dents, l'autre aux indices que fournissent ces organes pour l'appréciation de l'âge.

DENTS.

Les dents du bœuf sont au nombre de trente-deux, dont vingt-quatre molaires, disposées comme celles du cheval, et huit incisives, appartenant toutes à la mâchoire inférieure. Ces dents sont remplacées à la mâchoire supérieure par un bourrelet cartilagineux, épais, recouvert par la muqueuse de la bouche, formant gencive et fournissant un point d'appui aux incisives de la mâchoire inférieure.

Quelquefois, en outre, on trouve, comme dans le cheval, des molaires supplémentaires, qui peuvent être au nombre de quatre, et porter ainsi à trente-six le nombre total des dents du bœuf ; mais il ne les possède pas à la fois, les supplémentaires tombant avant que l'arcade molaire soit complétée.

Les substances qui composent les dents du bœuf

sont les mêmes que celles qui composent les dents du cheval, et ne diffèrent que par leur disposition particulière.

INCISIVES.

Les incisives (*fig.* 136), au nombre de huit, sont pla-

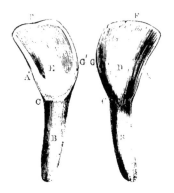

Fig. 136.

cées en *clavier* à l'extrémité de l'espèce de *paleron* arrondi par lequel se termine l'os maxillaire, formant vers ce point un rond assez parfait, lorsqu'elles ont acquis leur complet développement.

Au lieu d'être fixées dans les alvéoles, comme chez les solipèdes, elles présentent une certaine mobilité, prise quelquefois pour un état maladif, et qui était nécessaire pour empêcher le bourrelet cartilagineux de la mâchoire supérieure d'être entamé par les dents qui font sur lui leur appui. On les distingue, suivant leur position, en deux *pinces*, deux *premières mitoyennes*, deux *secondes mitoyennes* et deux *coins*.

Chaque incisive offre à considérer deux parties, l'une libre ED, l'autre enchâssée B, constituant la racine, séparées l'une de l'autre par une dépression très-marquée c, désignée sous le nom de *collet*. Cette disposition donne à l'ensemble de la dent la forme d'une pelle, dont la racine représente la manche.

La partie libre, aplatie de dessus en dessous, d'autant plus mince et plus large qu'on l'examine plus près de son extrémité antérieure, présente deux faces, l'une inférieure ou externe D, l'autre supérieure ou interne E; trois bords, l'un antérieur, F, et deux latéraux, AG.

La face externe D, légèrement convexe, d'un blanc laiteux, est parsemée de stries fines onduleuses, longitudinales, qui disparaissent avec l'âge, pour laisser à la surface le plus beau poli.

La face interne E, plus plane que la précédente, présente sur son milieu une légère éminence conique, dont la base s'élargit et se termine vers l'extrémité libre de la dent, et qui se trouve circonscrite vers chaque bord par un sillon assez prononcé.

Des deux bords latéraux, l'interne GG', légèrement convexe suivant sa longueur, l'externe AA' légèrement concave dans le même sens, donnent à toute la partie libre une apparence déjetée en dehors. Le bord antérieur tranchant et légèrement convexe d'un côté à l'autre est la première partie de la dent qui se détruise par l'usure.

Quant à la racine B, elle est arrondie, légèrement

conique, implantée dans un alvéole de même forme, et présente dans la jeunesse, à son extrémité, une ouverture communiquant avec une cavité intérieure analogue à celle des dents des solipèdes, et se prolongeant dans l'intérieur de la partie libre.

Dans la dent vierge, l'émail forme autour de la partie libre une couche continue, beaucoup plus mince à la surface interne de la dent, et se propageant avec très-peu d'épaisseur, il est vrai, sur une partie de la racine.

L'ivoire forme tout le reste de l'organe, et la cavité, qui, dès l'origine, occupe dans la dent un large espace de même forme qu'elle, se remplit, à mesure que l'animal vieillit, d'un ivoire de nouvelle formation, qui présente, comme dans le cheval, une teinte plus jaune que l'ivoire primitif.

Une fois que la cavité est complétement remplie, la dent a cessé de s'accroître, et n'est pas poussée, comme dans les solipèdes, au dehors de l'alvéole à proportion de son usure. Nous trouverons donc dans le rasement et dans les différentes formes successives que prennent les incisives des différences notables dans l'espèce bovine.

La dent incisive est à peine arrivée à son parfait développement que déjà pour elle commence l'usure. Sa position horizontale et son appui sur le bourrelet de la mâchoire supérieure exposent au frottement le bord antérieur et la face supérieure de la dent, qui s'use ainsi d'avant en arrière. Le rasement consiste donc,

pour le bœuf, dans l'usure de cette face supérieure,
qui forme la vraie table de la dent, et que Girard désigne sous le nom d'*avale*. Lorsque l'usure a fait disparaître l'éminence conique et les sillons qui la bordent,
la dent est *nivelée*.

A mesure qu'a lieu le rasement, on voit apparaître
dès le principe, à l'extrémité de la dent, une bande
jaunâtre, qui est l'ivoire dépouillé de l'émail; et, plus
tard, dans cet ivoire, une bande transversale plus
jaune; celle-ci, à mesure que le rasement avance, se
raccourcit, s'élargit, et finit par former une marque à
peu près carrée, puis arrondie, qui n'est autre chose
que l'ivoire de nouvelle formation remplissant la cavité
de la pulpe de la dent. C'est une véritable étoile dentaire analogue à celle de la dent du cheval, et variant
de forme avec l'incisive sur laquelle elle apparaît.

A mesure aussi que les incisives s'usent, elles semblent s'écarter les unes des autres, quoiqu'elles restent
toujours à la même place. Cela tient à ce que ces dents,
dans la jeunesse, se touchent seulement par leur extrémité, et que, cette partie une fois usée, comme il n'y a
pas, chez le bœuf, ce resserrement constant des alvéoles que nous avons vu exister chez le cheval, les dents,
moins larges, doivent nécessairement se trouver écartées les unes des autres, et l'être d'autant plus qu'elles
ont usé davantage.

Enfin, lorsque la dent est arrivée au dernier degré
d'usure, il ne reste plus que la racine, dont la partie
supérieure, devenue apparente par le retrait de la gen-

cive, forme un chicot jaunâtre, très-éloigné de ceux qui forment avec lui les restes de l'arcade incisive.

Les premières incisives du bœuf, comme celles du cheval, sont toutes caduques, et leur remplacement est un des signes les plus certains de l'âge de l'animal. Les dents de lait diffèrent de celles de remplacement par leur volume beaucoup moindre, leur moins de largeur, la transparence de leur émail et leur forme plus courbée en dehors. Leur racine, beaucoup plus courte, est détruite par la dent de remplacement. Les deux pinces de lait sont toujours séparées par un intervalle marqué, dépendant de l'épaisseur du fibro-cartilage de la symphyse maxillaire dans le jeune âge.

MOLAIRES.

Les molaires du bœuf sont encore moins souvent consultées que celles du cheval pour l'appréciation de l'âge, en raison de l'indocilité de l'animal et du moins d'ouverture de la bouche.

Elles sont, comme chez les solipèdes, au nombre de six à chaque côté de chaque mâchoire, mais beaucoup moins larges, et formant une arcade moins longue. Leur volume réciproque est loin d'être aussi uniforme que chez le cheval; il va en augmentant de la première à la sixième, dans une proportion telle que l'espace occupé par les trois avant-molaires n'est qu'environ la moitié de celui occupé par les trois molaires postérieures, la dernière molaire occupant près de quatre fois autant de place en longueur que la première.

Leur surface de frottement, construite d'après le même système que celle des molaires du cheval, présente des éminences un peu plus aiguës.

La disposition de l'émail et de l'ivoire est la même; mais la troisième substance, ou le *tartre*, est beaucoup plus abondante, et présente souvent à la face externe des molaires un reflet doré, dont nous avons parlé plus haut.

Comme dans les solipèdes, les trois avant-molaires sont caduques.

Malgré le peu de ressources que présente l'examen des molaires, pour la connaissance de l'âge, pendant la vie, nous croyons cependant devoir indiquer l'époque de l'éruption et du remplacement de ces dents.

D'après Girard, la première molaire caduque sort du sixième au douzième jour; les deux autres la précèdent dans leur éruption, qui a lieu assez souvent avant la naissance. Leur remplacement a lieu dans l'ordre suivant: d'un an à dix-huit mois, pour la seconde molaire; de deux ans à trente mois, pour la première; vers trois ans, pour la troisième.

Quant aux molaires permanentes, la première fait son éruption à un an et demi; la seconde, de deux ans à deux ans et demi, et la dernière, à trois ans, et quelquefois plus tard.

La molaire supplémentaire, ordinairement sortie à dix mois, est chassée par la première molaire de remplacement.

D'après M. Simonds, professeur au collège vétérinaire

de Londres (1), aucune molaire caduque ne perce la gencive avant la naissance ; à l'âge d'un mois seulement ces dents sont bien développées.

Comme Girard, cet auteur admet que la première fait son éruption le plus souvent après les deux qui la suivent. Mais il est en dissidence avec l'auteur du *Traité de l'âge* pour l'époque du remplacement des molaires caduques, et surtout pour celle de l'éruption des permanentes.

Ces dernières sortent, suivant M. Simonds : la première (quatrième molaire), vers six mois ; la seconde (cinquième molaire), à quinze mois ; toutes deux arrivent au niveau des molaires caduques trois mois après leur éruption ; la troisième (sixième molaire) sort à deux ans.

Le remplacement des deux premières molaires caduques a lieu vers deux ans et demi, le plus souvent un peu plus tôt pour la seconde que pour la première : la troisième apparaît de deux ans et demi à trois ans.

SIGNES FOURNIS PAR LES DENTS POUR LA CONNAISSANCE DE L'AGE.

Quoique la connaissance de l'âge n'ait qu'une médiocre importance dans les premiers temps de la vie du veau, nous prendrons cependant à son principe la série des changements que subit la mâchoire, depuis la naissance jusqu'à l'âge le plus avancé où l'on puisse tirer des dents des indices à peu près certains.

(1) *The Age of the ox, sheep and pig, etc.,* by James Beart Simonds, etc., London, 1854. Pages 61 et suivantes.

Le veau naît souvent avec les pinces et les premières mitoyennes. Lorsqu'il n'a aucune dent en venant au monde, on voit apparaître les pinces trois ou quatre jours après la naissance ; les premières mitoyennes, vers huit ou dix jours ; les secondes, vers vingt jours, et les coins viennent achever l'arcade quatre ou cinq jours après. La mâchoire n'est cependant *au rond* que vers cinq à six mois, les coins mettant ce temps à compléter leur éruption.

L'usure des incisives caduques est très-variable, suivant le genre de nourriture de l'animal. Dans les veaux engraissés au lait pour la boucherie, l'absence du frottement retarde l'usure. Mais dans ceux que l'on conserve comme élèves, et qui se nourrissent d'aliments fibreux, les pinces commencent à s'user par leur bord libre à six mois, et complétement leur rasement vers dix mois. Le rond formé par les incisives commence alors à s'affaisser par le centre, et cet affaissement devient de plus en plus sensible par le rasement des autres paires de dents, qui a lieu :

Pour les premières mitoyennes, à un an ;

Pour les secondes, vers quinze mois ;

Et, pour les coins, de dix-huit à vingt mois (*fig.* 137).

Vers cette dernière époque, les pinces sont chassées par leurs remplaçantes, qui se montrent immédiatement, placées de travers, et se redressent bientôt en achevant leur éruption, qui se fait promptement et se trouve toujours terminée à deux ans (*fig.* 138).

De deux ans et demi à trois ans, le même remplacement a eu lieu pour les premières mitoyennes (*fig*. 139).

Les secondes sont remplacées de trois ans et demi à quatre ans (*fig*. 140).

Enfin, de quatre ans et demi à cinq ans, a lieu le remplacement des coins (*fig*. 141).

De cinq à six ans, les coins achèvent leur éruption, et ce n'est réellement qu'à cet âge que la mâchoire de l'adulte est *au rond*, quoique déjà le bord des pinces ait commencé à user, ainsi que la table de ces dents, et même celle des mitoyennes, où l'usure est moins avancée.

De six à sept ans, le rasement des pinces s'est fortement avancé, ainsi que celui des premières mitoyennes; les secondes commencent à s'user.

De sept à huit ans, l'avale des pinces est nivelée, le rasement des premières mitoyennes est près de s'achever, celui des secondes fort avancé, et les coins commencent à perdre leur bord tranchant.

De huit à neuf ans, les coins ont achevé leur rasement, ou à peu près, les mitoyennes sont nivelées, et les pinces commencent à présenter une concavité en rapport avec la convexité du bourrelet de la mâchoire supérieure.

A dix ans, le nivellement se propage aux coins, les premières mitoyennes deviennent concaves comme les pinces, qui prennent une forme carrée; l'étoile dentaire devient très-apparente sur ces deux paires d'incisives.

Pendant cette période de six à dix ans, la ligne arron-

Fig. 137.

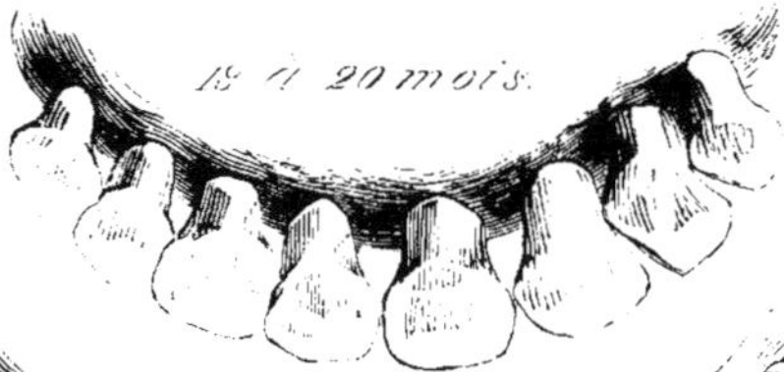

18 à 20 mois.

Fig. 138.

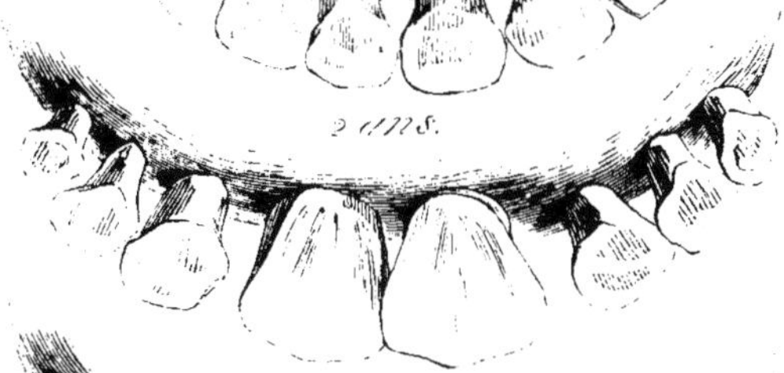

2 ans.

Fig. 139.

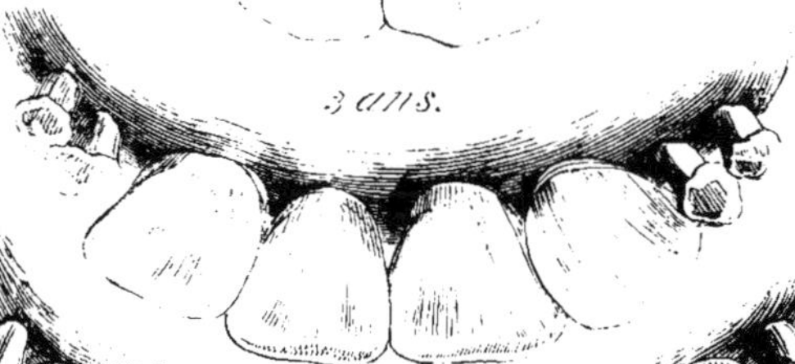

3 ans.

Fig. 140.

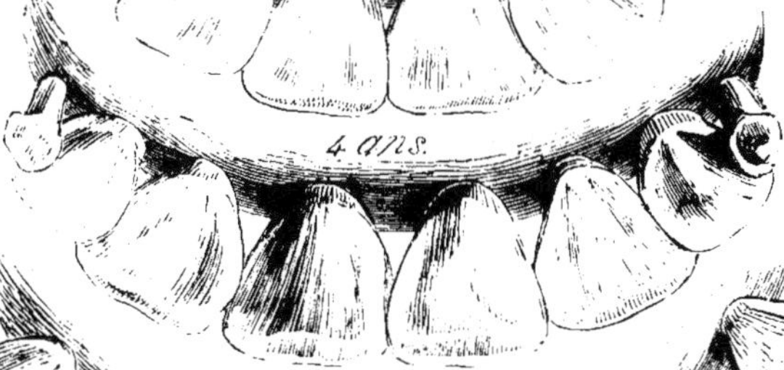

4 ans.

Fig. 141.

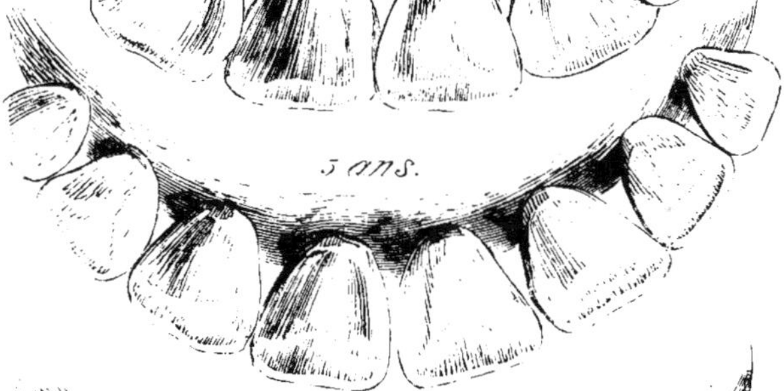

5 ans.

Fig. 142.

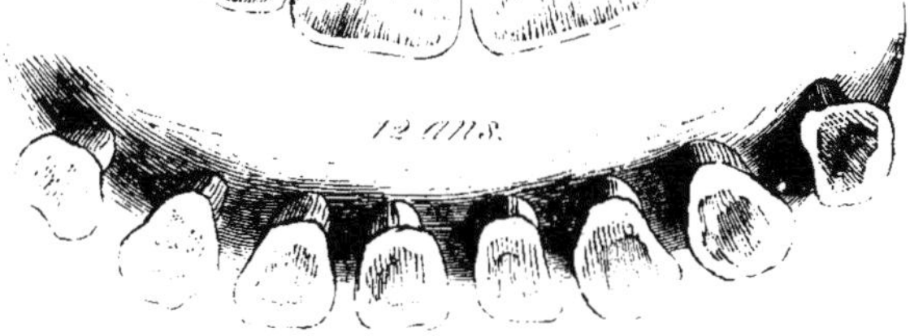

12 ans.

die et régulière que formaient les incisives se redresse de plus en plus, et se trouve à peu près droite à dix ans. La mâchoire est alors *au ras*, et les dents, beaucoup plus courtes, paraissent commencer à s'écarter.

A onze ans, les dents continuent à se raccourcir et à s'écarter en apparence les unes des autres, l'étoile dentaire des pinces et des premières mitoyennes prend une forme carrée et présente une bordure blanche.

A douze ans (*fig.* 142), l'écartement des dents augmente, l'étoile dentaire présente la bordure blanche et la forme carrée sur toutes les dents.

A partir de cette époque, les incisives deviennent de plus en plus écartées, l'étoile dentaire prend une forme ronde, et la partie évasée de la dent étant complétement détruite, la mâchoire finit par ne plus présenter que des chicots jaunes, arrondis, formés par le commencement de la racine. On ne peut donc plus alors évaluer que d'une manière approximative l'âge de l'animal.

Il existe, d'ailleurs, bien moins d'exactitude dans les signes fournis par les dents du bœuf que dans ceux tirés des dents du cheval.

La précocité de développement qui distingue certaines races, et que favorise l'abondance de l'alimentation, surtout pendant la première période de la vie, amène aussi des modifications très-marquées dans les diverses phases que parcourt la dentition des bêtes bovines. Renault a publié à ce sujet, dans le *Recueil de*

Médecine vétérinaire (1), des documents pleins d'intérêt pour la physiologie et de la plus haute importance
pour les éleveurs.

Il résulte de ces renseignements, recueillis près de
MM. les directeurs des vacheries du Pin et de Poussery,
et de plusieurs éleveurs distingués, qu'un assez grand
nombre de taureaux et vaches de la race de Durham
ont achevé l'éruption de leurs dents incisives de remplacement avant quatre ans ; que plusieurs ont eu une
dentition plus précoce encore ; que, notamment, les
taureaux EARL OF BUCHAN et SUETONIUS, de la vacherie
de Poussery (Nièvre), ont pris toutes leurs dents d'adulte
avant trois ans ; et qu'enfin une vache du même établissement, MISS SCOTT, a mis dehors ses coins de remplacement à l'âge de deux ans et neuf mois.

Les produits obtenus du croisement de nos races in-
digènes par la race de Durham participent de cette précocité d'éruption des dents. M. Massé, du Cher, cite
à Renault l'exemple d'un bœuf charolais, ayant un quart
de Durham, qui avait mis toutes ses dents d'adulte à
l'âge de deux ans et dix mois. Le même éleveur signale
aussi un bœuf charolais pur, abondamment nourri dès
sa naissance, qui a eu toute sa bouche faite à trois ans
et demi.

La précocité dans l'éruption des dents s'observe surtout dans la plupart des races de l'Angleterre, et se gé-
néralisera chez nous à mesure que les bestiaux seront
améliorés par le croisement et l'abondance de la nour-

(1) Année 1846, page 987.

riture. On trouve, en comparant les traités de l'âge de
Girard et de M. Simonds, la preuve évidente de cette
précocité plus grande des races anglaises. Nous extrayons
de l'ouvrage de M. Simonds (page 79) le tableau suivant,
donnant le maximum et le minimum de précocité en
Angleterre; il sera facile de comparer ces données à
celles ci-dessus, extraites de l'ouvrage de Girard.

Dentition du bœuf, d'après M. Simonds.

LA RACE ET D'AUTRES CAUSES favorisant le développement.			LA RACE ET D'AUTRES CAUSES retardant le développement.		
ans.	mois.		ans.	mois.	
1	9	Deux	2	3	Deux
2	3	Quatre incisives	2	9	Quatre incisives
2	9	Six permanentes.	3	3	Six permanentes.
3	3	Huit	4	9	Huit

Le genre de nourriture influe beaucoup sur l'usure
des incisives dans l'espèce bovine. M. Cruzel (1), à qui
nous empruntons une partie des notions précédentes,
dit avoir vu des bœufs de six ans ayant les dents aussi
usées que s'ils avaient eu douze ou quinze années.

La disposition plus ou moins relevée de l'extrémité des dents influe aussi sur le mode d'usure et peut
induire en erreur. Il faut donc chercher un moyen de
contrôler le résultat donné par l'examen des incisives,

(1) *Journal de médecine vétérinaire théorique et pratique*, t. III,
1832, p. 105.

et nous le trouvons dans les signes que fournissent les cornes.

CONNAISSANCE DE L'AGE DU BŒUF PAR LES CORNES.

Les cornes, comme le sabot, la châtaigne, etc., sont formées d'un assemblage de poils agglutinés fournis par la peau, qui semble se terminer à la base de l'apophyse osseuse qui les supporte ; elles sont maintenues, fixées sur cette apophyse par un prolongement du derme, qui vient y former un tissu feuilleté, analogue à celui qui recouvre l'os du pied.

Les cornes du bœuf fournissent, pour la connaissance de l'âge, des indices d'autant plus précieux que ceux donnés par les dents présentent moins de certitude ; elles sont surtout d'un grand secours après que l'éruption des remplaçantes est terminée.

Le veau est à peine né de quelques jours qu'on sent sur les côtés du chignon le principe de ses cornes, qui, dans un espace d'une année, forment deux petits prolongements à surface terne et rugueuse, légèrement contournés, que l'on appelle *cornillons*.

Pendant la seconde année, une nouvelle pousse de la corne a lieu, et se trouve séparée de la première par un sillon peu prononcé.

Un semblable sillon sépare la pousse de la troisième année de celle de la seconde ; mais ces deux dépressions sont peu marquées et paraissent ignorées de la plupart des éleveurs, qui ne comptent le premier sillon qu'à partir de l'âge de trois ans. Celui qui se développe à cette époque est, en effet, beaucoup plus marqué, et d'autant plus que les autres commencent déjà à diminuer, pour disparaître plus tard.

On peut donc compter pour trois ans la portion qui se trouve au delà du premier sillon profond de la corne.

A partir de ce moment, il se forme chaque année un nouveau sillon, séparé du précédent par un cercle, de telle sorte qu'en comptant pour trois ans tout ce qui dépasse le premier sillon, et pour un an chaque sillon ou cercle que l'on rencontre en se dirigeant vers la base de la corne, on trouve ainsi l'âge réel de l'animal, aussi sûrement que par les dents dans les premières années, et plus sûrement lorsqu'on n'a plus pour indice que le rasement des remplaçantes.

Malheureusement les cornes ne sont pas toujours bien régulières dans leur développement, et dans les pays où les bêtes bovines sont soumises à l'usage du joug, les cercles sont bientôt effacés par le frottement. En outre, lorsque la bête devient vieille, la corne se déprime vers la base, et les cercles et les sillons. beaucoup moins nets et plus rapprochés, peuvent induire en erreur. Cet inconvénient a lieu surtout pour la vache.

Notons en outre que les marchands savent très-bien faire disparaître les sillons, en râpant et limant la corne pour donner à leurs animaux une apparence de jeunesse.

Il faut donc toujours s'en rapporter principalement

aux dents dans les premières années, jusqu'à cinq ans,
par exemple ; s'attacher surtout aux indices fournis
par les cornes de cinq à dix ans, et, plus tard, tâcher
de rectifier l'un par l'autre ces deux moyens d'inves-
tigation.

§ 3. — Age du Mouton et de la Chèvre.

Les dents sont encore les organes auxquels on a
recours pour la connaissance de l'âge de ces animaux.
Nous rapporterons cependant, en terminant, les observations de Girard relatives à la connaissance de l'âge
du mouton par les cornes.

DENTS.

Les dents du mouton et de la chèvre sont, comme
celles du bœuf, au nombre de trente-deux, distinguées
en huit incisives et vingt-quatre molaires, auxquelles
s'ajoutent aussi quelquefois les molaires supplémentaires.

Les incisives des petits ruminants ne sont pas disposées en clavier comme celles de l'espèce bovine, mais
relevées de manière à former la pince, et à s'appuyer
sur le bourrelet de la mâchoire supérieure, beaucoup
plus par leur extrémité et moins par leur face interne.
Elles sont, en outre, étroites, à peine *colletées*, et
fixées plus solidement dans les alvéoles.

Leur face externe blanche, polie, est encadrée vers
la gencive par une matière cémenteuse noire.

La face interne porte deux larges sillons longitudinaux séparés, vers le milieu de la table, par une simple arête, qui remplace l'éminence conique de l'incisive du bœuf. Ces sillons sont presque toujours enduits d'une substance cémenteuse noire.

Les incisives du mouton sont, comme celles du bœuf, distinguées en caduques et en remplaçantes, les premières distinguées des autres par leur petitesse et surtout par leur peu de largeur.

L'usure des incisives du mouton doit, d'après leur position, s'effectuer plus vers le bord antérieur que chez le bœuf ; aussi l'étoile dentaire se montre-t-elle plus promptement, et toujours en formant une ligne plus étroite d'avant en arrière. On n'a pas encore cherché à tirer parti de sa forme pour l'étude de l'âge.

L'absence du collet dans ces dents fait que l'usure n'amène jamais, à la mâchoire du mouton, l'écartement des incisives que l'on remarque à celles du bœuf.

Les molaires ont la plus grande ressemblance avec celles du bœuf, pour la forme générale et les proportions relatives. Le tartre qui les recouvre est plus abondant et plus noir.

Leur éruption et leur remplacement ont lieu dans le même ordre que pour le bœuf, mais à des époques plus rapprochées de la naissance. La cinquième molaire est complétement sortie à un an, et la sixième, à deux ans, achève de produire son lobe postérieur.

SIGNES FOURNIS PAR LES DENTS POUR LA CONNAISSANCE DE L'AGE.

Les dents de l'agneau sont rarement sorties au mo-

ment de la naissance, quoique l'on sente déjà les pinces
et les premières mitoyennes prêtes à percer la gencive.
En vingt-cinq jours environ, le jeune animal complète
son arcade incisive, qui arrive *au rond* vers trois mois
(*fig.* 143), par l'achèvement de l'évolution toujours plus
tardive des coins.

Le rasement des dents de lait est trop irrégulier pour
que l'on puisse en tirer des indices exacts. D'ailleurs,
à cet époque, l'agneau est presque toujours avec sa
mère, et l'examen de ses formes, joint à la connaissance
de l'époque ordinaire de l'agnelage, rend toute recherche inutile.

Vers quinze à dix-huit mois (*fig.* 144), les pinces de
lait tombent et sont remplacées par deux autres, tellement larges qu'il est impossible de les confondre avec
le reste des caduques. L'animal quitte alors le nom d'a-
gneau pour prendre celui d'*antenais* (1).

Vers deux ans (*fig.* 145), les premières mitoyennes
sont remplacées, comme les pinces, et l'antenais prend
selon son sexe, le nom de *bélier*, *mouton* ou *brebis*.

Entre trois ans et trois ans et demi (*fig.* 146), a lieu
le remplacement des secondes mitoyennes ; les coins
sont alors très-petits, et souvent même ils ont disparu.

De quatre ans à quatre ans et demi (*fig.* 147), l'arcade incisive se complète par l'éruption des coins de
remplacement.

A cinq ans, l'arcade incisive est *au rond ;* mais les
pinces ont déjà effectué en partie leur rasement. Sou-

(1) De *unté onnum,* avant l'année.

vent même les premières mitoyennes ne sont pas encore
arrivées au frottement, que l'étoile dentaire est déjà
apercevable dans les pinces.

L'âge du mouton est très-difficile à reconnaître au

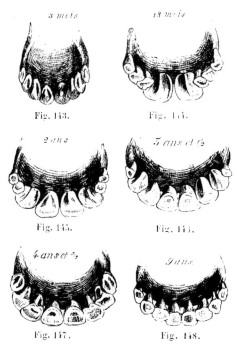

Fig. 143.   Fig. 144.

Fig. 145.   Fig. 146.

Fig. 147.   Fig. 148.

delà de la cinquième année, quoiqu'on ait admis, pour
cet animal, une série de rasements de quatre paires
d'incisives, de cinq à neuf ans (*fig.* 148), comme pour
le bœuf. On doit donc, après cinq ans, sans prétendre
trouver au juste l'âge de l'animal, se régler sur le degré
d'usure des dents, et, surtout, sur le plus ou moins de
fraîcheur des coins, dont la table est toujours nivelée
à neuf ans, et souvent avant cette époque. Les pinces

et les premières mitoyennes se déchaussent et commencent à branler à six ans.

On désigne sous le nom de *queue d'hirondelle* une entaille que portent fréquemment, à l'arcade incisive, entre les deux pinces, les moutons qui pâturent sur des terrains où l'herbe est sèche et dure. Cette marque ne se fait guère remarquer avant l'âge de quatre à six ans.

On appelle *brèches* les moutons chez lesquels une ou plusieurs incisives ont été cassées ou arrachées par accident.

Dans certains moutons, et surtout dans la chèvre, l'arcade incisive prend un allongement insolite, qui est toujours un indice de vieillesse.

L'influence de la race et de l'abondance de la nourriture se fait sentir dans l'espèce ovine aussi bien que dans l'espèce bovine, à l'égard de la précocité de l'éruption des dents. Les observations faites en Angleterre en fournissent la preuve, que l'on trouvera dans le tableau ci-dessous, emprunté, comme le précédent, à l'excellent ouvrage de M. le professeur Simonds (p. 97).

Dentition du Mouton.

DENTITION PRÉCOCE.			DENTITION TARDIVE.		
ans. mois.			ans. mois.		
1 0	Paire centrale		1 4	Deux	
1 6	Seconde paire	des incisives temporaires remplacées par les permanentes.	2 0	Quatre	incisives permanentes.
2 3	Troisième paire		2 9	Six.	
3 0	Quatrième paire		3 6	Huit.	

CONNAISSANCE DE L'AGE DU MOUTON PAR LES CORNES.

D'après les observations de Girard faites sur des bé-
liers de race mérine, les cornes qui ne poussent que jusqu'à cinq ans, peuvent, pendant cet intervalle, donner
des indices certains pour la connaissance de l'âge de ces
animaux.

Il suffit, en effet, de mesurer la longueur des cornes, qui s'accroissent dans les proportions suivantes :

Dans la première année, de 51 à 54 centimèt.

Dans la seconde,   de 13 à 16   »

Dans la troisième,   de 8 à 11   »

Dans la quatrième,   de 5 à 8   »

Ces observations présentent beaucoup plus d'intérêt sous le rapport de l'histoire naturelle que pour l'objet qui nous occupe; car elles ne se rapportent qu'aux
mâles d'une seule race et ne peuvent servir que pendant une période d'années, dont les divisions sont suffisamment indiquées, dans toutes les races, par les changements qui se manifestent dans l'arcade des incisives.

§ 4. — Age du Chien.

Les dents du chien fournissent, pendant un certain
temps, des indices qui permettent de reconnaître l'âge
de l'animal, avec moins d'exactitude cependant que
celui des espèces précédentes; parce que, chez le chien,
les dents étant remplacées de très-bonne heure, c'est
à l'usure que l'on doit s'en rapporter, et non à l'érup-

tion, qui ne peut fournir d'indices après l'âge de six à huit mois.

Les dents du chien sont au nombre de quarante-deux, qui se divisent en douze incisives, quatre canines ou crochets, et vingt-six molaires.

Les incisives, au nombre de six à chaque mâchoire, sont plus développées à la supérieure qu'à l'inférieure, et se distinguent, comme dans les solipèdes, en pinces, mitoyennes et coins, ces derniers étant plus forts que les mitoyennes, et celles-ci plus fortes que les pinces; disposition inverse à celle que nous avons vue jusqu'à présent.

Leur partie libre présente, dans la dent vierge, trois tubercules, l'un médian, le plus fort, et les deux autres latéraux, dont l'ensemble imite assez bien un trèfle ou la partie supérieure d'une *fleur de lis*, surtout à la mâchoire supérieure. A la face interne se trouve une table ou avale, ayant quelque analogie avec celle du bœuf et du mouton, et séparée de la racine par un bord très-prononcé, dont les extrémités viennent marquer les lobes latéraux. Cette table ne sert en rien à la connaissance de l'âge.

La racine, très-développée, aplatie d'un côté à l'autre, et séparée de la partie libre par un collet très-prononcé, s'enchâsse solidement dans des alvéoles profonds. Sa cavité intérieure s'oblitère très-promptement.

Lorsque la dent est soumise à l'usure, le lobe moyen disparaît le premier, et l'organe, ne présentant plus le trèfle, a effectué son rasement.

Les incisives caduques, bien plus petites, et surtout bien plus pointues que les remplaçantes, présentent cependant comme elles des lobes latéraux. Elles laissent entre elles un assez grand écartement au moment de leur éruption.

Les crochets ou dents canines, au nombre de deux à chaque mâchoire, sont de très-fortes dents allongées, de forme conique, recourbées en arrière et en dehors, et placées immédiatement à la suite des incisives. Les crochets supérieurs, plus gros, laissent cependant, entre eux et les coins, un petit espace où se logent les canines inférieures.

Ces dents sont caduques, comme les incisives. Les canines de lait se distinguent des remplaçantes par leur forme plus grêle et plus allongée.

Les crochets s'usent plus ou moins vite suivant le genre de nourriture de l'animal, et quelquefois se cassent par suite de l'usage qu'en fait le chien pour attaquer ou se défendre.

Les molaires sont réparties aux deux mâchoires, au nombre de douze à la supérieure, et de quatorze à l'inférieure. Elles sont presque toutes terminées par des lobes assez aigus, propres à déchirer une nourriture animale. La plus forte est, à chaque mâchoire, la première arrière-molaire, c'est-à-dire la quatrième dent à la mâchoire supérieure, et la cinquième à l'inférieure.

Toutes celles qui se trouvent placées plus en avant sont sujettes au remplacement.

La première arrière-molaire sort à six semaines, et la dernière à six mois.

SIGNES FOURNIS PAR LES DENTS POUR LA CONNAISSANCE DE L'AGE.

Le chien, lorsqu'il n'a pas en naissant ses incisives et ses crochets, ne tarde pas à en être pourvu. A cette époque, ses yeux sont fermés, et les paupières ne se séparent que du douzième au quinzième jour.

Vers deux mois, commence le remplacement des dents caduques. Les pinces et les mitoyennes tombent les premières ; viennent ensuite les coins et les crochets qui sont remplacés vers cinq mois. L'éruption est complète vers huit mois. Cette époque, du reste, varie beaucoup suivant la stature de l'animal, les grands chiens faisant leurs dents plus tôt que les petits.

A un an (*fig.* 149), les dents sont parfaitement fraîches et blanches, et n'ont subi aucune usure.

A partir de cette époque, les pinces de la mâchoire inférieure commencent à user, et leur trèfle, toujours imparfait, a disparu à deux ans (*fig.* 150).

A trois ans (*fig.* 151), le trèfle a disparu aux mitoyennes inférieures, et les pinces supérieures commencent à user.

A quatre ans (*fig.* 152), les pinces de la mâchoire supérieure ont complété leur rasement ; les dents commencent à jaunir.

A cinq ans (*fig.* 153), les mitoyennes supérieures
ont rasé.

A partir de cette époque, il est impossible d'établir
des données exactes sur l'âge du chien. On ne peut

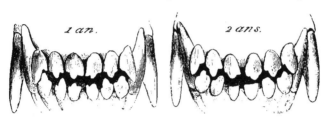

Fig. 149.   Fig. 150.

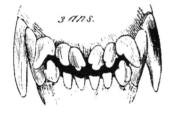 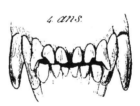

Fig. 151.   Fig. 152.

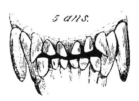

Fig. 153.

plus l'estimer qu'approximativement, par l'état des crochets et des coins supérieurs, par la couleur jaune des
dents, etc.

Les signes que nous avons indiqués pour les premiers

âges trompent eux-mêmes quelquefois, l'usure des dents
variant beaucoup, suivant la nature des aliments et les
habitudes des chiens. Quelques-uns, les bouledogues
surtout, ont leurs incisives usées, et quelquefois perdues
à trois ou quatre ans; tandis que les petits chiens élevés
dans les appartements conservent leurs dents intactes
bien au delà des époques que nous avons assignées à leur
rasement.

§ 5. — Age du Porc.

L'indocilité du porc, et le court espace de vie qu'on
lui accorde, font que l'on cherche rarement à connaître
son âge par l'examen des dents. Cependant, pour compléter l'étude de cette partie de l'extérieur, nous indiquerons brièvement les principes établis par Girard sur
l'âge de cet animal.

Les dents du porc, au nombre de quarante-quatre,
se divisent en douze incisives, quatre canines et vingt-
huit molaires.

Les incisives, au nombre de six à chaque mâchoire,
présentent entre elles des différences très-remarquables.
Les pinces et les mitoyennes de la mâchoire supérieure
offrent, par leur forme et la cavité qu'elles portent à
leur table, quelque analogie avec celles du cheval. Les
mêmes dents, à la mâchoire inférieure, sont droites, dirigées en avant, et ont quelque ressemblance avec les
incisives des rongeurs. Les coins, aux deux mâchoires,
se trouvent isolés entre les mitoyennes et les crochets,
et sont bien moins volumineux que les autres incisives.

Les crochets, encore appelée *défenses*, sont très-développés, surtout dans le mâle, et croissent pendant toute la vie de l'animal ; ils sortent de la bouche et forment une arme très-dangereuse chez le sanglier. Les crochets de lait sont caducs, comme les incisives.

Quant aux molaires, réparties au nombre de sept à chaque arcade, elles augmentent de volume, de la première à la dernière, qui est très-forte. Leur surface de frottement tient le milieu, pour sa disposition, entre celle des carnassiers et celle des herbivores.

L'âge du porc ne peut être reconnu d'une manière à peu près exacte que jusqu'à trois ans ; ce qui diminue encore l'importance de son étude.

Cet animal naît avec les coins et les crochets des deux mâchoires, et complète à trois ou quatre mois sa première dentition.

De six à dix mois, il remplace ses coins de lait ; les supérieurs tombent les premiers. A la même époque, a lieu le remplacement des crochets.

Vers deux ans, a lieu le remplacement des pinces dans les deux mâchoires ; un cercle noir se forme à la base des crochets.

De deux ans et demi à trois ans, les mitoyennes supérieures et inférieures sont remplacées ; les pinces noircissent et commencent à user.

A partir de cette époque, on se règle sur la longueur des défenses, qui soulèvent la lèvre supérieure à trois ou quatre ans, et la débordent vers cinq ans ; tandis qu'à six ans, le crochet inférieur commence à sortir de la bouche et à se contourner au dehors.

CHAPITRE II

ROBES.

La robe, en histoire naturelle, est l'ensemble des poils et des crins qui recouvrent un mammifère. On étend, en extérieur, cette dénomination à la couleur et à la nuance qu'affectent ces productions tégumentaires. On comprend aussi dans cette définition les marques particulières différentes de la nuance générale du corps, et dont l'indication est souvent plus précieuse pour l'établissement du signalement que celle de la couleur générale de l'animal. Nous étudierons donc d'abord les robes, considérées sur l'ensemble du corps, et ensuite les particularités qu'elles présentent.

§ 1. — **Robes proprement dites.**

Les espèces animales dans l'état de nature portent une livrée semblable pour la totalité des individus de chacune d'elles, sauf quelques différences apportées par l'âge, le sexe et le climat.

Ce n'est que dans celles soumises depuis longtemps à la domesticité que nous rencontrons ces innombrables variétés de couleurs et de nuances, qui se sont d'autant plus multipliées que nous avons éloigné da-

vantage les animaux de leur état primitif, et surtout
que nous leur avons accordé plus de soins.

Les poils qui forment les robes présentent peu de
couleurs différentes; c'est surtout le mélange des diverses nuances de ces couleurs qui forme la multiplicité des robes si variées de nos animaux domestiques.

Le noir, le blanc et le rouge, ou mieux le brun-
rouge, sont les couleurs principales, dont les modifications donnent : pour le noir, le gris plus ou moins
foncé; pour le blanc, le blanc jaunâtre ou sale; et,
pour le rouge, différentes nuances qui remontent vers
le brun foncé et descendent jusqu'au jaune.

On a rassemblé les robes qui se ressemblent le plus
en différents groupes portant des noms particuliers,
que l'on a aussi cherché à classer d'une manière systé-
matique.

C'est ainsi qu'on a divisé les robes en simples et en
composées, suivant qu'elles présentent des poils d'une
seule ou de plusieurs nuances. On a aussi divisé les
robes composées en binaires et ternaires, suivant le
nombre des nuances composantes.

Cette division, qui paraît heureuse au premier abord
et en théorie, devient inexacte à l'application; car on
rencontre des robes composées qui portent les nuances différentes sur les mêmes poils dans diverses parties de leur longueur, et il suffit souvent de tondre un
cheval pour changer complétement sa robe.

Les groupes dans lesquels se rangent les variétés de
robes étant peu nombreux, nous pouvons les étudier

sans établir de classification précise, et en plaçant seulement en première ligne les genres qui présentent le plus de simplicité. Nous éloignerons des espèces comprises dans chaque groupe plusieurs robes qui ne sont qu'une répétition de quelques autres modifiées par diverses particularités.

ROBE NOIRE.

Cette robe, qui n'a pas besoin d'être définie, comprend plusieurs espèces :

1° Le *noir franc*, offrant une couleur noire, pure et sans reflet ;

2° Le *noir jais ou jaiet*, présentant un reflet luisant analogue à celui du minéral qui porte ce nom ;

3° Le *noir mal teint*. Cette espèce présente une couleur noire peu régulière, et tirant sur le brun dans plusieurs points.

ROBE BLANCHE.

La robe blanche ne présente que deux espèces :

1° Le *blanc mat*, ou blanc proprement dit ;

2° Le *blanc sale*, tirant sur la jaunâtre.

On peut encore y ajouter le *blanc-porcelaine*, dont le reflet bleuâtre est dû à ce que la teinte noire de la peau se fait apercevoir à travers les poils. Cette espèce de blanc ne peut exister que sur des chevaux à peau très-fine.

On a beaucoup discuté pour savoir s'il y avait des chevaux réellement blancs dès la naissance, ou s'ils ne

devenaient tels qu'en vieillissant, et si quelques poils
noirs devaient faire signaler le cheval gris plutôt que
blanc. Il ne s'agit pas, dans l'appréciation des robes,
de rechercher une exactitude mathématique, et l'on
doit signaler blanc tout cheval chez lequel les poils
d'autre couleur ne sont pas en assez grand nombre
pour changer l'aspect général de la robe, sauf à indiquer les poils colorés, s'il s'en trouve sur quelques
points de la surface du corps.

ROBE SOURIS.

Chacun des poils qui composent cette robe a une
teinte grise, analogue à celle du pelage de la souris des
maisons. On distingue dans ce genre :

1° Le *souris ordinaire ;*

2° Le *souris clair* ;

3° Le *souris foncé.*

ROBE ISABELLE.

Elle est formée ou de poils jaunes seulement, ou,
suivant quelques auteurs, d'un mélange de poils jaunes et de poils blancs; mais, dans tous les cas, l'ensemble de la robe réfléchit une teinte jaunâtre, qui
présente trois degrés :

1° L'*isabelle ordinaire ;*

2° L'*isabelle clair ;*

3° L'*isabelle foncé.*

Quelques personnes ne désignent sous le nom d'isabelle la robe jaune que lorsqu'en outre l'animal a les

crins et les extrémités noirs et la *raie de mulet*. Nous croyons devoir appeler isabelle toute robe de cette nuance, en indiquant les particularités qui peuvent la distinguer. Il serait à désirer, du reste, que l'on fondît le groupe des robes isabelles dans les deux groupes des robes baie et alezane, suivant la couleur des crins et des extrémités.

A la robe isabelle se rapporte celle désignée sous le nom de *soupe de lait*, qui n'est qu'un intermédiaire entre l'isabelle clair et le blanc sale.

Au même groupe doit se rapporter aussi la robe *café au lait*, qui n'est qu'un isabelle tirant un peu sur le rougeâtre, et qui présente aussi deux degrés : le *café au lait clair* et le *café au lait foncé*.

ROBE BAIE (1).

On appelle *bai* tout cheval dont les poils présentent une des nuances du rouge, en même temps que les crins et les extrémités sont noirs. Les nuances du bai sont assez nombreuses et forment les espèces suivantes, que nous indiquerons en procédant de la plus claire à la plus foncée :

1° Le *bai fauve*. Il offre une teinte jaunâtre, plus foncée cependant que l'isabelle, et se rapprochant de celle des bêtes fauves, comme le cerf, le chevreuil, etc.

2° Le *bai clair*. La couleur, dans cette espèce, est réellement rouge, mais d'une teinte très-claire.

3° Le *bai cerise*. C'est le bai dans lequel le poil est le

(1) De βάϊον, branche de palmier.

plus rouge; mais, en outre, il offre une teinte vive mal exprimée par le mot *cerise*, et qui le serait beaucoup mieux par celui d'*acajou*, si le premier n'était pas consacré par l'usage. Le nom de *bai sanguin*, proposé pour remplacer l'expression de *bai cerise* ne présente aucun avantage, puisque la robe n'approche pas plus de la couleur du sang que de celle du fruit auquel on la compare.

4° Le *bai foncé*. Dans celui-ci, le rouge commence à passer au brun, mais d'une manière encore peu marquée.

5° Le *bai chatain*. Le fond de cette robe est d'un brun qui ressemble parfaitement à la couleur de l'écorce de la châtaigne.

6° Le *bai marron*. Cette robe n'est, à proprement parler, qu'un mélange de bai brun et de bai cerise, la nuance vive occupant principalement les flancs, les fesses et les parties les plus déclives, tandis que le brun se trouve surtout aux régions supérieures. Le marron d'Inde, sorti récemment de son enveloppe, présente d'une manière parfaite ce mélange des deux nuances.

7° Le *bai brun*. C'est un brun très-foncé, et présentant souvent aux fesses, aux flancs, au nez, une teinte claire, fauve, ou un reflet d'un rouge vif. Dans ce dernier cas, il ne diffère guère du bai marron qu'en ce que la nuance foncée occupe presque tout le corps. On signale ordinairement bai brun un cheval dont le poil est noir, pour peu qu'il présente ces marques d'un rouge

pâle ou vif. On pourrait également le signaler noir, en
notant cette particularité.

ROBE ALEZANE.

L'*alezan* ou *alzan* présente les mêmes nuances générales que le bai, mais avec les extrémités de même
couleur que la robe, ainsi que les crins, qui peuvent
aussi être plus clairs, ou presque blancs. Le reflet de
l'alezan est toujours un peu moins vif que celui du bai,
surtout dans les nuances foncées.

Les espèces sont à peu près les mêmes que celles du
genre précédent. La plupart, par conséquent, n'auront
besoin que d'être indiquées :

1° L'*alezan fauve*;

2° L'*alezan clair*;

3° L'*alezan cerise*;

4° L'*alezan foncé*;

5° L'*alezan châtain*;

6° L'*alezan brûlé*. Dans cette robe, qui est souvent
très-foncée, le poil affecte une nuance qui se rapproche
beaucoup de celle du café torréfié.

Ainsi que l'a fait observer Huzard, la robe alezane
présente bien plus souvent que la robe baie des marques
blanches aux membres et à la tête, et ces marques occupent en outre plus d'espace. Il est très-peu de chevaux
alezans qui ne présentent aucun poil blanc.

ROBE GRISE.

Cette robe est formée d'un mélange de poils noirs et

de poils blancs dans des proportions très-variées ; aussi compte-t-on beaucoup d'espèces dans ce genre :

1° Le *gris très-clair*, qui se rapproche beaucoup du blanc.

2° Le *gris clair*. Dans celui-ci, les poils noirs deviennent plus abondants ; mais les blancs l'emportent encore.

3° Le *gris ordinaire*. Dans lequel le mélange des poils blancs et des poils noirs est à peu près égal.

4° Le *gris foncé*. Dans celui-ci, les poils noirs sont plus nombreux que les blancs ; le reflet devient plus obscur, en conservant cependant la teinte grise.

5° Le *gris ardoisé*. C'est encore un gris foncé, dont le le reflet est bleuâtre et analogue à la couleur de l'ardoise, avec laquelle on l'a comparé. Le gris ardoisé peut être plus ou moins foncé.

6° Le *gris de fer*. Celui-ci est très-foncé ; il ne présente aucun reflet bleuâtre et se rapproche beaucoup de la robe noire.

7° Le *gris tourdille*, ainsi appelé parce qu'on le compare au plumage de la grive *(turdus)*. Il offre une nuance grise un peu jaunâtre, parsemée de taches plus foncées ou noirâtres.

8° Le *gris étourneau*. Cette robe, très-rare, est un gris foncé, parsemé de taches plus claires et de petite dimension.

En général, on voit presque toujours désigner par le nom de gris tourdille ou étourneau les robes difficiles à spécifier.

9° Le *gris sale*. On désigne sous ce nom un gris tirant un peu sur le roux, et irrégulièrement nuancé. On pourrait peut-être rapporter à cette espèce le *gris isabelle* de M. Brivet (1), dans lequel le fond de la robe est un composé de poils jaunâtres, plus ou moins mélangés de poils gris ou grisâtres, la tête et les crins conservant la nuance grise.

La robe grise varie beaucoup avec l'âge ; les poils noirs diminuent à mesure que l'animal vieillit, et il arrive souvent qu'un cheval gris clair devient blanc en quelques années, de même qu'un cheval gris foncé passe au gris clair. Ce changement se remarque surtout lorsque les poils noirs ne sont pas répartis sur la robe d'une manière régulière. D'après Gibson, les poulains gris clair qui deviennent le plus promptement blancs ont généralement peu ou point de poils noirs autour des articulations (2).

ROBE AUBÈRE.

La robe *aubère* ou *aubert* est composée de poils blancs et de poils rouges dans des proportions variées, avec les crins également mélangés de rouge et de blanc, ou seulement de l'une des deux couleurs du mélange. La teinte rosée de cette robe l'a fait nommer aussi *fleur de pêcher*. On distingue plusieurs espèces d'aubère :

(1) *Nouveau Traité des robes*, etc. Paris, 1844, page 61.

(2) «..... The light Grey Colts that grow the soonest white have generally little or no dark mixture about their joints. » (*A new Treatise on the diseases of horses*, by William Gibson, p. 25. London, 1751.)

1° L'*aubère ordinaire*, dans lequel le mélange des deux poils est à peu près égal ;

2° L'*aubère clair*, présentant plus de blanc que de rouge ;

3° L'*aubère foncé* qui se trouve dans les conditions opposées.

Les différentes nuances de l'aubère ne dépendent pas seulement de la proportion respective des poils blancs et des poils rouges. La couleur de ces derniers, qui peuvent présenter toutes les nuances plus ou moins foncées de l'alezan, contribue aussi beaucoup à faire varier l'intensité du reflet de la robe.

On appelle *mille-fleurs* l'aubère dans lequel les poils rouges et les poils blancs sont disséminés en petites mèches distinctes.

Beaucoup de chevaux aubères ont la tête et les extrémités couvertes de poils rouges sans mélange de blanc. L'indication de cette particularité peut encore ajouter à l'exactitude du signalement.

ROBE ROUANNE.

On désigne sous le nom de *rouan* une robe formée d'un mélange de poils blancs, de poils noirs et de poils rouges. Mais, pour qu'un cheval soit *rouan*, il suffit que la surface du corps présente un mélange de blanc et de rouge, pourvu que la queue, la crinière et les extrémités soient noires ou mélangées des trois couleurs de la robe. Le rouan est donc à l'aubère à peu près ce que le bai est à l'alezan.

Le rouan offre plusieurs espèces :

1° Le *rouan ordinaire*, dans lequel le mélange est dans des proportions presque égales ;

2° Le *rouan clair*, dont l'aspect est blanchâtre par suite de la prédominance des poils blancs ;

3° Le *rouan vineux*, dans lequel le rouge prédomine ;

4° Le *rouan foncé*, dans lequel les poils noirs, quoique toujours moins nombreux que les autres, donnent cependant leur reflet à la robe.

D'autres combinaisons peuvent encore se présenter dans le mélange des poils de cette robe ; ainsi, le rouan clair peut être vineux ; il en est de même du rouan foncé, et le rouan vineux lui-même peut être clair ou foncé.

ROBE LOUVET.

Le *louvet* présente un mélange de jaune et de noir, et peut-être quelquefois de blanc ; mais presque toujours chacun des poils qui composent cette robe présente les deux premières couleurs, le noir à l'extrémité. C'est donc à tort qu'on l'avait placée parmi les robes composées ternaires.

Le louvet n'est, en réalité, qu'un isabelle foncé, à crins et extrémités noirs, dont le bout des poils, dans certaines régions, dans les supérieures surtout, présente aussi la nuance noire. C'est un *isabelle charbonné*.

Il peut présenter deux espèces :

1° Le *louvet clair* ;

2° Le *louvet foncé*.

ROBE PIE.

Si l'on s'en tenait à la signification exacte du mot, la robe *pie* ne serait autre chose qu'un mélange par larges plaques de blanc et de noir, imitant le plumage de l'oiseau qui porte ce nom. Mais on a étendu cette dénomination de pie à toutes les robes qui présentent un mélange par plaques du blanc et de toutes les nuances des différentes espèces de robes. Ainsi donc, outre le véritable pie, le *pie noir* nous trouvons des pies bais, des pies alezans, des pies gris, des pies rouans, etc., de toutes les nuances de chacune de ses robes.

On peut, pour rendre le signalement d'une robe pie plus exact, indiquer la prédominance de l'une des deux couleurs, en plaçant le mot pie avant ou après la robe unie au blanc; ainsi, par les mots *pie bai clair* on indiquera que c'est le blanc qui domine dans la robe, tandis qu'en disant *bai clair pie*, on annoncera la prédominance de la robe bai clair.

On peut encore, dans des signalements très-détaillés, indiquer l'étendue et la position des principales taches, et noter surtout la couleur des extrémités ou de l'une d'entre elles.

Tels sont les genres et les espèces auxquels on rapporte le plus grand nombre des robes que présentent les chevaux. Il est cependant certains poils très-rares que l'on ne peut rapporter à aucun de ceux que nous avons indiqués, et que l'on est obligé de signaler par une phrase quelquefois assez longue. Ceux-là, du reste, sont toujours, à cause de leur rareté, les plus faciles à reconnaître.

§ 2. — Particularités ou caractères secondaires des robes.

Le genre et l'espèce de la robe ne suffisent pas toujours pour l'établissement du signalement, et peuvent même, dans quelques cas, nuire à sa précision. Il est facile, en effet, de confondre plusieurs nuances du même genre, comme le bai clair avec le bai-cerise, le noir franc avec le noir mal teint, etc. La transition est même souvent difficile à établir entre deux robes de genre différent. Ainsi, l'on confondra facilement le noir mal teint avec le bai brun, l'isabelle foncé avec l'alezan fauve, le blanc avec le gris très-clair, etc. ; et la confusion est d'autant plus facile que chaque personne apprécie différemment les diverses nuances, et souvent aussi les exprime par des noms différents.

Il fallait donc trouver un moyen de rendre l'appréciation de la robe plus exacte, et l'on y est parvenu en notant, à la suite du genre et de l'espèce, quelques particularités tenant à divers reflets ou à des taches de couleur différente, situées sur diverses parties du corps. L'indication de ces particularités est souvent plus utile que celle de la nuance générale de la robe pour différencier l'animal.

Nous allons passer en revue toutes les particularités qui peuvent modifier les robes, en commençant par celles que l'on rencontre sur toute la surface du corps ou sur des points indéterminés, et nous terminerons par celles qui se remarquent toujours sur la même région.

PARTICULARITÉS SANS SIÉGE FIXE.

ZAIN.

Dans les robes dont les poils blancs ne font pas essentiellement partie, lorsque la surface du corps n'en présente sur aucun point, l'animal est dit *zain*. Ex.: *noir franc zain, bai cerise zain*. On est dans l'habitude de considérer comme zain un cheval qui aurait quelques taches blanches provenant de blessures faites par la selle ou le harnais. Cette expression indique surtout l'absence de taches blanches à la tête et aux extrémités, circonstance qu'exprime cependant assez le silence du signalement à cet égard.

RUBICAN.

On dit le cheval *rubican* lorsque des poils blancs sont disséminés sur une partie ou sur la totalité de la surface du corps, en quantité trop petite pour changer la robe. Ex.: *bai brun rubican, alezan foncé fortement rubican*.

Dans le signalement composé, on indique la partie. si les poils blancs sont bornés à une région. Ex.: *bai clair légèrement rubican sur les côtes*.

ARGENTÉ.

On ajoute cette épithète à la robe blanche ou aux

nuances claires du gris lorsqu'elles présentent un reflet brillant. Ex. : *gris clair argenté*.

DORÉ.

Cet adjectif remplace le précédent pour les robes de nuance jaune ou rougeâtre, comme l'alezan, le bai, l'isabelle. Ex : *alezan clair doré*.

LAVÉ.

On appelle *lavées* les robes qui présentent une nuance pâle, blafarde, comme si le poil avait été déteint par un lavage. Le lavé peut être général, mais il se rencontre plus souvent sur certaines régions seulement. Ex. : *bai brun, flancs et fesses lavés*. On désigne sous le nom de *ventre de biche* le lavé qui occupe les parois inférieures de l'abdomen.

VINEUX.

Les différentes nuances du gris et du blanc reçoivent ce nom lorsque sur toute la surface ou sur certains points du corps existent des poils rouges, en trop petite quantité cependant pour changer le genre de la robe. Ex. : *gris clair vineux*, *gris sale vineux aux fesses et aux épaules*. Notre gris vineux est le gris muscade (*nutmeg grey*) des Anglais.

POMMELÉ.

Cette dénomination s'ajoute aux diverses nuances de la robe grise lorsque des taches arrondies et plus foncées que le reste de la robe s'y font remarquer en grand nombre et plus ou moins rapprochées les unes des autres. Ex. : *gris clair pommelé ; gris très-clair légèrement nommelé sur la croupe.*

MIROITÉ.

Lorsque, sur une robe foncée, on remarque des plaques arrondies plus brillantes ou plus claires que le fond de la robe, on dit celle-ci *miroitée.* Ex. : *bai foncé miroité ; alezan brûlé miroité.*

Les *miroitures* appartiennent aussi aux nuances foncées de la robe grise, dans lesquelles les pommelures sont presque toujours en clair sur le fond de la robe. Cependant on confond assez généralement ces taches avec les pommelures, quoiqu'elles en soient l'opposé.

MOUCHETÉ.

Le blanc et les nuances claires du gris prennent ce nom lorsque la robe est parsemée de taches noires de très-petite dimension ; on peut rencontrer les mouchetures sur certains points seulement ou sur toute la robe ; on doit alors l'indiquer, ainsi que l'abondance des taches. Ex. : *gris clair légèrement moucheté ; gris clair fortement moucheté vers la croupe.*

TRUITÉ.

On dit la robe *truitée* lorsque les mouchetures sont de couleur rouge au lieu d'être noires. Ce nom vient de la comparaison qu'on a faite de ces taches avec celles de couleur analogue qui se trouvent sur le corps de la truite.

TIGRÉ.

Lorsque la robe présente des taches noires ou brunes d'une certaine dimension qui lui donnent l'aspect de la peau du léopard, on la dit *tigrée*. Cette expression impropre a été consacrée par l'usage, le véritable tigré devant être formé de bandes et non de taches.

NEIGÉ.

Les différentes robes où le blanc est peu abondant présentent quelquefois des mouchetures blanches ressemblant à des flocons de neige. On dit, dans ce cas, la robe neigée. Ex. : *bai clair neigé, gris foncé neigé.*

Les *neigeures* sont très-communes sur les chevaux de l'Algérie; on les remarque même sur des robes assez claires.

Quelquefois aussi ces taches apparaissent tout à coup sur de jeunes chevaux et disparaissent après un certain temps.

TISONNÉ OU CHARBONNÉ.

On ajoute ce nom aux nuances claires du gris lorsqu'elles présentent sur divers points (que l'on indique), et le plus souvent aux extrémités, des marques foncées, larges, irrégulières, qui semblent avoir été faites avec un tison charbonné. Ex. : *gris clair tisonné aux extrémités postérieures.*

ZÉBRÉ.

Les *zébrures* se remarquent sur les extrémités des chevaux à robe peu foncée, comme l'isabelle, le souris et les nuances très-claires du bai et de l'alezan. Ce sont

des espèces de cercles qui entourent les membres comme
on le voit dans l'espèce du zèbre, et dont la couleur,
toujours plus foncée que celle de la robe, peut varier
du brun clair au brun foncé presque noir. Les zébrures se propagent quelquefois, mais rarement, sur diverses parties du tronc.

BORDÉ.

Les *pelotes* et les *listes* sont dites *bordées* lorsqu'il
existe à leur pourtour une marge formée d'un mélange
des poils de la robe avec les poils blancs de la marque.
Cette bordure est nécessairement grise sur la robe
noire, aubère sur le bai et l'alezan.

Nous retrouvons encore aux *balzanes* la bordure, qui
se rencontre aussi au point de réunion des taches des
diverses robes pies sur plusieurs chevaux.

ÉPIS.

On donne ce nom à des changements de direction
des poils qui se font remarquer dans certains points et
surtout auprès des plis naturels de la peau, comme
aux ars, aux flancs, etc. On en rencontre toujours un
au front.

On dit que l'épi est *excentrique* lorsque les poils sont
dirigés en dehors de son point central. Il est *concen-
trique*, lorsque les poils se portent en dedans.

Les épis ne sont indiqués que très-rarement dans les
signalements, et seulement lorsqu'ils occupent des
points où on ne les rencontre pas ordinairement.

TACHES DE LADRE.

On appelle ainsi des taches blanches que l'on remarque sur des points où les poils sont rares et fins, et qui sont dues à l'absence du pigmentum ou matière colorante de la peau, et non aux poils eux-mêmes. Ces taches ne se montrent guère qu'aux lèvres dans les animaux de robe foncée, et l'on a imaginé pour les indiquer l'expression singulière de : *buvant dans son blanc* de telle ou telle lèvre, complétement, ou incomplétement, ou des deux lèvres. Il est bien plus simple de dire : *tache de ladre*, ou simplement *ladre* à telle ou telle lèvre.

Dans les robes peu foncées, et surtout dans l'isabelle, le blanc et les nuances claires du gris, on voit souvent des taches de ladre sur tous les points où la peau est très-fine, comme aux ailes du nez, autour des yeux, à l'anus, au périnée et aux organes de la génération. L'indication de ces taches rend beaucoup plus complète l'identité de l'animal signalé.

MARQUÉ DE FEU.

On dit le cheval *marqué de feu* lorsque certains points de son corps présentent une couleur d'un rouge vif, contrastant avec une nuance obscure. C'est surtout aux flancs, aux fesses et au nez que se font remarquer ces taches. Dans ce dernier cas, le cheval est dit *nez de renard*. Ex. : *bai brun marqué de feu aux flancs et aux fesses; bai brun nez de renard.*

PARTICULARITÉS DE LA TÊTE.

CAP DE MORE.

Par cette expression, qui signifie réellement *tête de more*, on indique que l'animal a la tête noire, ou au moins que cette couleur y domine. Il serait beaucoup plus simple d'employer les mots *tête noire*, qui ont le double avantage d'être une expression plus exacte et de n'avoir pas besoin de traduction. Cette couleur noire ou foncée de la tête ne se rencontre guère que dans les chevaux gris ardoisé ou rouan foncé.

PELOTE, ÉTOILE.

On désigne sous ce nom des marques blanches plus ou moins étendues existant sur le front. On distingue quelquefois ces marques, suivant le plus ou moins de régularité de leurs bords, en donnant le nom de *pelotes* à celles qui sont à peu près rondes, et celui *d'étoiles* à celles dont la circonférence présente des angles. On n'emploie plus guère aujourd'hui cette distinction que dans les signalements compliqués, et l'on se borne à dire l'animal *marqué en tête*, en indiquant s'il l'est lé- gèrement ou fortement. S'il l'est très-peu, on l'exprime par ces mots : *quelques poils en tête*. On abrége même souvent encore plus la formule en supprimant le mot *marqué*, et en disant simplement : *fortement en tête, légèrement en tête*.

LISTE.

On donne ce nom, du mot latin *lista*, bande, à une

bande blanche remplaçant la pelote, ou lui faisant
suite, et descendant sur le chanfrein. L'étendue et la
largeur de la liste doivent être indiquées. Elle peut se
borner au chanfrein ou se prolonger entre les naseaux,
sur le bout du nez. Elle peut aussi se dévier à droite ou
à gauche; elle est quelquefois interrompue, et se continue après cette interruption. Si elle a une certaine
étendue, elle peut être mouchetée, truitée, tigrée. Toutes ces particularités sont à noter dans le signalement,
surtout s'il doit être compliqué.

BELLE FACE.

On substitue cette expression à celle de liste lorsque
la bande blanche, très-large, occupe toute la partie
antérieure de la tête jusque près des yeux, et même en
arrière de ces organes. La *belle face* donne au cheval un
air stupide, et fait paraître la tête plus grosse qu'elle ne
l'est réellement; aussi cette expression est-elle tout à
fait impropre, et devrait-elle être remplacée par celle
de *face blanche*.

MOUSTACHES.

Quelques chevaux présentent de chaque côté du bout
du nez un petit bouquet de poils roides et frisés, tout
à fait semblables aux moustaches de l'homme. C'est
un très-bon caractère distinctif à placer à la suite du
signalement dans les marques particulières.

PARTICULARITÉS DU TRONC.

RAIE DE MULET.

On donne improprement ce nom à une raie de couleur foncée qui se remarque plutôt dans l'âne que dans le mulet, et qui s'étend depuis le bord supérieur de l'encolure jusqu'à la naissance de la queue, en suivant l'épine dorsale. La raie de mulet peut être croisée d'une seconde ligne descendant du garrot sur chaque épaule; dans ce cas, on la dit *double* ou mieux *croisée*. Elle est le plus souvent simple dans le cheval, et se remarque principalement sur les robes claires, comme l'isabelle, le souris et les nuances les moins foncées du bai et de l'alezan. Ex. : *isabelle clair raie de mulet croisée; bai clair raie de mulet.* On remarque le plus souvent les zébrures en même temps que la raie du mulet.

TACHES BLANCHES ACCIDENTELLES.

Ces marques de poils blancs sont produites par des blessures, et se montrent dans les points où appuient les différentes pièces des harnais, et surtout la selle. On ne les indique qu'à la fin du signalement, comme marques particulières.

COULEURS DES CRINS.

Les crins ne sont pas ordinairement compris dans la nuance générale de la robe ; une seule, le bai, indique pour eux une couleur constante.

La queue et la crinière peuvent être noires dans des chevaux dont la robe ne porte pas de poils de cette couleur, ou ne les admet qu'en minime quantité. Telles sont les robes isabelle, gris clair. On doit alors ajouter au genre et à l'espèce de la robe les mots : à *crins noirs*.

D'autres fois, les diverses nuances de l'isabelle, le gris foncé, etc., sont accompagnés de crins blancs, que l'on doit également indiquer.

Les diverses nuances de l'alezan présentent souvent des crins plus claire que le fond de la robe, ou à peu près blancs ; on a soin d'ajouter au genre et à la nuance la qualification : à *crins clairs* ou à *crins blancs*. Cette différence de couleur des crins se remarque surtout pour l'alezan brûlé, que l'on désignait ainsi modifié sous la dénomination impropre de *poil de vache*.

PARTICULARITÉS DES MEMBRES.

BALZANES.

On désigne sous ce nom les taches blanches circulaires qui terminent souvent les membres et les entourent d'une ceinture plus ou moins large.

On a donné aux balzanes diverses qualifications, qui indiquent leur étendue et quelques autres particularités que présentent ces marques.

Si la tache blanche est petite et n'entoure pas complétement la couronne, elle est dite *trace de balzane*.

Lorsque la marque se trouve très-peu élevée, lorsqu'elle se borne à la couronne, par exemple, et l'entoure entièrement, on la nomme *principe de balzane*.

La balzane est dite *petite* quand elle n'arrive guère qu'au niveau du boulet.

Elle est *grande* lorsqu'elle s'élève vers le milieu du canon.

Enfin, lorsque la balzane s'approche du genou ou du

jarret, ou dépasse en hauteur ces deux régions, elle est dite *haut-chaussée*. Elle est *incomplète* toutes les fois que s'élevant plus haut que la trace de balzane, elle n'entoure pas complétement le membre.

La balzane peut être *bordée*. Nous avons vu plus haut en quoi consiste cette particularité.

Lorsqu'elle se termine irrégulièrement à sa partie supérieure par des dentelures plus ou moins prononcées, on la dit *dentée* ou *dentelée*.

Elle peut aussi, comme les robes blanches et grises, être *mouchetée*, *truitée*, *tigrée* ou *herminée*. Cette dernière dénomination appartient aux balzanes, dont les mouchetures, un peu plus larges qu'à l'ordinaire, imitent les taches noires de l'hermine.

On trouve quelquefois des prolongements de la balzane sur le fond de la robe, ou de cette dernière sur la balzane, qui exigent dans le signalement une mention particulière.

On a admis, pour désigner les membres portant des balzanes, des formules qui abrégent le signalement. Ainsi, lorsqu'il existe deux balzanes, au lieu de spécifier chacune des extrémités qui les portent, on dit qu'elles occupent tel bipède, soit l'antérieur, soit le postérieur, soit le latéral droit ou gauche, soit encore le diagonal de l'un ou l'autre côté. S'il existe trois balzanes, nécessairement le bipède antérieur ou le postérieur en sera pourvu, et il restera seulement à indiquer le pied qui porte la troisième. Ainsi l'on dit : *trois balzanes*, *dont une antérieure droite*, pour indiquer que le

membre antérieur gauche est le seul qui n'en porte
pas.

COULEUR DES MEMBRES.

Dans les robes pour lesquelles la couleur noire des
extrémités n'est pas un caractère essentiel, on doit
toujours la signaler, lorsqu'elle existe. Exemple : *isabelle foncé* à extrémités noires.

Les membres peuvent aussi être gris ; on dit alors :
extrémités grises ou *grisonnées*.

Ces parties peuvent également être rouges ou rous-
ses, comme nous l'avons vu en parlant de la robe aubère.

Dans tous les cas, la couleur particulière des extrémités peut exister en même temps que les balzanes.

COULEUR DES SABOTS.

Dans les signalements très-compliqués, on peut avoir
recours à la couleur de la corne des sabots qui peut
être noire ou blanche, ou mélangée de ces deux couleurs, et qui peut être différente dans les quatre pieds
de l'animal.

Ce caractère, que nous rattachons à la robe comme
appartenant à une partie tégumentaire, doit se reporter aux marques particulières.

INFLUENCES DIVERSES SUSCEPTIBLES DE MODIFIER LES ROBES.

INFLUENCE DES SAISONS.

L'époque de l'année à laquelle on examine un che-

val fait souvent varier la couleur du poil ; ainsi un cheval que l'on aura signalé noir jais en été sera noir mal
teint lorsqu'il aura pris son poil d'hiver. Un cheval noir
mal teint deviendra bai brun, ou bai châtain dans les
mêmes circonstances, pour reprendre son premier poil
au retour de la belle saison. En général, le poil d'hiver rend toujours la robe plus claire et *lavée*.

INFLUENCE DE LA LUMIÈRE.

L'intensité de la lumière peut aussi amener des changements dans le reflet de la robe, et tel cheval qu'on
aura trouvé au soleil bai clair doré ou alezan clair doré
perdra à l'ombre l'éclat que présentait son poil. De même,
un bai ou un alezan dont la robe sera *miroitée* pourra,
si le jour est faible, ne pas laisser paraître ses plaques
brillantes.

INFLUENCE DE L'AGE.

Le poil du jeune poulain est toujours plus sec, moins
brillant, plus lavé, en un mot, que celui du cheval plus
avancé en âge. Souvent celui qu'il portait peu de temps
après sa naissance doit changer entièrement de nuance.
Ainsi, tel poulain qui était gris changera cette nuance
contre un poil bai à la première mue. On observe aussi
quelquefois l'effet inverse. Dans ces cas, la couleur fu-
ture de l'animal est assez généralement indiquée par
celle que présentent la tête et les extrémités du poulain.
Nous avons déjà vu combien la robe grise est sujette à
varier avec l'âge, mais toujours en perdant de plus en
plus les poils noirs qui la composent.

INFLUENCE DU SEXE.

En général, le poil est toujours plus lisse chez le cheval entier, et d'une nuance plus franche, plus décidée que chez le cheval hongre et la jument. C'est surtout chez l'étalon que l'on rencontre ces reflets brillants qui constituent le *doré* et l'*argenté*.

INFLUENCE DE L'ÉTAT D'EMBONPOINT.

Le cheval maigre et malade est loin de présenter un poil aussi lustré que celui du cheval gras et en bonne santé.

INDICES FOURNIS PAR LES ROBES SUR LES QUALITÉS DES CHEVAUX.

On a de tout temps, et encore de nos jours, attaché aux robes et aux différentes marques des chevaux des idées souvent aussi bizarres que superstitieuses, et dont quelques-unes seulement sont réellement fondées sur l'observation et l'expérience.

Tout le monde connaît ces vers de Virgile :

> . . . . . honesti
> Spadices glaucique : color deterrimus albis,
> Et gilvo. . . . .
> <div align="right">(<i>Georg.</i>, lib. III.)</div>
> Des gris et des bais bruns on estime le cœur ;
> Le blanc, l'alezan clair languissent sans vigueur.
> (DELILLE.)

Et ce jugement, malgré son ancienneté, est peut-être le plus sage qui ait été porté sur les différents poils.

Pierre des Crescens constate la préférence que l'on accordait de son temps aux chevaux *bayards* (1).

D'autres, et parmi eux surtout Jean Tacquet (2), Jean Jourdain (3), Olivier de Serre (4), Winter (5), Solleysel (6), rapportent la couleur des poils à la nature des éléments reconnus à leur époque, et établissent suivant les qualités attribuées à chacun d'eux les qualités des chevaux de telle ou telle robe. Ils admettent aussi, pour les diverses formes et grandeurs des étoiles, des balzanes, des épis, des distinctions en bonnes et mauvaises marques, fondées, les unes sur les mêmes principes que pour les robes, les autres sur de véritables superstitions. Il serait trop long de développer ici en détail ces nombreuses absurdités ; on peut les rechercher, par pure curiosité, dans les ouvrages de ces hippiatres, qui, pour la plupart, les ont recueillies de leurs devanciers.

De Garsaut (7) en donnant la liste des bonnes et mauvaises marques encore admises de son temps, est loin d'appuyer ces idées de son autorité, et Gaspard de

(1) « ..... De la couleur du poil sont diuerses opinions : mais plusieurs dient que le bayard est plus sûr, plus plaisant que les autres..... »
(*Le Bon Mesnaiger*, par Pierre des Crescens, fol. 115, verso.)
(2) *Philippica, ou Haras de chevaux*. Anvers 1614, p. 101.
(3) *La Vraye Cognoissance du cheval, ses maladies et remèdes.*
(4) *Le théâtre d'agriculture et Mesnage des champs.*
(5) *Traité nouveau et augmenté de Georges Simon Winter de Adlersflügel, pour faire race de chevaux.*
(6) *Le Parfait Maréchal.*
(7) *Le Nouveau Parfait Maréchal.*

Saunier s'affranchit complétement des préjugés des anciens à cet égard (1).

Malgré l'absurdité des anciennes croyances aux bonnes et mauvaises marques, et quoique l'expérience ait fait consacrer par un proverbe qu'il *est de tous poils bons chevaux*, il n'en est pas moins vrai que le tempérament de l'animal influe sur la couleur de son pelage dans les espèces domestiques. On s'accorde généralement à regarder les chevaux de poil pâle ou lavé comme moins forts que ceux dont la robe est foncée ou brillante, et l'on recherche autant que possible, parmi les chevaux à nuances claires, ceux dont la robe présente ce reflet brillant qui la fait désigner sous le nom de dorée ou argentée.

L'expérience vient d'ailleurs ici confirmer la théorie, puisque nous avons déjà vu que le cheval entier est celui qui présente la robe la plus brillante, et que le pelage est d'autant plus terne, plus lavé, que le cheval est plus jeune et dans un état de santé et d'embonpoint moins satisfaisant.

Si l'on ne peut raisonnablement rechercher telle

(1) « Pour en revenir à nos anciens auteurs, qui croyoient donner des remarques sur les différents poils et les marques que les chevaux pouvoient avoir, soit au front, sur le corps et aux jambes, et qui prétendoient décider par là de la bonté des chevaux, et des accidents auxquels ils pourroient être sujets, je dirai, qu'à mon avis, ces conjectures étoient de pures fadaises et imaginations d'esprit, car, depuis environ soixante-six à soixante-sept années que j'ai commencé à travailler, j'ai trouvé de bons et de méchants chevaux de tout poil......»

(*L'Art de la cavalerie*, etc., par M. Gaspard de Saunier. — Amsterdam et Berlin, 1756, p. 51.)

robe ou telles marques comme indice de la bonté
du cheval, il n'en est pas de même pour l'effet que
produit à la vue l'aspect du pelage de l'animal ; mais
à cet égard les goûts sont tellement variés qu'il est
impossible d'établir des principes fixes. Il est cependant quelques marques que l'on s'accorde à regarder
comme d'un aspect désagréable : telles sont, par exemple, les larges listes en tête, la belle face, les balzanes
grandes et haut-chaussées. Les balzanes présentent
d'ailleurs un inconvénient réel, en occasionnant
presque toujours la couleur blanche du sabot, dont
la corne est loin d'être aussi bonne et aussi dure que
celle du sabot noir.

Malgré la multiplicité des variétés de robes ame-
nées par l'état de domesticité, il est cependant encore
des nuances appartenant principalement à certaines
localités. et qui y dominent d'autant plus exclusivement
que les chevaux sont élevés d'une manière qui les rapproche davantage de l'état de nature. C'est ainsi que
les petits chevaux presque sauvages de la Camargue se
font remarquer par leur robe d'un gris clair, que le
bai et le noir dominent en Suisse, l'isabelle dans certaines parties de la Russie, etc., et que les diverses nuances du gris revêtent la majeure partie des chevaux
de la Barbarie, chez lesquels le noir est extrèmement
rare.

§ 3. — Robes de l'âne et du mulet.

L'âne et le mulet peuvent présenter toutes les nuances de robes que nous avons énumérées comme appartenant à l'espèce du cheval ; il en est cependant quelques-unes que l'on retrouve sur la grande majorité des animaux de ces deux espèces.

Ainsi, le souris clair ou foncé, ou tirant un peu sur le rouge, est la robe ordinaire des ânes de notre pays ; le noir est la robe des ânes de la Toscane. Mais le plus souvent, dans cette espèce, on trouve une diminution de teinte vers certaines parties, comme le nez, les lèvres, et surtout le ventre, qui sont quelquefois tout à fait blancs, ainsi que la face interne des membres.

Je n'ai jamais vu qu'un seul âne de robe pie (pie noir), et je ne me rappelle pas en avoir vu portant des balzanes.

La raie de mulet simple ou plus souvent croisée, et les zébrures se remarquent presque toujours sur les ânes de robe claire, excepté sur ceux véritablement blancs.

Quelques ânes portent une crinière assez développée. On doit toujours indiquer cette exception dans le signalement.

La robe la plus commune chez le mulet est le bai brun. Les robes pies et balzanes sont presque aussi rares chez l'âne. Quelques-uns portent, depuis le poitrail jusque vers l'ombilic, en suivant la ligne médiane de l'abdomen, une espèce de crinière qui doit être notée dans le signalement.

§ 4. — **Robes de l'espèce bovine.**

Le signalement des bêtes bovines est d'un usage beaucoup moins fréquent que celui du cheval ; aussi s'est-
on bien moins attaché à l'étude des robes du bœuf qu'à
la connaissance de celles des solipèdes. Il est cependant
certaines circonstances où il devient nécessaire de signaler les grands ruminants, et presque toujours d'en
signaler un grand nombre à la fois ; c'est ce qui arrive
surtout lorsque, dans les enzooties et les épizooties, on
procède au recensement général des bêtes à cornes d'une
ou de plusieurs communes.

Les robes, dans l'espèce bovine, offrent de nombreuses
variétés, qu'il n'est pas toujours facile de désigner D'un
côté, l'absence de la crinière retranche toute la nom-
breuse série des différentes nuances du bai ; d'un autre
côté aussi, il est des mélanges de couleurs auxquels il
est bien difficile de donner des noms caractéristiques,
et le signalement par la robe offre d'autant plus de difficultés que presque toujours le pelage est à peu près le
même pour une grande quantité de bestiaux de la même
contrée.

Le bai n'existant pas dans l'espèce bovine, il s'ensuit que la dénomination d'*alezan* devient inutile, et
qu'il suffit de conserver le nom de la nuance. Ainsi,
nous trouverons dans les différents degrés de la couleur rouge le *fauve*, le *cerise*, le *brun*, le *marron*, etc.,
chacune de ces nuances, la première surtout, présentant divers degrés d'intensité. Le *fauve clair* porte dans

plusieurs contrées, et surtout dans la Bresse et la Franche-Comté, le nom de *froment*, par comparaison avec la couleur de l'écorce de ce grain.

Le noir, le blanc et le souris sont, après les variétés du rouge, les robes que l'on rencontre le plus fréquemment ; mais les robes *pies* sont les plus communes de toutes, et se forment avec toutes les autres nuances indiquées. Pour le bœuf comme pour le cheval, on place le mot *pie* avant ou après la nuance pour indiquer si c'est le blanc ou le poil de couleur qui domine ; mais on n'aurait encore avec cette précaution qu'un signalement bien imparfait si l'on n'indiquait pas la *forme*, la *multiplicité*, l'*étendue*, la *position* des principales taches de couleur sur le blanc, ou des taches de blanc sur le fond coloré de la robe ; et pour établir ces caractères différentiels, il faut surtout s'attacher aux parties les plus saillantes et les plus accessibles à la vue, comme, par exemple, la tête, le dos, la croupe, la queue et les membres.

Le mufle offre encore un bon moyen de distinction par les différentes couleurs qu'il présente. Il peut être de couleur claire ou rose, de couleur noire, de couleur brune, ou enfin marbré de noir ou de brun sur un fond rose. Quelquefois, en outre, il est bordé d'un cercle de poils de couleur différente de celle de la robe et le plus souvent blancs. On le dit alors *bordé*.

Enfin, les onglons et les cornes peuvent encore donner au signalement une plus grande exactitude : les premiers, par leur couleur, qui présente les mêmes

variétés que celle du sabot du cheval, et les cornes,
par leur grosseur, leur longueur, leur direction, leur
couleur, et quelquefois leur état de mutilation. On
peut aussi mesurer l'intervalle existant en ligne droite
entre l'extrémité libre des deux cornes. Cette distance,
il est vrai, varie par l'âge en même temps que la longueur, mais la date du signalement offre toujours un
moyen de rectification.

La robe est, dans l'espèce bovine, bien plus que
dans celle du cheval, un caractère de race, et cette con-
formité de poils que l'on rencontre dans certaines localités peut être naturelle, ou produite par le soin
qu'on apporte à la perpétuer par les appareillements.
Les éleveurs de la haute Auvergne écartent autant que
possible de la génération tous les taureaux qui ne
sont pas entièrement d'un *rouge cerise vif*, et le soin
qu'ils apportent à maintenir cette robe dans leurs
troupeaux en a fait chez eux un caractère de race.

Dans d'autres contrées, dans la Camargue, par exemple, la robe noire de la race bovine se perpétue, sans
aucun soin des propriétaires, dans les troupeaux, presque abandonnés à l'état sauvage (1). Les bœufs de la
Franche-Comté et de la Bresse portent presque tous

---

(1) Pierre de Quiqueran, évêque de Senez, qui mourut en 1550,
disait en parlant des taureaux de la Camargue : « Ils sont com-
munement emmamtelez de noir; si aucuns y a qui ne soyent
vrayment de cette race, ils sont mouchetez de quelques taches
blanches, et comme ceux-cy sont bigarrez en couleur, aussi sont-
ils la plus part très-vicieux. Des faunes ou de poil blanchâtre
comme la fange clauée, il ne s'en trouue aucun : et s'il y en a, il
sont tous étrangers. »   (*La Prouence*.)

cette robe fauve clair que l'on désigne dans ces pays sous le nom de *froment*. La race charolaise se distingue par sa robe blanche ou froment très-clair. Les bêtes bovines si nombreuses de la Hollande et de la Belgique sont presque toutes de poil pie noir, et celles de l'Italie méridionale se font remarquer par les différentes nuances de la robe souris.

La direction des cornes et leur forme peuvent aussi fournir quelques caractères de race. Il y a en effet une grande différence entre les petites cornes en croissant des bœufs de la Camargue et les cornes longues et écartées des bœufs comtois, de même qu'entre ces dernières et les cornes très-longues, grosses à leur base, effilées à leur pointe, que portent, relevées en lyre, les bœufs des États romains et napolitains.

Quant aux inductions à tirer de la robe des bêtes bovines relativement à leurs qualités particulières, elles se réduisent, comme pour le cheval, à peu de chose, et la préférence que l'on attache à tel ou tel poil n'a le plus souvent d'autre motif que la coutume du pays, et varie avec elle. Tout ce qu'on peut avancer à cet égard, c'est qu'en général les bœufs de *nature*, à cuir fin, souple, propres surtout à la boucherie, sont presque toujours de poil assez clair, tandis que les bœufs dits de *haut cru*, à cuir dur, épais, et les plus propres au travail, sont d'une robe plus foncée(1).

(1) « Le cuir..... par espécial noir, et après rouge, et après bayard, et après blanc, car cestuy-ci est très-mol, et le premier très-dur.. ...»

(*Le Bon Mesnaiger*, par Pierre des Crescens, 1540, fol. 127.)

§ 5. — Robes des petites espèces domestiques.

Nous ne mentionnerons guère ici que pour ordre et comme détail d'histoire naturelle ce qui a rapport aux robes des petits animaux domestiques, dont un seul, le chien, devient quelquefois l'objet d'un signalement.

MOUTON.

La robe du mouton se compose de deux sortes de poils : la laine qui recouvre la majeure partie de son corps, et les poils proprement dits, dont les uns courts et assez fins, recouvrent la tête et les extrémités, tandis que les autres, gros et longs, connus sous le nom de *jarre*, se font jour à travers la toison, qu'ils déprécient d'autant plus qu'ils sont plus abondants.

La toison du mouton ne présente que trois nuances, le blanc sale, le brun et le noir ; des robes *pies* peuvent résulter du mélange de ces couleurs. Mais la laine, relativement à sa longueur, à sa finesse, à ses ondulations, présente des caractères essentiels pour la distinction des races : ainsi, la laine courte, fine, ondulée du mérinos le distingue complétement des moutons anglais, à laine longue et droite ; la toison forte et grossière du mouton flamand ne peut être confondue avec la laine courte et rare du mouton de la Sologne, etc., etc.

Les cornes varient aussi beaucoup, suivant les races. Très-fortes et très-longues dans le bélier mérinos, petites dans les brebis de la même race, lorsqu'elles

en sont pourvues, elles manquent presque complètement dans les moutons du nord, tels que les flamands,
les anglais, etc., etc. Les moutons à quatre cornes ne
sont pas rares dans nos possessions du nord de l'Afrique.

PORC.

Le porc, recouvert de poils rudes et rares, que l'on
désigne sous le nom de *soies*, ne présente que deux
nuances principales, le blanc sale et le noir plus ou
moins foncé, seuls ou mélangés par plaques. On trouve
dans quelques races le roux vif uni à ces deux nuances
en plaques peu étendues. Le cochon de Siam est
couvert d'un poil brun beaucoup plus épais et moins
raide que celui du porc ordinaire.

CHIEN.

Aucune espèce ne présente un pelage plus varié que
celui du chien. La domesticité, en multipliant les races, a également multiplié les robes. Les nuances
simples, beaucoup plus nombreuses que chez le cheval,
se mélangent à l'infini chez le chien, ce qui fait que le
signalement de cet animal exige presque toujours, pour
être exact, une assez longue description de la robe. La
nature des poils vient encore apporter de nouvelles
différences, et sous ce rapport on distingue :

1° Les chiens à poils ras ;

2° Ceux à poils longs et soyeux (*épagneuls, bichons,
barbets*, etc.) ;

3° Ceux à poils longs et rudes (*griffons*).

Quelques races conservent une couleur particulière
qui varie peu. Ainsi, le *mâtin* de pure race est le plus
souvent gris ou brun clair zébré, le *doguin*, souris
charbonné à la tête et aux extrémités, le *pyrame*, noir
marqué de feu ; enfin, le *danois* présente des mouchetures de diverses couleurs sur un fond ordinairement
blanc (1).

CHAT.

La robe du chat offre des nuances très-variées ; il
est cependant quelques races pour lesquelles elle
fournit un caractère distinctif. Le *chat des chartreux*
était d'un beau gris ardoisé. La femelle du chat
d'Espagne présente réunis le blanc, le noir et le roux,
tandis que le mâle n'offre jamais que deux de ces
nuances.

(1) Il est rare que la robe du chien présente du blanc sans que
cette couleur se répète à la queue. Desmarest a observé que toutes les fois qu'il existe du blanc à cet organe il est terminal.

CHAPITRE III

TAILLE.

La taille des animaux se mesure depuis le sommet du garrot jusqu'au sol.

Les moyens de mensuration employés sont la *potence* ou *hippomètre* et la *chaîne*.

La potence la plus simple consiste en une règle plate, longue d'environ deux mètres, sur laquelle sont tracées les divisions du mètre, en commençant par l'extrémité inférieure. Cette tige traverse à l'une de ses extrémités une tige plus courte (50 centimètres environ) placée en équerre, pouvant glisser pour s'élever ou s'abaisser à volonté sur la première, et que l'on arrête par une vis de pression.

Pour s'en servir, le cheval étant placé sur un terrain aussi horizontal que possible, et maintenu dans l'état de station fixe, on approche l'instrument de l'épaule, après avoir préalablement fixé la traverse par la vis de pression au-dessus de la taille apparente de l'animal. On place l'hippomètre bien verticalement et au niveau du sommet du garrot, en ayant soin surtout que le bout inférieur ne s'enfonce pas dans quelque cavité. On abaisse alors la traverse, après avoir desserré la vis, et on la fixe de nouveau à la taille exacte de l'animal, que l'on trouve indiquée sur la tige.

La chaîne est formée de deux parties : d'une tige solide, de longueur déterminée, mais toujours moindre que la taille à évaluer, et d'un corps flexible, une corde ou une lanière de cuir fixée à cette tige, et sur laquelle des nœuds formés de distance en distance donnent les divisions de la mesure adoptée. La chaîne est surtout employée par les marchands sur le champ de foire, et leur fouet est presque toujours disposé de manière à tenir lieu de cet instrument.

Pour mesurer le cheval à la chaîne, on place la tige solide verticalement auprès du membre antérieur, comme la potence, et l'on fait suivre à la corde le contour de l'épaule jusqu'au sommet du garrot. La longueur connue de la tige et les nœuds de la corde donnent la taille de l'animal toujours plus forte que s'il avait été mesuré à la potence, à cause du contour de l'épaule qu'a suivi la partie flexible de l'instrument.

Les résultats obtenus par la potence et par la chaîne étant très-différents, il est essentiel d'indiquer dans le signalement comment l'animal a été mesuré.

Si la différence était constamment la même, l'inconvénient de la mensuration à la chaîne disparaîtrait par une réduction de la taille. Mais la mesure prise de cette manière varie toujours, en raison de la largeur de la poitrine et de l'épaisseur de l'épaule, au point que sur plusieurs chevaux exactement de même taille à la potence le résultat de l'application de la chaîne donnera sur l'un trois centimètres et, sur tel autre, jusqu'à six centimètres de plus que la taille réelle.

On doit donc, toutes les fois que cela est possible, donner la préférence à la potence; c'est, d'ailleurs, le seul instrument qui doive être employé lorsque l'évaluation de la taille doit être exacte.

Il est essentiel, toutes les fois que l'on mesure un cheval, de porter son attention sur l'épaisseur du fer et surtout sur la hauteur des crampons, qui donnent quelquefois à l'animal un ou deux centimètres de plus que sa taille réelle. Cette précaution est surtout importante dans les remontes de la cavalerie, où l'on exige, pour chaque arme, une taille déterminée par les règlements.

Cette uniformité dans la hauteur des chevaux prise au sommet du garrot est loin, toutefois, d'exister pour le point d'assiette du cavalier, qui varie en hauteur suivant la conformation du dos; on a proposé, pour remédier à cet inconvénient, de mesurer les chevaux de troupe au point le plus bas de la colonne dorso-lombaire, c'est-à-dire vers la réunion du dos avec les reins.

La taille des bêtes bovines est rarement indiquée d'une manière précise dans les signalements; on se borne généralement à une évaluation approximative, que l'on exprime par les mots : *grande taille, taille moyenne, petite taille.*

CHAPITRE IV

CONFECTION DU SIGNALEMENT.

La qualité principale du signalement est de faire connaître en aussi peu de mots qu'il est possible les caractères distinctifs les plus tranchés d'un animal.

Le signalement est *simple* lorsqu'il ne contient que l'indication sommaire de ces caractères; il est *composé* ou *compliqué* lorsqu'aux caractères du premier on ajoute des détails tellement circonstanciés, que toute confusion devient absolument impossible. Le premier suffit dans le plus grand nombre de cas; le second est employé pour rendre l'identité plus facile à constater dans des circonstances spéciales, comme, par exemple, dans les contestations pour cause de vices rédhibitoires.

A part quelques caractères qui doivent se trouver en première ligne, aucun ordre n'est exclusivement préférable dans l'établissement d'un signalement. Il suffit d'en suivre un quelconque, afin d'éviter les omissions.

Les éléments du signalement sont les suivants :

1° Le *nom* de l'animal, s'il en a un, comme dans les haras et les régiments de cavalerie ;

2° L'*espèce* et le *sexe* ;

3° La *race*, si les caractères en sont bien marqués ;

4° Le *service* auquel il est propre ;

5° L'état de la *queue* et des *crins;*

6° La *robe*. On commence par établir le genre et l'espèce, en disant que l'animal est sous tel ou tel poil, et l'on indique ensuite les particularités générales de la robe, puis celles des diverses régions, en terminant par les extrémités.

7° L'*âge*. Si l'animal est arrivé exactement à la fin de la période annuelle; si, par exemple, il a terminé sa quatrième année, on le dit simplement âgé de quatre ans; s'il a dépassé cette époque de quelques mois, on le dit âgé de quatre ans *faits ;* s'il approche de cinq ans sans les avoir encore, on le dit *prenant* cinq ans. Enfin, si l'âge étant déjà avancé, il y a doute, on exprime ce doute en disant qu'il est âgé d'*environ* tant d'années.

8° La *taille*. On a soin d'indiquer si l'animal a été mesuré *sous potence* ou à la *chaîne*.

9° Les *marques particulières*, telles que les taches blanches accidentelles de la robe, les cicatrices indélébiles, comme celles produites par la cautérisation, les couleurs insolites des yeux, la perte de l'un de ces organes ou de tous deux, l'absence d'une ou de plusieurs dents incisives, les moustaches, etc.; pour les bêtes bovines, l'absence, le volume moindre, la fausse direction d'une corne, etc., etc., en évitant toujours de signaler des tumeurs ou cicatrices récentes qui pourraient avoir disparu lorsqu'on vérifiera le signalement.

10° La *date du signalement*. Sans cette précaution, il

devient impossible de constater l'âge, de vérifier la taille des jeunes chevaux. Par la date seule on peut expliquer les modifications de la robe, qui a pu perdre en hiver le reflet doré ou argenté qu'elle avait en été, passer d'une nuance claire à une nuance plus foncée, et réciproquement.

L'exemple suivant d'un signalement simple récapitule tous ces éléments, dont quelques-uns sont du reste assez souvent négligés :

« BIJOU, cheval hongre, de race limousine, propre à la selle, anglaisé ; sous poil alezan clair doré, légèrement en tête, balzanes au bipède diagonal gauche, trace de balzane au pied antérieur droit ; âgé de six ans faits ; taille de un mètre 54 centimètres, mesuré sous potence ; marqué d'un P sur la cuisse droite.

« 1er juillet 1875. »

Pour les bêtes bovines, le signalement, basé sur les mêmes principes, doit nécessairement présenter quelques différences, qu'un exemple fera suffisamment sentir :

« Vache de race suisse, sous poil pie cerise ; dos et ventre blancs ; mufle rose ; cornes grises, se recourbant en arrière ; prenant cinq ans ; taille moyenne.

« 20 juin 1875. »

Si l'on craint que cette série de caractères laisse encore prétexte à une contestation d'identité, on *complique* le signalement en détaillant davantage tout

ce qui a rapport à la robe et aux marques particulières,
comme dans les signalements suivants :

« Cheval entier, de race barbe, propre à la selle, à
tous crins, sous poil bai clair, neigé sur la croupe et
les flancs, légère liste en tête, se prolongeant entre les
naseaux, ladre au côté droit de la lèvre inférieure ; trois
balzanes, dont une antérieure gauche herminée ; les
deux autres grandes et dentées ; âgé d'environ quinze
ans ; taille de un mètre 45 centimètres sous potence ;
taches blanches accidentelles sur les deux côtés du
garrot et sur le côté droit du dos ; traces circulaires de
cautérisation aux deux avant-bras.

« 25 juin 1875. »

« Vache de race comtoise, sous poil pie fauve clair ;
front, chanfrein et chignon blancs, les taches fauves
beaucoup plus larges sur le côté droit ; membres postérieurs blancs jusqu'au grasset, sauf quelques mouchetures à la face externe du membre gauche ; cornes
blanches, la droite veinée de gris, mesurant en ligne
droite entre leurs extrémités 52 centimètres ; mufle
rose, marbré de brun autour du naseau droit ; âgée
de six ans ; taille moyenne.

« 3 avril 1875. »

Dans les régiments de cavalerie, le signalement est
toujours simple, et son ordre tout tracé sur des états
imprimés en rend la confection facile et uniforme. Il
est, du reste, rendu plus certain par le numéro que

l'on imprime, au moyen du fer rouge, sur le sabot antérieur gauche.

Dans les haras, le signalement ne se borne pas à une simple énumération de caractères différentiels ; il forme en quelque sorte l'histoire de l'animal. On ajoute à ses marques distinctives sa filiation ou sa généalogie, remontée au moins jusqu'à deux générations et quelquefois plus loin ; et, pour la jument, ses diverses productions, avec le nom de leur père. Pour ces animaux aussi, on ne note pas l'âge comme dans les signalements ordinaires, mais on indique l'année et le lieu de leur naissance.

Nous donnons pour exemples quelques signalements d'animaux qui ont appartenu aux haras.

NAPOLÉON, bai, né en Irlande en 1842. Son père, Bob-Booty. — Sa mère, Pope mare. Le père de Bob-Booty, Chanticleer. Sa mère, Ierne. — Le père de Pope Mare, Waxy-Pope. — Sa mère, Lady Sara.

(Stud book français, 1re v., p. 58.)

DELPHINE, baie, née en France, au haras royal du Pin, en 1823. — Son père, Massoud. — Sa mère, Sélim Mare. — Le père et la mère de Massoud, arabes. — Le père de Sélim Mare, Sélim. — Sa mère, Young-Camilla.

1828. Bai, mâle, Émile,	par Captain Candid.
1829. B. F. *Niobé,*	par Tigris...
1830. M.	par Eastham.

1831. B. M. *Fortuné,*   par Eastham.
1832. B. M. *Espérance,*   par Tigris.
1833. B. F. *Follette,*   par Eastham.
1834. B. F. *Ourika,*   par Holbein.
1835. B. M. *Eylau,*   par Napoléon.
1836. B. F. *Hœma,*   par Hœmus.
1836. Vide.

(*Stud book français,* 1er v., p. 126.

Les exemples suivants prouveront que l'on constate avec le même soin, en Angleterre, la filiation des races bovines distinguées :

LORD MORPETH, rouge, né en Angleterre, en 1837. — Son père, BRUTUS; sa mère, VESTA, par FREDERICK. — Sa grand'mère VESTRIS, par CATO. — Sa g. g. mère, VERBENA, par WELLINGTON. — WELLINGTON, par COMET.

(*Herd book,* 3ᵉ vol., p. 673.)

GAUDY, rouanne, née en Angleterre, en 1835. — Son père, ÉCLIPSE. — Sa mère DOROTHY, par YOUNG ROCKINGHAM. — Sa grand'mère, MISS POINTS JUNIOR, par NORTHERN LIGHT. — Sa g. g. mère, MISS POINTS, par AID DE CAMP. — Sa g. g. g. mère, par Charles. — Sa g. g. g. g. mère, par PRINCE. — Sa g. g. g. g. g. mère, par NESWICK.

(*Herd book,* 3ᵉ vol., p. 351.)

Ce taureau et cette vache ont été importés d'Angleterre par MM. Yvart et Sainte-Marie, et ont appartenu à la vacherie du haras du Pin.

QUATRIÈME PARTIE

EXAMEN DE L'APTITUDE DES ANIMAUX AUX DIFFÉRENTS SERVICES.

Nous ne reviendrons pas, dans cette partie, sur les conditions de beauté et de bonté que nous avons déjà indiquées. Il nous suffira de récapituler, pour différents types d'animaux, les caractères que nous avons étudiés isolément pour chaque région. Nous abrégerons autant que possible ces détails, qui ne peuvent être formulés en règles bien précises, et sur lesquels la pratique en apprend plus que les plus longues descriptions.

L'état de domesticité a amené parmi les animaux de même espèce une foule de différences, d'autant plus marquées que l'homme les a éloignés davantage de l'état de nature. L'influence des soins, du régime, du climat, des croisements, etc., a tellement modifié le cheval que l'on a peine à reconnaître, comme appartenant à la même espèce, le léger coursier de l'Arabie et le cheval lourd et massif de la Flandre et du Boulonnais.

Si les changements ont été moins marqués dans l'espèce bovine, moins soignée que celle du cheval, il existe cependant de très-grandes différences entre le bœuf vigoureux et agile de la haute Auvergne et le bœuf pesant de la Normandie ou de l'Angleterre, entre la vache svelte et légère des contrées méridionales et l'épaisse laitière de la Suisse.

Chacune de ces variétés de conformation présente les qualités appropriées aux différents services que l'on retire des animaux; car les nombreuses races que l'homme a formées dans chaque espèce ne sont que l'expression de ses besoins.

CHAPITRE PREMIER

CHOIX DES CHEVAUX D'APRÈS LE SERVICE AUQUEL ON LES DESTINE.

On peut établir dans l'espèce du cheval, sous le rapport du service, deux grandes divisions : l'une renfermant les chevaux destinés à porter un cavalier, ou les chevaux de selle; l'autre comprenant les chevaux destinés à traîner un fardeau plus ou moins lourd, et que l'on désigne sous le nom de chevaux de trait.

§ 1. — Chevaux de selle.

Nous établissons dans ce groupe plusieurs divisions qui comprennent le cheval de course, le cheval de manége ou de luxe, et le cheval de voyage. On peut y ajouter le cheval de bât.

CHEVAL DE COURSE.

Ce cheval, destiné à parcourir une énorme distance en quelques minutes, doit se distinguer des autres chevaux de selle par une conformation toute particulière, et joindre la force à la légèreté. Ses formes sont généralement peu développées, surtout à l'approche des courses, à cause du régime auquel on le condamne. Son encolure droite, longue et mince; son épaule longue et oblique, jouant librement sur une poitrine étroite mais très-haute, sa croupe horizontale, sa jambe longue et son jarret un peu droit, sont autant de conditions qui donnent une grande rapidité à ses allures, en même temps que des articulations larges, des tendons forts et écartés des canons lui donnent la force de les supporter.

La taille est aussi une condition essentielle à rechercher dans le cheval de course ; car, si les sauts sont relativement plus grands chez les petits animaux, ils ne peuvent cependant, avec un même degré d'énergie égaler ceux des animaux de grande taille.

Le cheval de course est toujours de race noble ; sa peau, très-fine, laisse apercevoir les vaisseaux sous-cutanés et les interstices musculaires; la vivacité de son regard indique sa grande énergie.

Le cheval anglais de pur sang est le véritable type du cheval de course.

CHEVAL DE MANÉGE OU DE LUXE.

On recherche plus dans ce cheval la grâce des mouvements que la vitesse. Il conviendra parfaitement s'il possède une encolure de cygne ou rouée, une croupe arrondie, des membres un peu allongés, des jarrets coudés, s'il est long-jointé, enfin s'il possède toutes les conditions de conformation qui font que les allures sont très-relevées, présentent du brillant, de la souplesse, et n'impriment, pour ainsi dire, aucune secousse au cavalier.

Le cheval andalous est le type le plus parfait pour le service du manége.

CHEVAL DE VOYAGE.

Pour le cheval de selle soumis à un véritable service, comme le cheval de voyage, le cheval de cavalerie, il faut nécessairement rechercher plus de force et plus de vitesse que pour le cheval de manége ou de promenade.

Le cheval destiné à ce service présentera une encolure un peu épaisse, un corps étoffé, des reins larges, plutôt courts que longs, une croupe et des cuisses bien fournies, un poitrail de largeur moyenne, une côte bien arrondie, une grande épaisseur de l'avant-bras et de la jambe, tous les caractères enfin qui annoncent la force unie à un certain degré d'agilité.

Des nuances sont encore à établir dans les chevaux de cette catégorie, suivant leur destination spéciale. C'est ainsi que dans la cavalerie chaque arme réclame des chevaux de force différente, ceux de la cavalerie légère étant de véritables chevaux de selle, tandis que ceux de la grosse cavalerie sont plutôt des chevaux de trait léger détournés de leur destination.

CHEVAL DE BAT.

Nous n'indiquerons, pour ainsi dire, que pour ordre ce cheval, que l'on prend toujours parmi les animaux de race tout à fait commune. On doit rechercher pour ce service ceux dont le dos et les reins très-courts sont droits ou légèrement voutés. C'est assez indiquer que l'on doit, pour le bât, préférer au cheval l'âne et le mulet, surtout dans les pays montueux, ces animaux joignant à une force plus grande une adresse remarquable dans les chemins difficiles.

§ 2. — Chevaux de trait.

Parmi les chevaux de trait, les uns, attelés à un char léger, traînent avec vitesse un fardeau toujours au-dessous de leur force ; d'autres traînent avec la même célérité une charge plus lourde; d'autres enfin traînent lentement des fardeaux énormes, qu'ils ont souvent de la peine à ébranler. De là la division des chevaux de trait en chevaux de carrosse ou de trait léger, chevaux de poste ou de diligence, et chevaux de gros trait.

CHEVAL DE CARROSSE.

Les chevaux de trait léger doivent ressembler beaucoup aux chevaux de selle ordinaires, dont ils diffèrent seulement par une taille plus grande et par des masses musculaires plus développées. Chez eux, le poitrail peut déjà, sans inconvénient, présenter une certaine largeur; la tête est plus forte, l'encolure plus fournie, l'épaule plus épaisse, les canons plus forts, les paturons plutôt courts que longs, les sabots un peu volumineux.

Ces caractères doivent varier d'ailleurs, suivant que l'animal est destiné à être employé seul ou appareillé. On doit toujours, dans le premier cas, le choisir plus grand et plus étoffé.

Le cheval du Cotentin est, parmi les chevaux français, le type de l'espèce carrossière. Beaucoup de chevaux du Mecklembourg, du Hanovre et du Danemark, sont importés en France pour le même service.

CHEVAL DE POSTE ET DE DILIGENCE.

Le service des postes, et surtout celui des diligences, exigent dans les chevaux une grande force unie à une grande vitesse. Ici l'élégance des formes devient à peu près indifférente, et l'on doit s'attacher à la solidité des membres et à la vigueur de l'animal. Un corps ramassé, des formes musculaires bien marquées, une tête légère, une croupe double, des reins courts et droits, des fesses et des cuisses bien fournies, des allures vives et légères, sont les qualités que l'on doit rechercher dans ces chevaux ; on les trouve surtout dans la race bretonne pour le service de la poste, et dans la race percheronne pour celui de la diligence. qui exige plus de taille.

CHEVAL DE GROS TRAIT.

Il faut distinguer, parmi les chevaux de gros trait. ceux destinés aux travaux ordinaires de la campagne, et ceux qui doivent servir au roulage, sur des routes solides et peu accidentées.

Les premiers doivent offrir à peu près la conformation des chevaux de diligence, que l'on choisit assez souvent parmi les moins étoffés d'entre eux.

Quant aux chevaux de gros trait proprement dits, chez eux le poids du corps doit concourir avec les efforts musculaires pour ébranler le fardeau. On les choisira donc, autant que possible, de haute taille, à système musculaire très-développé. Une tête forte, une encolure chargée, un large poitrail, des épaules épaisses, charnues et plaquées, une croupe double, des membres forts, à canons courts et épais, à paturons peu allongés, seront des qualités pour ces chevaux, qui ne doivent jamais aller qu'au pas le plus lent.

Le véritable type pour le service du gros trait est le cheval boulonnais.

Dans tous les chevaux destinés au trait, il faut établir une grande différence entre ceux qui tirent seulement le fardeau, et le cheval qui, placé entre les limons de la charrette, porte en même temps une partie de la charge, la retient dans les descentes, la recule dans quelques cas, et reçoit le contre-coup des secousses qu'éprouve à chaque instant la voiture.

On doit toujours choisir les limoniers plus forts que les autres chevaux, rechercher surtout en eux la brièveté et la force du dos et des reins, et apporter la plus grande attention dans l'examen du jarret, qui doit être fort et plutôt coudé que droit ; car le jarret droit n'est pas favorablement disposé pour retenir la charge dans les descentes. Mais, d'un autre côté, un jarret trop coudé devient nuisible, en engageant trop les membres postérieurs sous le corps, et en occasionnant des glissades d'autant plus dangereuses, que c'est dans les descentes que la charge se porte plus sur le limonier.

Il n'existe pas de différence entre les chevaux de gros trait et ceux employés pour le halage sur les grandes rivières, service extrêmement fatigant; car même dans les moments d'arrêt, le cheval est obligé de se tenir constamment sur les traits pour empêcher le bateau de rétrograder.

CHAPITRE II

CHOIX DES BÊTES BOVINES D'APRÈS LE SERVICE AUQUEL
ON LES DESTINE.

Les animaux de l'espèce bovine sont employés, les uns pour leur travail, les autres pour la sécrétion du lait, et tous, en dernier lieu, pour la boucherie. Quelques races sont nourries exclusivement, les mâles du moins, pour ce dernier objet. Nous devons donc rechercher quelle est la conformation la plus convenable pour chacune de ces destinations.

§ 1. — Choix du bœuf de travail.

Tous les bœufs peuvent être employés au travail : si on les nourrit, dans certaines localités, sans les faire servir comme bêtes de trait, ce n'est pas à leur conformation qu'il faut l'attribuer, mais à un usage local, entretenu surtout par l'élève des chevaux dans le même pays.

Il est cependant quelques particularités de conformation qui rendent tel bœuf plus apte au travail que tel autre.

On recherche dans le bœuf destiné au trait une tête courte et carrée, un front large, un chignon développé, des cornes grosses à la base et peu allongées.

une encolure courte et épaisse, de fortes épaules, un poitrail large, garni d'un fanon bien descendu, un corps cylindrique et ramassé, une croupe volumineuse, des membres forts, à jarrets larges et à canons courts et gros, un cuir épais, un poil rude et bien fourni.

Ces caractères se rencontrent dans plusieurs races du midi et du centre de la France, et principalement dans celle de la haute Auvergne, connue sous le nom de race de *Salers*, que nous admettons avec Grognier comme type du bœuf de travail en France. Les bœufs de l'Italie méridionale joignent à une force au moins égale une plus haute taille et une plus grande agilité.

§ 2. — Choix de la vache laitière.

La plupart des races bovines qui fournissent des animaux essentiellement aptes au travail donnent des vaches peu propres à la production du lait. Les vaches les mieux faites, les plus sveltes, les vaches à formes bien dessinées, à membres secs et nerveux, peuvent convenir pour le travail et y sont souvent employées. mais elle donnent généralement peu de lait, et ne le conservent pas longtemps après le vêlage.

La véritable vache laitière est lourde et massive ; son corps est long, son ventre volumineux et pendant, ses membres épais, son mufle large, ses cornes courtes, minces et lisses, ses oreilles larges et velues. Elle porte un pis bien développé, sans être trop charnu, à trayons gros et allongés. Sa veine mammaire, grosse et tortueuse,

forme un cordon saillant et noueux sur le côté du ventre.

A ces caractères tirés de a conformation générale,
il faut joindre ceux que peut fournir l'écusson formé
en arrière des mamelles par les épis du poil de cette
partie, et dont nous avons parlé plus haut (pages 103 et
suivantes).

La vache laitière doit toujours être plutôt un peu
maigre que trop grasse; car l'accumulation de la graisse
ne peut avoir lieu sans nuire à la sécrétion du lait.

§ 3. — Choix des bêtes bovines pour la boucherie.

Quoique toutes les bêtes bovines terminent leur vie
à l'abattoir, il en est cependant quelques-unes qui s'en-
graissent plus facilement, qui fournissent une viande
plus délicate que les autres. On remarque presque toujours une opposition complète entre l'aptitude au travail et la disposition à l'engraissement.

On doit rechercher dans les bêtes que l'on veut engraisser un caractère doux, une peau souple, d'une
épaisseur moyenne, glissant avec facilité sur un tissu
cellulaire abondant, et recouverte d'un poil peu fourni,
doux au toucher; une tête petite, garnie de cornes minces et courtes, un cou peu allongé. Le garrot, le dos,
les reins doivent être larges et garnis de muscles épais
ainsi que les fesses, le poitrail large et proéminent, les
membres peu développés, à canons courts, et à sabots
peu volumineux. En un mot, on s'attachera à recher-

cher beaucoup de développement dans les parties qui fournissent la viande de la meilleure qualité.

La taille varie nécessairement suivant les races; il en est de même de la robe, que l'on trouve généralement plus claire dans les animaux faciles à engraisser.

L'âge ne doit pas être au-dessous de l'époque où le corps a complété son accroissement ; il est toujours beaucoup plus avancé dans les pays où les bœufs travaillent que dans ceux où, les nourrissant sans en retirer aucun service, l'éleveur est pressé de s'en défaire. L'animal trop vieux s'engraisse moins facilement. Les vaches ne sont engraissées jeunes que lorsqu'elles sont mauvaises laitières.

L'avantage que présente le sacrifice précoce des animaux uniquement destinés à la boucherie a amené les Anglais à créer des races qui prennent la graisse avant d'avoir achevé leur entier développement, ce qui permet de doubler le nombre des animaux de boucherie. avec les mêmes ressources en nourriture. Les bestiaux de ces races perfectionnées présentent à un degré presque exagéré les caractères que nous avons donnés comme indices d'un facile engraissement.

CINQUIÈME PARTIE

EXAMEN DE L'ANIMAL EN VENTE.

L'application des principes que nous avons étudiés dans le cours de cet ouvrage forme la partie la plus importante et la plus difficile de l'extérieur. L'examen de l'animal en vente exige de la part du vétérinaire non-seulement des connaissances théoriques étendues, mais une grande habitude, sans laquelle l'homme le plus instruit se laissera tromper.

Nous allons essayer de tracer la marche à suivre pour procéder à l'examen aussi complet que possible de l'animal que l'on se propose d'acheter, et pour éviter de se laisser tromper par certaines ruses au moyen desquelles on cherche assez souvent à masquer ses défauts.

Il est une première règle à observer dans cette opération : c'est de ne tenir aucun compte de tout ce que peut dire le marchand sur les qualités de l'animal, et même sur quelques légers défauts qu'il n'avoue que pour en cacher de plus graves ; de ne pas laisser attirer son attention sur telle région plus que sur telle autre ; de ne laisser percer en rien son opinion sur la valeur de l'animal ; enfin d'être impassible, d'être *entièrement à soi*, tant que dure l'examen. En effet, si l'on doit établir une différence entre le véritable marchand de chevaux et le maquignon, il n'en est pas moins vrai que tout marchand cherche à présenter sa marchandise sous le jour le plus favorable, et qu'il n'existe pas d'exception à cet usage pour le commerce des animaux.

EXAMEN DU CHEVAL DANS LE REPOS.

Lorsque l'on visite le cheval chez un marchand, il faut, autant que possible, voir l'animal dans l'écurie pour juger au premier abord de son ensemble. On ne peut guère juger de sa taille dans cette position, car les écuries des marchands sont toujours disposées de manière à élever les chevaux, au moins du devant, pour leur donner plus de taille et une plus belle apparence. On ne peut non plus s'assurer de la vivacité de l'animal ; car le cheval le plus mou paraît vif dès qu'il se voit entouré, se rappelant les coups de fouet qu'il reçoit à chaque visite du marchand ou de ses palefreniers.

Le premier coup d'œil étant donné, on fait sortir l'animal, en examinant avec attention la manière dont il recule et dont il se retourne dans sa stalle. La plupart des garçons d'écurie ont soin, en faisant sa toilette, de lui introduire dans l'anus ou du gingembre ou du poivre, pour lui faire porter la queue en trompe, et lui donner une apparence plus énergique. Il faut fermer les yeux sur cette manœuvre, qui n'est pas encore tombée en désuétude, quoique connue de tout le monde aujourd'hui.

Lorsque l'animal, détaché de sa place, est dirigé vers la porte, on l'arrête à une certaine distance pour examiner l'œil d'après les principes que nous avons déjà indiqués (p. 252). On peut en même temps examiner l'âge, s'assurer de l'état des barres, de la langue, de l'auge et des naseaux. On laisse ensuite sortir le cheval pour l'examiner au grand jour.

S'il est trop long de corps, on a soin de lui placer sur le dos une couverture d'une couleur tranchant avec celle de la robe, et qui le raccourcit en coupant sa longueur. S'il est trop court, au contraire, on a soin de le sortir entièrement nu; c'est dans cet état, d'ailleurs. qu'il faut toujours l'examiner.

Le palefrenier a soin, en outre, de le placer, pour faire valoir sa taille, sur un point un peu élevé et toujours contre un mur, le corps ressortant alors avec de plus grandes proportions. Il faut tenir compte de cette différence et passer outre, pourvu toutefois qu'il reste assez d'espace pour tourner autour de l'animal.

On l'examine alors de nouveau dans son ensemble, sous le rapport des proportions et des aplombs. Pour reconnaître ces derniers, on examine successivement chaque bipède, de front et de profil, isolément d'abord puis dans leurs rapports réciproques. On passe ensuite à l'examen détaillé de chaque région.

L'ordre à suivre ici n'a rien de fixe; il suffit d'en adopter un, quel qu'il soit, pour ne rien oublier. Si l'on

suit celui que nous avons établi dans la première partie de cet ouvrage, on examinera d'abord la tête dans
son ensemble et dans ses diverses régions, puis, passant la main sur la nuque, on la descendra en suivant
sur le bord supérieur de l'encolure jusque sur le garrot, sur le dos et les reins, en pinçant cette dernière
région pour s'assurer si le cheval exécute le mouvement de flexion que l'on observe toujours chez l'animal
en bon état de santé. On arrivera à la queue, que l'on
doit élever, non-seulement pour juger du degré d'énergie de l'animal, mais pour examiner la base du
tronçon et l'anus qu'il recouvre.

Revenant en avant, on examinera le poitrail, le
ventre, les côtes, et l'on s'arrêtera surtout à l'examen
du flanc, que l'on doit étudier d'abord dans l'état de
repos pour le revoir plus tard, lorsque l'animal aura été
exercé. On n'oubliera pas de comprimer le premier cerceau de la trachée pour s'assurer de la nature de toux.

La région des testicules doit être examinée avec soin
si le cheval est entier, ou s'il est jeune et châtré depuis
peu.

Les membres seront ensuite explorés rayon par
rayon, surtout à leur partie inférieure, où l'intégrité
des tendons et des articulations est d'une si grande importance. On passera la main avec soin sur toute l'é-
tendue des cordes tendineuses, sur la face interne des
boulets, dans le pli du paturon, sur tout le pourtour
des couronnes, pour rechercher les traces des défauts
que nous avons indiqués en décrivant ces régions.

Les sabots exigent le plus scrupuleux examen, sous le rapport de leur forme générale, de la nature de la corne, et des diverses maladies qu'ils peuvent présenter. Il est quelques défauts, comme les seimes, que l'on peut masquer par des corps gras, par du mastic, ou même par la boue dans laquelle on fait passer à dessein le cheval. Il en est de même des pertes de substance qu'ont éprouvées les pieds dérobés.

En faisant lever les pieds, on s'assurera d'abord si l'animal est docile, et s'il n'existe aucune lésion à la fourchette. On examinera ensuite avec soin la forme des fers pour reconnaître s'ils ne cachent pas quelque maladie, s'ils ne dissimulent aucun défaut, et s'ils ne grandissent pas l'animal par une longueur démesurée de leurs crampons. Une forte ajusture des fers fait paraître creux des pieds entièrement plats ; des fers un peu couverts peuvent cacher un commencement de crapaud.

EXAMEN DU CHEVAL DANS L'ACTION.

Pour examiner le cheval en action, on tâche, autant que possible, de l'exercer sur un terrain dur ou pavé, et de le faire conduire par une personne étrangère aux intérêts du vendeur. Dans tous les cas, il ne faut jamais que l'animal soit tenu trop court. On doit laisser au bridon une certaine longueur de rênes, afin que, la tête n'étant pas soutenue, les allures de l'animal soient plus libres, et laissent mieux apercevoir les défectuosités qu'elles peuvent présenter. La plupart des garçons d'écurie exercent les chevaux en leur pliant l'encolure de côté, empêchant ainsi l'acheteur de bien juger de la régularité de l'allure.

On commence par faire partir l'animal au pas, en se plaçant d'abord de manière à l'envisager en arrière au départ, puis en face au retour, pour juger de la régularité des mouvements du tronc, de la tête et des membres ; pour voir surtout si ces derniers ne s'écartent pas trop en dehors ou en dedans, faisant billarder, faucher ou couper le cheval. On l'examine ensuite de profil, pour bien saisir l'harmonie qui doit exister entre l'avant-main et l'arrière-main, voir si les pieds postérieurs prennent bien la place des antérieurs, s'ils ne les dé-passent pas trop, ou ne restent pas fortement en arrière ; on s'assure en même temps si l'animal a un bon pas et s'il l'exécute franchement. On tâche de reconnaître pendant l'action s'il ne s'effraye pas des corps environ-nants, s'il n'est pas ombrageux. S'il élève fortement les pieds antérieurs et s'il change à chaque instant la posi-tion de ses oreilles, on peut être assuré que la vue est mauvaise.

On fait ensuite passer le cheval à l'exercice du trot, en l'examinant de même que pour le pas. C'est alors qu'il faut redoubler d'attention, non-seulement pour s'assurer de la bonté, de l'étendue et de la vivacité du trot, mais pour reconnaître les différentes boiteries qui se manifestent surtout pendant cette allure. On a soin de faire tourner l'animal, tantôt sur la droite, tantôt sur la gauche, afin de surcharger alternativement chaque bipède latéral, et de le faire arrêter un peu court, pour s'assurer de la force des reins et des jarrets. C'est aussi après le trot qu'il faut le faire reculer ; car le cheval immobile exécute ce déplacement avec plus de difficulté après l'exercice qu'en sortant de l'écurie.

On peut, jusqu'à un certain point, reconnaître la bonté du trot d'un cheval, au peu de bruit qu'occasionnent les battues sur le pavé et à la vivacité avec laquelle elles se succèdent.

Lorsque l'exercice du trot, que l'on a dû rendre de plus en plus accéléré, est terminé, il faut revenir à l'examen de la fonction de la respiration. Les mouvements du flanc, qui avaient pu laisser de l'incertitude pendant le repos, sont devenus plus fréquents et plus grands après l'exercice, et l'on peut, alors, non-seulement distinguer plus facilement le soubresaut de la pousse, mais reconnaître diverses irrégularités des mouvements respiratoires, qui indiquent certaines altérations des organes contenus dans la poitrine.

L'accélération de la respiration après l'exercice peut aussi mettre en évidence un bruit particulier produit par la colonne d'air qui traverse les voies respiratoires, et qui a reçu différents noms selon son intensité. On appelle *gros d'haleine*, le cheval chez lequel ce bruit est encore peu intense, et *corneur*, celui chez lequel le mouvement respiratoire produit un sifflement particulier plus ou moins rauque. Ces deux symptômes, le dernier surtout, déprécient considérablement l'animal. Le cheval gros d'haleine ne peut supporter longtemps un exercice pénible, une allure rapide. Le cheval corneur y résiste encore moins, et peut tomber asphyxié, si on le force à continuer son travail.

Pour peu qu'il y ait doute après les quelques tours de trot que l'on a exigés de l'animal, on le fait exercer de nouveau, pendant un temps plus long, pour procéder à un nouvel examen.

Le cornage ne devient ordinairement apparent que dans certaines circonstances, lorsque, par exemple, l'animal est soumis à un service pénible ; et comme on ne peut pas toujours le voir, avant l'achat, dans cette condition, la loi a placé le cornage au nombre des vices rédhibitoires.

Pendant les moments de repos qu'on laisse au cheval après l'avoir exercé, surtout au trot, il est bon de lui laisser une grande longueur de rênes, de l'abandonner presque à lui-même, et d'observer la manière dont il se place. On peut être assuré que, si quelque membre est souffrant, il se trouvera soustrait à l'action du poids du corps, et plus dévié de sa ligne naturelle que les autres ; et si cette position se renouvelle pour le même membre plusieurs fois de suite, on devra l'examiner de nouveau avec la plus grande attention.

On exige rarement l'épreuve du galop dans la visite du cheval ; il est cependant essentiel de s'assurer de la bonté de cette allure, pour les chevaux de selle au moins. Quant aux chevaux de course, on a toujours à cet égard des indices exacts par le résultat des courses dans lesquelles il ont paru.

Outre l'examen dont nous venons d'indiquer la marche, il en est un autre très-essentiel et qui regarde principalement l'acheteur : c'est l'essai de l'animal, suivant le service auquel on le destine. Cette épreuve est d'autant plus essentielle qu'elle permet de voir le cheval soustrait à l'influence du marchand et de ses palefreniers, et par conséquent dépouillé de cette vigueur factice que lui inspirait la crainte.

Dans cet essai, qui peut se prolonger, on peut aussi juger du fonds de vigueur de l'animal beaucoup plus sûrement qu'il n'a été possible de le faire dans le premier examen, après quelque temps de pas et de trot.

EXAMEN DE DEUX CHEVAUX APPAREILLÉS

Lorsqu'on visite des chevaux qui doivent être appareillés pour le carrosse, il faut, indépendamment de l'examen détaillé de chacun d'eux, procéder à un examen d'ensemble.

On place les deux chevaux côte à côte, pour s'assurer si leur taille est semblable, si leur robe est de même nuance, si leur conformation générale est en rapport mutuel, en ayant bien soin, pour la taille et le volume du corps, de tenir compte de la différence d'âge qui peut exister entre les deux animaux. Il faut d'ailleurs, autant que possible, appareiller des chevaux de même âge.

C'est surtout à l'égard des allures qu'il faut procéder à un examen d'ensemble, pour éviter de choisir une paire de chevaux dont l'un a les allures très-allongées, tandis que l'autre avance peu et *s'enlève* beaucoup. Cet

assemblage mal combiné nuit à l'élégance de l'attelage,
et fatigue également les deux chevaux. On doit donc
faire marcher ceux-ci placés comme à la voiture, et
surtout les faire trotter ainsi accouplés, pour bien juger du rapport qui existe entre leurs allures.

Ce n'est qu'après cet examen qu'il faut les faire
atteler et les examiner de nouveau, sur un terrain
accidenté, s'il est possible.

Il est rare que deux chevaux appareillés présentent
les mêmes qualités. Presque toujours les marchands
profitent d'une similitude de taille et de robe pour
faire passer un cheval médiocre au moyen d'un meilleur, sur lequel ils cherchent à attirer de préférence
l'attention de l'acheteur.

EXAMEN DES ANIMAUX AUTRES QUE LES SOLIPÈDES.

L'examen des bêtes bovines est bien plus simple
que celui des solipèdes ; on doit s'attacher, dans le
choix des bœufs de travail, à choisir de la même force
ceux qui doivent être liés au même joug. C'est surtout dans la visite des vaches laitières qu'il faut se
défier des ruses des marchands. On n'oubliera pas
qu'ils sont dans l'habitude de laisser les vaches un
certain temps sans les traire, afin que leur pis soit
bien développé au moment de la vente. On s'aperçoit
de cette ruse au piétinement de la bête, qui souffre
de cet état, à la douleur qu'elle éprouve lorsqu'on
essaye de la traire, et quelquefois à l'écoulement spon-
tané du lait.

Dans l'espèce du mouton, on ne visite ordinairement que quelques animaux pris au hasard dans le
troupeau, pour s'assurer de leur état de santé et de la
qualité de leur laine. A cet effet, on *enfourche* le
mouton, c'est-à-dire qu'on le fixe en le serrant entre
ses deux jambes après l'avoir saisi par le jarret. On
s'assure, par l'examen des parties les plus fines de la
peau, s'il n'existe pas quelques traces de la *clavelée*, et
l'on examine la conjonctive, qui doit, dans l'état de
santé, présenter une couleur rose. Si le mouton que
l'on a saisi est boiteux, on s'assure de la cause de la
claudication. Nous n'avons pas ici à nous occuper de
la qualité de la laine.

Pour le porc, on se borne à le faire *langueyer*, c'est-
à-dire à rechercher s'il n'existe pas à la base de la
langue des *cysticerques celluleux*, espèce de vers en
forme de vésicules, dont la présence constitue la maladie désignée sous le nom de *ladrerie*.

Dans cet exposé de la marche à suivre pour l'examen
de l'animal en vente, nous n'avons pu établir que
des principes généraux ; car des détails plus circonstanciés nous auraient conduits à de nombreuses répé-
titions. A cet égard, d'ailleurs, la pratique est le meilleur maître pour celui qui possède des connaissances
théoriques suffisantes, et nous en trouvons la preuve
dans l'habileté, dans la sûreté de coup d'œil que contractent, par une longue habitude, des hommes pour
lesquels un contact de tous les jours a remplacé les
principes de la science.

APPENDICE

Loi concernant les vices rédhibitoires dans les ventes et échanges d'animaux domestiques.

ARTICLE PREMIER.

Sont réputés vices rédhibitoires, et donneront seuls ouverture à l'action résultant de l'art. 1641 du Code civil, dans les ventes ou échanges des animaux domestiques ci-dessous dénommés, sans distinction des localités où les ventes et échanges auront eu lieu, les maladies ou défauts ci-après, savoir :

POUR LE CHEVAL, L'ANE ET LE MULET.

La fluxion périodique des yeux.

L'épilepsie ou le mal caduc.

La morve.

Le farcin.

Les maladies anciennes de poitrine, ou vieilles courbatures.

L'immobilité.

La pousse.

Le cornage chronique.

Le tic sans usure des dents.

Les hernies inguinales intermittentes.

La boiterie intermittente pour cause de vieux mal.

POUR L'ESPÈCE BOVINE.

La phthisie pulmonaire ou pommelière.

L'épilepsie ou mal caduc.

Les suites de la non-délivrance. ⎫

Le renversement du vagin ou de   Après le part

l'utérus.   chez le vendeur. ⎭

POUR L'ESPÈCE OVINE.

La *clavelée* : cette maladie, reconnue chez un seul animal, entraînera la rédhibition de tout le troupeau. La rédhibition n'aura lieu que si le troupeau porte la marque du vendeur.

La *sang de rate* : cette maladie n'entraînera la rédhibition du troupeau qu'autant que, dans le délai de la garantie, la perte constatée s'élèvera au quinzième au moins des animaux achetés.

Dans ce dernier cas, la rédhibition n'aura lieu également que si le troupeau porte la marque du vendeur.

ART. 2.

L'action en réduction du prix, autorisée par l'article 1644 du Code civil, ne pourra être exercée dans les ventes et échanges d'animaux énoncés dans l'article 1ᵉʳ ci-dessus.

ART. 3.

Le délai pour intenter l'action rédhibitoire sera, non compris le jour fixé pour la livraison, de trente jours pour le cas de fluxion périodique des yeux et

d'épilepsie ou mal caduc ; de neuf jours pour tous les
autres cas.

ART. 4.

Si la livraison de l'animal a été effectuée, ou s'il a
été conduit, dans les délais ci-dessus, hors du lieu du
domicile du vendeur, les délais seront augmentés d'un
jour par cinq myriamètres de distance du domicile du
vendeur au lieu où l'animal se trouve.

ART. 5.

Dans tous les cas, l'acheteur, à peine d'être non re-
cevable, sera tenu de provoquer, dans les délais de
l'art. 3, la nomination d'experts chargés de dresser
procès-verbal : la requête sera présentée au juge de
paix du lieu où se trouvera l'animal.

Ce juge nommera immédiatement, suivant l'exi-
gence des cas, un ou trois experts, qui devront opérer
dans le plus bref délai.

ART. 6.

La demande sera dispensée du préliminaire de con-
ciliation, et l'affaire instruite et jugée comme matière
sommaire.

ART. 7.

Si, pendant la durée des délais fixée par l'art. 3,
l'animal vient à périr, le vendeur ne sera pas tenu de
la garantie, à moins que l'acheteur ne prouve que la
perte provient de l'une des maladies spécifiées dans
l'art. 1er.

Art. 8.

Le vendeur sera dispensé de la garantie résultant de la *morve* et du *farcin*, pour le cheval, l'âne et le mulet, et de la *clavelée* pour l'espèce ovine, s'il prouve que l'animal, depuis la livraison, a été mis en contact avec des animaux atteints de ces maladies.

Fait au palais des Tuileries, le 20ᵉ jour du mois de mai, l'an 1838.

LOUIS-PHILIPPE.

PAR LE ROI.

Vu et scellé du grand sceau : le garde des sceaux de France, ministre secrétaire d'État au département de la justice et des cultes,

BARTHE.

Le ministre secrétaire d'État au département des travaux publics, de l'agriculture et du commerce,

Y. MARTIN (du Nord).

TABLE DES MATIÈRES

PREMIÈRE PARTIE

CHAPITRE I

CHAPITRE II

PIED.   150

CHAPITRE III

ŒIL..   200

CHAPITRE IV

PROPORTIONS.   256

DEUXIÈME PARTIE

EXAMEN DE L'ANIMAL SOUS LE RAPPORT DE LA LOCOMOTION. 273

CHAPITRE I

PRINCIPES DE PHYSIQUE APPLICABLES A LA LOCOMOTION. 276

CHAPITRE II

APPAREIL LOCOMOTEUR.   295

CHAPITRE III

ACTIONS DE L'APPAREIL LOCOMOTEUR.   307

TROISIÈME PARTIE

SIGNALEMENTS.   395

CHAPITRE I

AGE.   396

CHAPITRE II

NOUVEAU

DICTIONNAIRE PRATIQUE

DE

MÉDECINE, DE CHIRURGIE ET D'HYGIÈNE VÉTÉRINAIRES

PUBLIÉ PAR MM.

H. BOULEY, membre de l'Institut, inspecteur général des Écoles Vétérinaires de France
et J. REYNAL, directeur de l'École Vétérinaire d'Alfort

AVEC LA COLLABORATION

D'UNE SOCIÉTÉ DE PROFESSEURS ET DE VÉTÉRINAIRES PRATICIENS

QUI SONT POUR LES DIX PREMIERS VOLUMES

MM. ARLOING, BAILLET, P. BROCA, CHAUVEAU, CLÉMENT, CRUZEL, DELPECH, E. FISCHER
Louis FLEURY. Eug. GAYOT, J. GOURDON, A. LAVOCAT, LEBLANC, MAGNE,
MERCHE, PATTÉ, PEUCH, Eug. RENAULT, REY, SAINT-CYR, A. SANSON, TABOURIN,
TRASBOT, S. VERHEYEN, ZUNDEL.

MODE DE PUBLICATION ET CONDITIONS DE LA SOUSCRIPTION

Le Nouveau Dictionnaire pratique de Médecine, de Chirurgie et d'Hygiène
vétérinaires se composera d'environ 18 forts vol. in-8, qui paraîtront successivement.

Le prix de chaque volume est de **7 fr. 50** rendu franco dans toute la France et l'Algérie.

Les tomes I à X sont en vente, le XIᵉ est sous presse.

TRAITÉ

DE LA

POLICE SANITAIRE

DES

ANIMAUX DOMESTIQUES

PAR J. REYNAL

Directeur de l'École vétérinaire d'Alfort, professeur de police sanitaire
et de jurisprudence commerciale à la même École ; membre titulaire de l'Académie
de médecine, de la Société centrale d'agriculture de France, de la Société
centrale de médecine vétérinaire, etc., etc.

1 très-fort vol. in-8 de plus de 1,000 pages

Avec une carte indiquant la marche de la peste bovine dans les États de l'Europe centrale

CARTONNÉ A L'ANGLAISE. 1873. — PRIX : **16** FRANCS

Franco de port dans toute la France et l'Algérie

AGENDA-FORMULAIRE DU VÉTÉRINAIRE PRATICIEN
Pour 1876
CONTENANT

1° MATIÈRE MÉDICALE, POSOLOGIE ET FORMULAIRE ;

2° NOMENCLATURE, CLASSIFICATION ET DEGRÉ D'ACTIVITÉ COMPARATIVE DES MÉDICAMENTS, par M. TABOURIN, professeur à l'École vétérinaire de Lyon;

3° MÉMORIAL THÉRAPEUTIQUE, par M. TRASBOT, professeur de clinique à l'École vétérinaire d'Alfort;

SUIVI

DE MODÈLES DE RAPPORTS ET CERTIFICATS
Rédigés par MM. H. BOULEY, DELAFOND, RENAULT, etc.

ET COMME PRINCIPAUX RENSEIGNEMENTS :

1° Les **Écoles vétérinaires** d'Alfort, de Lyon et de Toulouse, avec le nouveau **Programme d'admission** pour les élèves civils et militaires dans ces mêmes Écoles;

2° Le **Programme** pour l'admission à l'emploi d'**aide vétérinaire stagiaire** à l'École de cavalerie de Saumur;

3° La **Liste des Vétérinaires civils de France**, par ordre alphabétique et par département;

4° La **Liste des Vétérinaires militaires**;

Le tout précédé d'un

CALENDRIER A DEUX JOURS PAR PAGE
Sur lequel on peut inscrire ses visites et prendre des notes

PRIX, FRANC DE PORT DANS TOUTE LA FRANCE ET L'ALGÉRIE

1° Cartonné à l'anglaise.. **2 fr.** »

2° Arrangé de façon à pouvoir être mis dans une trousse ou portefeuille. **2** »

3° Relié en portefeuille, avec patte et crayon................. .. **3 75**

4° L'Agenda dans un beau portefeuille en chagrin.................. **6** »

NOTA. Cet Agenda paraît au mois de décembre de chaque année et sert pour l'année suivante.

DICTIONNAIRE LEXICOGRAPHIQUE ET DESCRIPTIF
DES SCIENCES MÉDICALES ET VÉTÉRINAIRES

COMPRENANT : l'Anatomie, la Physiologie, la Pathologie générale, la Pathologie spéciale, l'Hygiène, la Thérapeutique, la Pharmacologie, l'Obstétrique, les Opérations chirurgicales, la Médecine légale, la Toxicologie, la Chimie, la Physique, la Botanique et la Zoologie ;

PAR MM. RAIGE-DELORME, CH. DAREMBERG, H. BOULEY, J. MIGNON, CH. LAMY.

Un très-fort vol grand in-8 de plus de 1,500 pages à deux colonnes, **texte compacte,** avec figures intercalées et contenant la matière de 10 volumes in-8. — 1863.

PRIX	Broché .... 18 fr. »
RENDU *franc de port*	Cartonné à l'anglaise........ .... 19 fr. 50
dans toute la France.	Relié, dos en maroquin .... 20 fr. 50

BOTANIQUE AGRICOLE ET MÉDICALE
OU ÉTUDE DES PLANTES QUI INTÉRESSENT PRINCIPALEMENT LES MÉDECINS, LES VÉTÉRINAIRES ET LES AGRICULTEURS

Accompagnée de 155 planches représentant plus de 900 figures intercalées dans le texte

Par H.-J.-A. RODET, directeur de l'École vétérinaire de Lyon.

2e édition, revue et considérablement augmentée, avec la collaboration de C. BAILLET, professeur d'hygiene, de zoologie et de botanique à l'École vétérinaire d'Alfort.

1 très-fort volume in-8 de plus de 1,100 pages, cartonné à l'anglaise. 1872.......... 17 fr.

TRAITÉ D'AGRICULTURE PRATIQUE
ET D'HYGIÈNE VÉTÉRINAIRE GÉNÉRALE
Par J.-H. MAGNE
Ancien directeur de l'École vétérinaire d'Alfort

4ᵉ édition, revue et considérablement augmentée, avec la collaboration de C. BAILLET, professeur à l'École vétérinaire d'Alfort. — 3 volumes grand in-18, avec figures et cartes dans le texte, cartonnés à l'anglaise. Prix.. 23 fr.
Le tome Iᵉʳ (prix 7 fr.), et le tome II (prix 9 fr.) sont en vente. Le tome III est sous presse.

TRAITÉ DE L'ÉLEVAGE
ET DES
MALADIES DES ANIMAUX ET OISEAUX DE BASSE-COUR
ET DES OISEAUX D'AGRÉMENT
Par A. BÉNION, *médecin-vétérinaire à Angers.*
1 vol. gr. in-18, avec de nombreuses fig. dans le texte, cartonné à l'anglaise. 1873. Prix : 7 fr.

TRAITÉ DE L'ÉLEVAGE ET DES MALADIES DU PORC
Par A. BÉNION, *médecin-vétérinaire*
1 vol. gr. in-18, avec figures, cartonné à l'anglaise. 1872. Prix.......... 6 fr. 50

TRAITÉ DE L'ÉLEVAGE
ET DES MALADIES DE LA CHÈVRE
PAR A. BÉNION, MÉDECIN-VÉTÉRINAIRE
1 vol. gr. in-18, avec fig., cartonné à l'anglaise............. 3 fr.

TRAITÉ DE L'ÉLEVAGE ET DES MALADIES DU MOUTON
Par A. BÉNION, médecin-vétérinaire
1 vol. gr. in-18, avec fig., cartonné à l'anglaise. 1874. Prix.... 9 fr.

COURS DE BOTANIQUE ÉLÉMENTAIRE
COMPRENANT
**l'Anatomie, l'Organographie, la Physiologie, la Géographie, la Pathologie
et la Taxonomie des Plantes**
SUIVI
d'un VOCABULAIRE des mots techniques le plus généralement usités dans la description des plantes
Par M. RODET
Directeur-professeur à l'École vétérinaire de Lyon

TROISIÈME ÉDITION, REVUE, CORRIGÉE ET AUGMENTÉE AVEC LA COLLABORATION
De M. E. MUSSAT, Professeur de botanique à l'École de Grignon
1 vol. gr. in-18, avec 341 fig. intercalées dans le texte, cartonné à l'anglaise. 1874... 7 fr. 50

TRAITÉ PRATIQUE

DES

MALADIES DE L'ESPÈCE BOVINE

PAR J. CRUZEL

Vétérinaire à Grenade-sur-Garonne, membre associé national de la Société centrale de médecine vétérinaire, etc.

Un très-fort volume in-8, cartonné à l'anglaise. Prix : 14 fr.

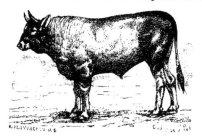

Parmi les livres qui manquaient encore à la médecine vétérinaire, l'un de ceux dont le besoin se faisait le plus vivement sentir était un **Traité pratique des Maladies des Bêtes à cornes**. Les ouvrages sur cette matière, de GELLÉ et de LAFORE, sont depuis longtemps épuisés, et il était urgent de remplir le vide qu'ils ont laissé.

Le livre dont nous annonçons aujourd'hui la publication est destiné, nous en avons la conviction, à répondre à toutes les nécessités de la pratique.

M. CRUZEL, qui s'est chargé de sa rédaction, est connu depuis longtemps par ses nombreuses publications dans les recueils périodiques, et son nom seul doit être un sûr garant que son œuvre, — portant le double cachet de la science et de la pratique, — sera également utile à ceux qui sont déjà initiés aux difficultés de l'exercice de l'art et aux jeunes praticiens qui ont à en faire l'apprentissage.

TRAITÉ D'OBSTÉTRIQUE VÉTÉRINAIRE

OU ÉTUDE DE L'ACCOUCHEMENT NORMAL ET LABORIEUX

CHEZ NOS PRINCIPALES FEMELLES DOMESTIQUES

PAR M. SAINT-CYR

PROFESSEUR A L'ÉCOLE VÉTÉRINAIRE DE LYON

Un fort vol. gr. in-8, avec 100 fig. intercalées dans le texte. 1875.

Prix.................................... ..... 14 fr.

NOUVEAU TRAITÉ

DE

MATIÈRE MÉDICALE, DE THÉRAPEUTIQUE

ET DE PHARMACIE VÉTÉRINAIRES

Par M. TABOURIN

PROFESSEUR A L'ÉCOLE VÉTÉRINAIRE DE LYON

Troisième édition, revue, corrigée et augmentée. 2 forts vol. in-8, avec près de 100 figures intercalées dans le texte, cartonnés à l'anglaise. 1875. — Prix : **25** fr.

NOUVELLE ICONOGRAPHIE FOURRAGÈRE

Histoire botanique, économique et agricole des plantes fourragères et des plantes nuisibles qui se rencontrent dans les prairies et les pâturages

Par MM. **GOURDON**, professeur à l'École vétérinaire de Toulouse, et **NAUDIN**, vétérinaire en premier au 19ᵉ d'artillerie.

L'ouvrage se compose de 126 très-belles planches très-bien coloriées et de près de 900 pag. de texte format in-4ᵐ. Prix : **100** fr. br. ; **120** fr. relié en 2 vol.

RECUEIL

DE

MÉDECINE VÉTÉRINAIRE

Journal

CONSACRÉ A L'ÉTUDE & AUX PROGRÈS DE LA MÉDECINE VÉTÉRINAIRE

ET DES SCIENCES QUI S'Y RATTACHENT

Publié chaque mois sous la direction de M. H. BOULEY

Membre de l'Institut et de l'Académie de médecine. Inspecteur général des Écoles vétérinaires de France, Secrétaire général de la Société centrale de Médecine vétérinaire

AVEC LE CONCOURS DE MM.

les professeurs des Écoles vétérinaires d'Alfort, de Lyon, de Toulouse et de vétérinaires praticiens.

MODE DE PUBLICATION

Le Recueil de Médecine vétérinaire paraît une fois par mois par cahier de 80 à 100 pages d'impression, et forme, à la fin de l'année, un très-fort volume in-8.

*Le prix de l'abonnement est maintenant fixé à **14** fr. **50** pour Paris, et **16** fr. pour les départements ; pour l'étranger, le port en sus, suivant les conditions postales.*

TABLEAUX

SE COMPOSANT CHACUN D'UNE FEUILLE IN-PLANO

ET COMPRENANT

1" **Les Formes extérieures et l'Anatomie élémentaire du Cheval**, 8 figures, dont 6 coloriées, avec explication.............   2 fr. 50

2" **L'Age des Animaux domestiques**, 42 figures noires, avec explication.............................   1   50

3" **Les Tares et les Défectuosités du Cheval**, 50 figures noires, avec explication.................................   1   50

4" **L'Anatomie élémentaire, les Maniements et les Coupes de boucherie du Bœuf**, 10 figures, dont 6 coloriées............   2   50

5" **La Ferrure du Cheval, du Mulet et du Bœuf**, 59 figures noires, avec explication..   1   50

Par M. MÉGNIN, vétérinaire en premier au 25e régiment d'artillerie ;

6" **Les principales Races de Chiens et les maladies dont ils sont généralement atteints**, 30 figures avec texte, par E WEBER, vétérinaire à Paris.................................   2   »

Dans les Tableaux synoptiques ci-dessus, sont représentés, par des planches très-fidèles et quelques lignes de texte, les faits principaux que ces Tableaux ont pour but de mettre en relief. Dans ceux du CHEVAL et du BŒUF, pour ne citer que ceux-là, une série de figures permet de comparer l'animal à lui-même dans les différents états où l'anatomie peut le montrer. On le voit réduit à son squelette, puis revêtu de ses muscles, puis devenu transparent, laissant voir dans leur place les viscères, les vaisseaux et les nerfs ; puis enfin l'animal apparaît sous sa forme extérieure, aussi fidèlement représenté que possible.

Grâce à cette série de dessins, les personnes qui n'ont pas fait d'études spéciales de l'organisation des animaux peuvent en prendre une idée, et celles qui la connaissent se la remémorent.

Ces Tableaux joignent aussi l'utile à l'agréable, car, appendus aux murs, ils en font l'ornement en même temps qu'ils instruisent ceux qui les regardent. Leur prix, très-peu élevé, les met à la portée de toutes les bourses.

DICTIONNAIRE USUEL

DE CHIRURGIE ET DE MÉDECINE VÉTÉRINAIRES

Par BEUGNOT

ANCIEN CHEF DE SERVICE A L'ÉCOLE VÉTÉRINAIRE D'ALFORT.

MANUEL PRATIQUE OÙ L'ON TROUVE EXPOSÉS AVEC CLARTÉ ET DANS UN LANGAGE À LA PORTÉE DE TOUT LE MONDE :

1" Tout ce qui regarde l'histoire naturelle, la propagation, l'entretien et la conservation des animaux domestiques ; 2" la description de toutes les maladies auxquelles ces animaux sont sujets ; 3" les moyens de les traiter de la manière la plus efficace et la plus économique; 4" la législation vétérinaire :

OUVRAGE RÉDIGÉ D'APRÈS LES TRAVAUX DE BOURGELAT, VITEL, HUZART, CHABERT, CHAUMONTEL GOHIER, FLANDRIN, FROMAGE, DUPUY, GIRARD, V. YVART, MOIROUD, GROGNIER, BERNARD, VATEL, HURTREL D'ARBOVAL, ETC.

Nouvelle édition, revue, corrigée et mise au courant de la science d'après les travaux les plus récents des professeurs et praticiens français et étrangers de l'époque.

2 forts vol. gr. in-8, avec pl. — Prix pour Paris, 12 fr. ; rendus franco....   14 fr.

Cet ouvrage est nécessaire aux propriétaires, aux fermiers, aux cultivateurs, aux officiers de cavalerie, aux maréchaux ferrants et aux vétérinaires.

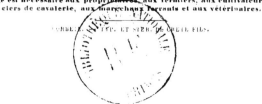

CORBEIL, TYP. ET STÉR. DE CRÉTÉ FILS.

Imprimé en France
FROC021110230120
23250FR00015B/204/P

9 782329 364186